For Dental Hygienist

Prosthodontics

新・歯科衛生士教育マニュアル

歯科補綴学

編集

佐藤　亨　　東京歯科大学教授

越智守生　　北海道医療大学歯学部教授

河相安彦　　日本大学松戸歯学部教授

越野　寿　　北海道医療大学歯学部教授

永原國央　　朝日大学歯学部教授

クインテッセンス出版株式会社　2012

Tokyo, Berlin, Chicago, London, Paris, Barcelona, Istanbul, Milano, São Paulo, Moscow, Prague, Warsaw,
Delhi, Beijing, Bukarest, and Singapore

執筆者一覧（五十音順）

飯島守雄	日本大学松戸歯学部講師
越智守生	北海道医療大学歯学部教授
河相安彦	日本大学松戸歯学部教授
川西克弥	北海道医療大学歯学部助教
越野　寿	北海道医療大学歯学部教授
佐藤　亨	東京歯科大学教授
髙橋俊之	東京歯科大学准教授
田邊俊一郎	朝日大学歯学部准教授
豊下祥史	北海道医療大学歯学部講師
永原國央	朝日大学歯学部教授
廣瀬由紀人	北海道医療大学歯学部講師
舞田健夫	北海道医療大学歯学部教授

序　文

　歯科補綴学とは，「歯・周囲組織の全部あるいは一部が，先天的あるいは後天的に欠損・欠如することによって生ずる口腔・顎・顔面の形態・機能の変化に対して，その失われた形態・機能（咀嚼・発音）・外観の回復を人工物（人工臓器）によって行う学問」である．

　最近の歯科診療では，高齢化社会を迎えて訪問・在宅歯科診療および摂食嚥下治療の増加とともに，QOL（Quality Of Life）の向上を願って審美歯科治療が広まってきている．これらの治療の要は，歯科補綴治療が担っている．

　訪問・在宅歯科診療および摂食嚥下治療においては，歯科補綴治療を通じて製作し，口腔内に装着されるクラウン・ブリッジ補綴装置，可撤性補綴装置（床義歯）によって咀嚼機能を回復することができる．その結果，咀嚼・嚥下ができるようになり，口からの栄養補給が可能となる．また，急速に普及してきたインプラント歯科治療も，顎口腔機能を回復する大きな手段となっている．

　一方，審美歯科治療においても，歯科補綴治療により，色調・形態など外観の審美的な回復がなされるとともに，顎口腔機能も回復され，患者さんにとって，より質の高い生活を送ることができるようになる．

　歯科衛生士の大きな役割の一つとして，患者さんとのコミュニケーションを通じて，歯科治療に関する正確な情報を伝え，歯科医師の患者さんへのインフォームドコンセントの手助けをすることがあげられる．患者さんに適切な対応ができる歯科衛生士は，質の高い歯科診療を行う上で不可欠である．

　この教本は，歯科衛生士国家試験に対応し，必要とされる歯科補綴学の基本的知識をわかりやすく記載しているとともに，今後の歯科臨床においても参考となる高度な専門知識を随所で紹介している．この教本が，歯科補綴治療についての知識を習得し，臨床の場で活躍するための一助となれば幸いである．

平成24年1月

編者一同

CONTENTS

chapter 1 歯科補綴学概論 ... 10
- **1-1 歯科補綴学とは** ... 10
- **1-2 補綴治療の目的** ... 10
- **1-3 歯の喪失に伴う障害** ... 11
  - 1）1次障害 ... 11
  - 2）2次障害 ... 12
  - 3）3次障害 ... 13
- **1-4 補綴方法の種類** ... 13
  - 1）全部床義歯 ... 14
  - 2）部分床義歯 ... 15
  - 3）クラウン ... 16
  - 4）ブリッジ ... 18
  - 5）インプラント義歯 ... 19
- **1-5 補綴治療における歯科衛生士の役割** ... 20
  - 1）補綴処置を必要とする患者 ... 20
  - 2）補綴治療と共同動作 ... 20
- 復習しよう！ ... 22

chapter 2 歯科補綴の基礎 ... 23
- **2-1 歯列・咬合** ... 23
  - 1）歯列 ... 23
  - 2）咬合関係 ... 25
  - 3）顎堤 ... 28
- **2-2 下顎位・下顎運動** ... 28
  - 1）各種下顎位 ... 28
  - 2）下顎運動の基本型 ... 30
  - 3）咀嚼 ... 37
  - 4）発音 ... 38
- 復習しよう！ ... 39

chapter 3 全部床義歯補綴 ... 40
- **3-1 全部床義歯補綴の概要** ... 40
- **3-2 全部床義歯の構成要素** ... 41
  - 1）義歯床 ... 41
  - 2）人工歯 ... 41

3-3　全部床義歯補綴の臨床 ……… 42
　　1）診察・検査，診断，治療計画の立案 ……… 42
　　2）前処置 ……… 43
　　3）印象採得 ……… 44
　　4）咬合採得 ……… 51
　　5）ろう義歯の試適 ……… 58
　　6）義歯の完成 ……… 59
　　7）義歯の装着・調整 ……… 61
　　8）義歯修理とリライン・リベース ……… 63
復習しよう！ ……… 65

chapter 4　部分床義歯補綴 ……… 66
4-1　部分床義歯補綴の概要 ……… 66
4-2　部分床義歯の分類 ……… 66
　　1）ケネディ(Kennedy)の分類 ……… 67
　　2）アイヒナー(Eichner)の分類 ……… 67
　　3）義歯の部位による分類 ……… 67
　　4）咬合圧負担様式による分類 ……… 67
4-3　部分床義歯の構成要素 ……… 68
　　1）義歯床 ……… 68
　　2）人工歯 ……… 68
　　3）連結子 ……… 69
　　4）支持装置(レスト) ……… 71
　　5）維持装置 ……… 71
　　　　(1)維持装置の種類 ……… 71
　　　　(2)クラスプ ……… 71
　　　　(3)アタッチメント ……… 72
　　　　(4)クラスプと比較した場合のアタッチメントの利点・欠点 ……… 74
4-4　部分床義歯補綴の臨床 ……… 75
　　1）診察・検査 ……… 75
　　2）概形印象，研究用模型の製作 ……… 76
　　3）前処置 ……… 79
　　4）精密印象採得 ……… 80
　　5）咬合採得 ……… 82
　　6）咬合器付着 ……… 84
　　7）義歯の設計 ……… 84

8）維持装置の製作 85
　　　9）人工歯排列，仮床義歯の試適 85
　　10）義歯完成 86
　　11）口腔内装着 88
　　12）義歯の経過観察および補修 89
　復習しよう！ 90

chapter 5 クラウン・ブリッジ補綴 91

5-1 クラウン・ブリッジ補綴の概要 91
　1）クラウン補綴 91
　　（1）全部被覆冠 91
　　（2）一部被覆冠 93
　　（3）継続歯 94
　2）ブリッジ補綴 94

5-2 クラウン・ブリッジ補綴の臨床 96
　1）支台築造および支台歯形成 96
　2）印象採得 101
　3）咬合採得 107
　4）色調選択（シェードテイキング） 108
　5）プロビジョナルレストレーション（暫間補綴装置）の製作と装着 109
　　【クラウン技工】 112
　6）試適およびろう付用コアの採得 114
　7）装着（仮着と合着） 117
　復習しよう！ 119

chapter 6 歯科インプラント補綴 120

6-1 歯科インプラント治療の概要 120
　1）歯科インプラント治療の変遷 122
　2）骨接合型インプラントシステムの概念 125

6-2 歯科インプラント補綴の臨床 126
　1）診察・検査 126
　2）画像検査 127
　3）診断に基づく治療計画の立案とインフォームドコンセント 128
　4）一次手術 129
　5）免荷期間 132
　6）二次手術 133

		7）印象採得	133
		8）上部構造物	135
		9）メインテナンス	137
		（1）インプラント周囲炎	137
		（2）プラークコントロール	137
		（3）咬合調整	138
		（4）エックス線検査	138
		（5）累積防御的メインテナンス療法	139

6-3 歯科インプラント治療での偶発事故 … 140
1）手術時の偶発事故 … 140
2）処置およびメインテナンス時の偶発事故 … 141

6-4 骨造成（増生）手術 … 141

6-5 軟組織のマネージメント … 142
1）角化歯肉（付着歯肉）形成術 … 142
2）口腔前庭拡張術 … 142

6-6 低侵襲性治療 … 142

復習しよう！ … 143

chapter 7 特殊な補綴装置 … 144

7-1 特別な名称の義歯 … 144
1）目的別の分類 … 144
2）形態別の分類 … 145

7-2 顎・顔面補綴 … 146
1）上顎顎義歯 … 146
2）下顎顎義歯 … 147
3）顔面補綴 … 147

7-4 発音・嚥下機能の補助装置 … 148
1）スピーチエイド … 148
2）パラタルリフト … 148
3）嚥下補助床 … 148
4）口蓋閉鎖床 … 148

復習しよう！ … 148

chapter 8 患者指導 … 149

8-1 補綴処置前・処置中・処置後の患者指導 … 149
1）補綴処置前の患者指導 … 149

2）補綴処置中の患者指導 ································ 149
　　　3）補綴処置後の患者指導 ································ 150
　8-2　**全部床義歯** ·· 150
　　　1）補綴処置前の患者指導 ································ 150
　　　2）補綴処置後の患者指導 ································ 150
　8-3　**部分床義歯** ·· 152
　　　1）補綴処置前の患者指導 ································ 152
　　　2）補綴処置後の患者指導 ································ 153
　8-4　**クラウン・ブリッジ** ···································· 155
　　　1）補綴処置前の患者指導 ································ 155
　　　2）補綴処置後の患者指導 ································ 156
　8-5　**インプラント** ·· 159
　　　1）補綴処置前の患者指導 ································ 159
　　　2）上部構造物装着後の患者指導 ···················· 160
復習しよう！ ··· 160

chapter 9　補綴関連検査 ·· 161

　9-1　フェイスボウトランスファー ························ 161
　9-2　ゴシックアーチ描記装置とチェックバイト ···· 161
　　　1）ゴシックアーチ描記法 ······························ 161
　　　2）咬合記録（チェックバイト）と下顎模型の再付着 ···· 162
　　　3）偏心位での上下顎間記録 ···························· 162
　9-3　パントグラフ ·· 163
　9-4　下顎運動再現装置 ·· 164
　9-5　マイオモニター ·· 164
　9-6　咬合音 ·· 165
　　　1）咬合音の発生 ·· 166
　　　2）聴診による診断 ·· 166
　　　3）ステレオステソスコープ ···························· 166
　　　4）咬合音の機器による測定 ···························· 166
　9-7　筋電図 ·· 166
復習しよう！ ··· 167

索引 ··· 168

＜執筆分担＞

佐藤　亨／髙橋俊之
  chapter 1
  chapter 2
  chapter 8　8-1
  chapter 9　9-4〜7

越野　寿／豊下祥史／川西克弥
  chapter 1　1-4の1）
  chapter 3
  chapter 7
  chapter 8　8-2
  chapter 9　9-1〜3

河相安彦／飯島守雄
  chapter 1　1-4の2）
  chapter 4
  chapter 8　8-3

越智守生／舞田健夫／廣瀬由紀人
  chapter 1　1-4の3），4）
  chapter 5
  chapter 8　8-4

永原國央／田邊俊一郎
  chapter 1　1-4の5）
  chapter 6
  chapter 8　8-5

chapter 1 歯科補綴学概論

学習目標
- ☐ 歯科補綴学を分類できる．
- ☐ 歯科補綴学の意義について説明できる．
- ☐ 歯の喪失に伴う障害について説明できる．
- ☐ 補綴装置を分類できる．
- ☐ 部分床義歯とブリッジを比較し説明できる．
- ☐ 補綴処置を必要とする患者について説明できる．
- ☐ 補綴治療における歯科衛生士の役割について説明できる．

1-1 歯科補綴学とは

歯科補綴学とは，歯・周囲組織(顎骨・顔面)の全部あるいはその一部が，先天的あるいは後天的に欠損・欠如することや異常によって生ずる口腔・顎・顔面の形態・機能の変化に対して，その失われた形態・機能(咀嚼・発音)・外観の回復を人工物(人工臓器)によって行う学問である．

歯科補綴学には，歯の歯冠部の欠損・欠如や形態異常，少数の歯の喪失に対し，これを人工的に補って形態・機能の回復を図る歯冠補綴学，多数の歯の喪失や，それに伴う顎骨の変化に対し，形態・機能の回復を図る有床義歯学，さらに顎骨あるいは顔面の一部または全部に生じた実質欠損に対し，形態・機能の回復を図る顎補綴学がある．また近年，歯の欠如部に人工歯根(インプラント)を応用した補綴法が普及している．

歯科補綴学とは
- 歯冠補綴学
- 有床義歯学
- 顎補綴学
- インプラント学

1-2 補綴治療の目的

補綴治療は歯，口腔，顎の欠損・欠如ないし異常を整復し，喪失あるいは障害された機能(食物摂取・咀嚼・嚥下・発音)および形態(歯の形や位置・顔貌)を回復するとともに，残存組織を保護して，健康の維持・増進を図ることが目的である．

生命を維持するためには，人は食物を摂取しなければならない．そのためにまず乳歯が，次いで永久歯が生えてくるが，何らかの理由で永久歯が失われたときには，人工的にそれを補うことになる．その際に用いられるのが，クラウン，ブリッジ，有床義歯やインプラントである．食物を摂取することにより人はエネルギーを補給し，体力と健康を維持することができる．また，物を食べるということは，単に食欲を満たすだけではなく，食べ物を味わい「美味しい」と感じることで，生活に楽しみを与えることにもなる．さらに，審美性の回復や発音機能の回復により，円滑な社会生活を営むことができる．

補綴治療の目的
①生命の維持(食物の摂取)
第1の歯：乳歯
第2の歯：永久歯
第3の歯：義歯，インプラント
②健康の維持
体力・エネルギー源の補給．
③味わう，生活の楽しみを与える
味わう：味覚(舌)，触覚，圧覚など．
人は生まれてから死ぬまでの間，食欲(5欲の一つ)を持っている．
④社会生活の円滑化
会話・顔貌への自信の回復．

表1-1　歯の喪失に伴う障害

1次障害（機能的低下）
　①咀嚼障害；咀嚼機能の低下（食物の摂取，咀嚼，嚥下）
　　・切断（咬断）・・・切歯の役割
　　・臼磨　　　　・・・臼歯の役割
　②発音障害
　③感覚障害
　　・歯髄・・・・痛覚
　　・歯根膜・・・痛覚，触覚，圧覚
　　・顎関節，筋肉の受容器
　④審美障害
　　・歯の形態，色，大きさ，排列（歯並び）
　　・顔貌（可変部の変化）
　　　　口　唇：緊張がなくなり，人中は不明瞭，紅唇が内転
　　　　頰　　：緊張がなくなり凹（くぼむ）
　　　　鼻唇溝：深くなる
　　　　頤唇溝：平坦になり消失
　　　　皮　膚：皺が多く艶がなくなる

2次障害（歯列に生ずる変化）
　①歯の位置の変化・・・歯の移動（傾斜，挺出，捻転），接触点の離開，食片圧入，隣接面う蝕，歯周組織の破壊などが起こる
　②歯列の乱れ
　③咬合関係の乱れ
　④顎位に狂いが生ずる

3次障害（咬合位の変化の増悪）
　①咬合の破綻が下顎運動機能に影響を及ぼす
　②顎関節症（TMD）：関節の症状；関節雑音，疼痛（開閉口時，咀嚼時など），開口障害など
　③筋肉の症状；疼痛（咀嚼時など），筋の張りなど

1-3　歯の喪失に伴う障害

　歯を喪失する原因として，う蝕，歯周病，咬耗，腫瘍，外傷，先天性歯牙欠如，奇形などが考えられる．喪失によって起こる障害は，大きく3段階に分けられる（表1-1）．

1）1次障害

　歯を失うことによりまず生ずる障害（1次障害：機能低下）として，①咀嚼障害，②発音障害，③感覚障害，④審美障害がある．

①咀嚼障害

　切歯が喪失すると食物をうまく噛み切ることができなくなるし，臼歯が喪失すれば食物をうまく噛み潰すことができなくなり，食物の摂取や咀嚼機能が低下することである．

②発音障害

発音機能の中で調音のために働いている歯が失われると，正しい音が出せなくなることである．たとえば，上顎の前歯が失われると「夕行，サ行」の発音がうまくできなくなる．

③感覚障害

歯髄や歯根膜の喪失により生理的な感覚が失われることである．歯根膜組織は，歯に加わる力から受容器を介して「触覚・圧覚・痛覚」などの情報を得る働きがある．このような感覚は，食物の「歯ざわり，噛み応え」などの言葉で表現され，「物を味わう」一つの大きな要素となっている．この感覚が失われると，「味が変わった，旨くない」と人は感じるのである．

④審美障害

歯が喪失することにより，顔貌の変化が起こることである．前歯が失われると，口唇の緊張がなくなり，人中は不明瞭，紅唇が内転し，鼻唇溝が深くなり，オトガイ唇溝が平坦になり消失する．臼歯部が喪失すると，頰の緊張がなくなり頰はくぼみ皮膚の皺は多くなり艶がなくなる．

2）2次障害

この状況を放置しておくと，歯列に変化が現れる（2次障害：歯列に生ずる変化）．歯が喪失すると，残存歯はその空間に向かって移動を始め，①歯の位置の変化（歯の移動）が起こる．すなわち，歯の挺出，歯の傾斜，歯の捻転，接触点の喪失，隣接面う蝕，歯周組織の破壊・損傷，歯肉の退縮，

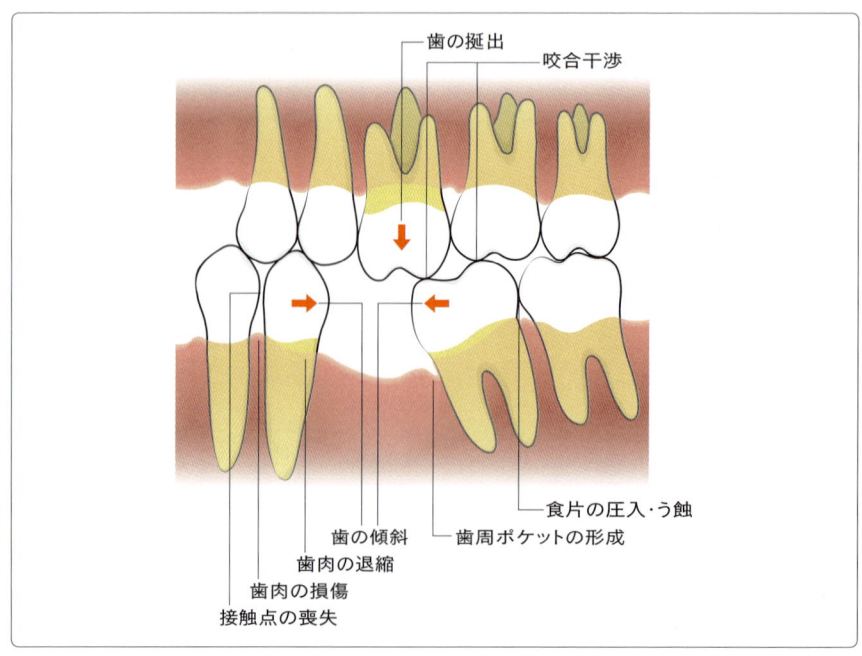

図1-1　歯の障害に伴う2次的障害

歯周ポケットの形成と歯の早期接触などが生ずる．②歯列の乱れは，③咬合関係の乱れを生み，やがて④顎位に狂いが生ずることとなる（図1-1）．

3）3次障害

顎位の狂いはやがて大きな障害（3次障害：咬合位の変化の増悪）を生むことになる．①咬合の破綻は下顎運動機能に影響を及ぼし，②顎関節症（TMD）を引き起こす．関節雑音，開閉口時・咀嚼時の顎関節の疼痛，開口障害などが起こり，③咀嚼時などの筋肉の疼痛・張りなども起こる．時にはそれが原因で，腰の痛み，肩や背中の痛み，頭痛・肩こりなど全身的な異常症状を呈する．

1-4　補綴方法の種類

補綴装置には，患者による着脱不可能な固定性補綴装置と患者による着脱可能な可撤性補綴装置がある．固定性補綴装置には，クラウン（冠）（被覆冠：ベニアクラウン，継続歯：ポストクラウン）とブリッジ（橋義歯，架工義歯，固定性局部義歯）があり，可撤性補綴装置には，全部床義歯（総義歯，コンプリートデンチャー，フルデンチャー），部分床義歯（局部床義歯，可撤性局部義歯，パーシャルデンチャー）と顎・顔面・口蓋補綴装置がある．また近年，インプラントを用いた補綴法も普及している．

歯冠部の実質欠損と歯の欠如から分類すると，歯冠部の欠損に対する歯冠補綴装置（クラウン，冠），歯の欠如に対する欠損補綴装置（全部床義歯，

補綴装置の種類
①固定性補綴装置
患者による着脱不可能
②可撤性補綴装置
患者による着脱可能（自由）

表1-2　補綴装置の種々な分類

＜着脱の可否による分類＞
　①固定性補綴装置
　　・被覆冠（クラウン）
　　・継続歯（ポストクラウン）
　　・ブリッジ（橋義歯，架工義歯，固定性局部義歯）
　②可撤性補綴装置
　　・部分床義歯（局部床義歯，可撤性局部義歯，パーシャルデンチャー）
　　・全部床義歯（総義歯，コンプリートデンチャー，フルデンチャー）
　　・顎・顔面・口蓋補綴装置
＜歯冠部の実質欠損と歯の欠如による分類＞
　・歯冠補綴装置
　・欠損補綴装置（ブリッジ，有床義歯）
＜支持形式による分類＞
　・歯根支持形式の補綴装置（クラウン，ブリッジ，部分床義歯の一部）
　・歯根粘膜支持形式の補綴装置（部分床義歯）
　・粘膜支持形式の補綴装置（全部床義歯）
＜特殊な補綴装置＞
　・インプラント義歯

表1-3 欠損補綴に用いるブリッジと部分床義歯の比較

	ブリッジ	部分床義歯
①適応範囲	△	◎
（欠損歯数）	1～4歯	1～13歯
	狭い	広い
②咀嚼能率	○	△
③異物感	○	△
④発音障害	○	△
⑤外観	○	△
⑥自浄性	○	△
⑦清掃性	△	○
⑧歯髄の損傷	△	○
⑨残存歯（支台歯）の負担	△	○
⑩修理	△	○

部分床義歯）がある．また支持形式の違いから分類すると，歯根支持形式の補綴装置（クラウン，ブリッジ，部分床義歯の一部），歯根粘膜支持形式の補綴装置（部分床義歯）と粘膜支持形式の補綴装置（全部床義歯）に分けられる（表1-2）．

欠損補綴装置に用いるブリッジと部分床義歯を比較すると，適応範囲，清掃性，歯髄の損傷，残存歯の負担，修理などの点では部分床義歯のほうが優れているが，咀嚼能率，異物感，発音障害，外観，自浄性などの点からは，ブリッジのほうが優れている．どちらがより良いかは症例により異なり，その選択は歯科医師と患者の意思によって決められる（表1-3）．

1）全部床義歯

全部床義歯とは，上顎または下顎のすべての歯を喪失した症例に対して，これを補う目的で適用される有床義歯のことであり，総義歯，コンプリートデンチャー，フルデンチャーともいわれる．全部床義歯に加わる咬合圧・咀嚼圧は，すべて顎堤粘膜と歯槽骨とで支えられる（粘膜負担様式）．またその維持は，義歯床と床下粘膜との付着力によってなされる（図1-2）．

粘膜負担様式
咬合力を支える様式であり，クラウン・ブリッジは歯根膜負担形式，部分床義歯は歯根膜負担と粘膜負担の混合となる．

維持
義歯の離脱に対する抵抗であり，主に義歯床と粘膜との付着力と，辺縁封鎖による陰圧による．

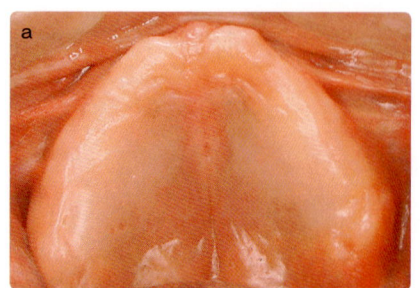 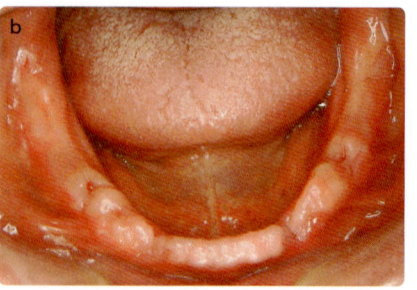

図1-2 上下顎無歯顎

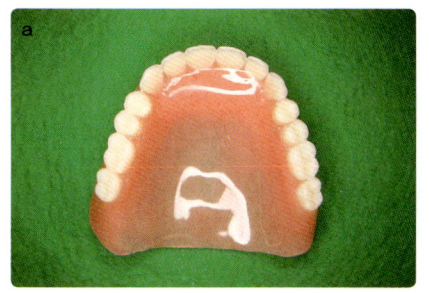 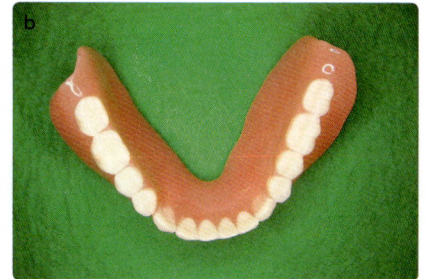

図1-3　上下顎全部床義歯

歯を喪失すると，単に歯の欠損だけにとどまらず，それまでに歯を支えていた歯槽骨や顎骨の吸収および廃用性萎縮が起こる．この変化は，人により異なるが，経時的に持続する．そのため，高年齢になればなるほど顎堤は平坦あるいは薄く細く尖り，咬合圧を受け止める能力は低下しやすい．

全部床義歯を口腔内に維持し，安定させる条件の第一は，義歯床と床下粘膜の緊密な適合である．薄いガラス板2枚の間に水を介在させると引き離すのが困難になるのと同様に，両者間のわずかな隙間を唾液が満たすことで十分な維持力が発揮される．また，緊密に適合することで，義歯床に加わる力を床下粘膜全体で支持させられる．第二は，咬合であり，安定した咬合接触関係が確立されていないと全部床義歯は転覆し，離脱することとなる．第三は，義歯床辺縁部の封鎖性であり，義歯床辺縁部から，空気が義歯床と床下粘膜の間に入り込まないようにすることで前述の維持力を持続させることができる．第四は，顎堤の高さや面積であり，これはある程度患者個人の状態で決まってしまうものではあるが，面積が広いほど力を支える能力，すなわち支持が高まる．第五は，周囲軟組織と調和のとれた義歯床外形を有することであり，舌，頰，口唇などの動きを阻害しない義歯床研磨面形態，人工歯排列位置が必要となる．

なお，全部床義歯は義歯床と人工歯で構成され，義歯床の形態は，義歯の維持・支持・安定に大きくかかわることから，発揮できる機能に大きな影響を及ぼす（図1-3）．

2）部分床義歯

部分床義歯は1歯欠損から1歯残存までの歯の欠損および失われた口腔組織に対して，装置を製作して補う歯科的処置方法である．その適応範囲は圧倒的に広く，同じ欠損でもいくつものケースが考えられ，歯科医師が治療計画を立てるうえで多くのことを考慮しなければならない．

部分欠損における固定性ブリッジと比較した場合，部分床義歯は可撤性で義歯床を有するため適応や機能，形態や構造，修理や管理などの点から固定性ブリッジとは大きく異なり，欠損歯列の後方に残存歯がない遊離端

安定
義歯の横揺れに対する抵抗であり，残存顎堤の高さと咬合がかかわる．

支持
義歯の沈下に対する抵抗であり，義歯床下の粘膜と歯槽骨がこれを担う．

咬合
無歯顎補綴治療は原則的には，有歯顎時の再現であるが，咬合に関しては，義歯の維持・安定のために特殊な考え方（平衡咬合）が必要となる．

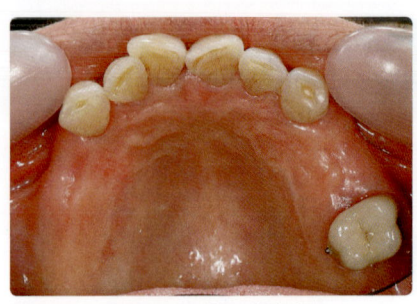
図1-4 ケネディⅠ級1類欠損（ミラー像）

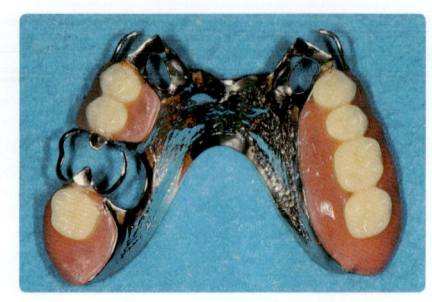
図1-5 ケネディⅠ級1類の金属床義歯

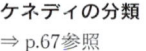
ケネディの分類
⇒p.67参照

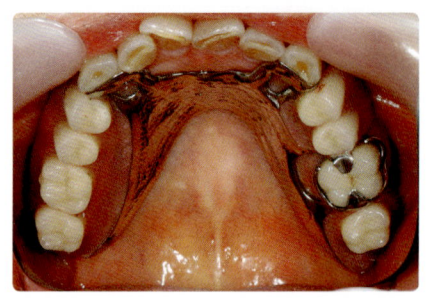
図1-6 口腔内に装着された金属床義歯

欠損に対応できる利点がある．また，部分床義歯は欠損した歯の形態のみならず，周囲の軟組織や顎骨の形態まで義歯床によって回復することが可能で，顔貌の改善にまで効果的である．補綴装置をはずして口腔外で清掃できるという点も利点である．欠点としては，第一には異物感である．粘膜表面を覆ってしまうことから，舌の可動範囲を狭小化し，発音，構音に支障をきたす．また味覚に対しては大きな障害となる．食事中は舌に感じる味だけでなく，舌，残存歯，その他の粘膜に感じる温冷感や触感まであらゆる感覚で味わうことができるが，義歯床が粘膜を覆い，クラスプ周囲が複雑な形態になり食物残渣が停滞することによって著しく食の楽しみは低下する（図1-4～6）．

　部分床義歯の適応としては，小さな欠損であれば固定性ブリッジ，可撤性部分床義歯のどちらも可能であろう．しかし，欠損が大きくなるにつれて，固定性ブリッジを考えたときに，支台歯に対して不安が生じるようになる．このような場合には可撤性部分床義歯が安全である．したがって，可撤性部分床義歯の適応としては，遊離端義歯および多数歯欠損症例，固定性ブリッジでは支台歯の予後に不安があり，粘膜負担を要すると考えられる欠損症例といえる．

3）クラウン

　クラウンには，歯冠の全体を被覆する全部被覆冠と歯冠の一部を被覆する一部被覆冠および歯冠部とポスト部が一体になっている構造の継続歯が

ある．さらに，全部被覆冠は製作材料によって，全部鋳造冠，前装鋳造冠，ジャケット冠に分類される．

(1) 全部被覆冠

全部被覆冠
⇒ p.91参照

① 全部鋳造冠

　歯冠の全体を金属で被覆しているため，保持力，形態再現性に優れ，強度が大きいことが利点である．同じ理由から歯質の削除量が多く，金属色であることが欠点である．したがって，外観に触れにくい大臼歯に対して高い頻度で使用され，適応症は，①歯冠崩壊が著しい歯，②ブリッジの支台装置，③動揺歯の固定などである．

② 前装鋳造冠

　前装鋳造冠は，唇・頬面の金属をレジンまたは陶材（セラミックス）で装い，天然歯の色調と形態を与えている．レジン前装鋳造冠は，陶材焼付鋳造冠に比較して製作法が簡便で，安価である理由から審美的クラウンとして前歯部の補綴に使用されている．陶材焼付鋳造冠は，金属に陶材を焼き付けたクラウンであり，金属が陶材の硬くて脆いという欠点を補っている．陶材焼付鋳造冠はレジン前装鋳造冠に比較して耐摩耗性に優れ，その使用経過中に変色を認めることは少ない．また，歯冠の大部分（隣接部接触点，前歯切縁，臼歯咬合面など）を陶材で回復することができる．

③ ジャケット冠

　金属の裏打ちがなく，レジンまたは陶材だけで製作されるため，審美性に優れる．レジンジャケット冠は一般的に硬質レジンを使用して製作する．硬質レジンジャケット冠は長期的な安定，すなわち耐摩耗性，吸水性，化学的安定性などに課題を残している（表1-4）．近年ではハイブリッド型コンポジットレジンを使用して，これらの欠点を改善している．オールセラミッククラウンは光の透過や反射が天然歯のように自然で，全部被覆冠の中ではもっとも審美性に優れたクラウンである．旧来のポーセレンジャケット冠よりも強度が大きく向上している．

表1-4　硬質レジンと陶材（セラミックス）の比較

	硬質レジン	陶材
圧縮強さ	△	○
引っ張り強さ	○	△
衝撃強さ	○	△
硬さ	△	○
摩耗性	弱	強
為害性	多	少
生体親和性	△	◎
審美性	○	◎
透明感	△	○

（2）一部被覆冠

　歯質の切削量が少ないので全部被覆冠に比較して歯髄を損傷する危険が少ない．しかし，保持力が小さく，二次う蝕になりやすい欠点がある．一部被覆冠の種類には3/4クラウン，4/5クラウン，7/8クラウン，ピンレッジ，プロキシマルハーフクラウン，アンレー，インレー，ラミネートベニアがある．一般的な一部被覆冠は金属で製作される．ただし，ラミネートベニアはレジンまたはセラミックスで製作する．アンレーとインレーは金属以外に，レジンやセラミックスでも製作することがある．

一部被覆冠
⇒ p.93参照

（3）継続歯

　臨床的歯頸線で歯冠部分を削除し，根管内に挿入された合釘（ポスト）で保持力を求める．ポストクラウンとも呼ばれ，単根歯に適応されることが多い．製作のための印象採得が一度で済むこと，歯冠の方向を変える自由度が大きいことが利点である．

継続歯
⇒ p.94参照

4）ブリッジ

　ブリッジは，1～数歯が欠損している場合に欠損側に隣接している2本以上の残存歯を支台に利用し，欠損部を人工歯で補うことで形態と機能を回復するために応用される補綴装置である．ブリッジは支台装置，ポンティック，連結部から構成され，歯根膜の支持のみで咬合力を負担する（図1-7）．

　ブリッジの種類は維持様式により，固定性ブリッジ，半固定性ブリッジ，可撤性ブリッジに分類される．また，欠損形態により中間ブリッジと延長ブリッジ（遊離端ブリッジ）に分類される．原則的には欠損部が支台歯の間にある中間ブリッジを使用しているが，限定的な目的（対合歯の挺出防止，審美性など）で，ポンティックの片側のみに支台装置がある延長ブリッジを応用する場合がある．また，ミニマルインターベンションの考えを具現化した歯質削除量がきわめて少ない接着性ブリッジがある．

ミニマルインターベンション
Minimal Intervention Dentistry(MI：最小限の侵襲に基づく歯科医学)

（1）固定性ブリッジ

　支台装置とポンティックが連結固定され，支台装置は支台歯と歯科用セ

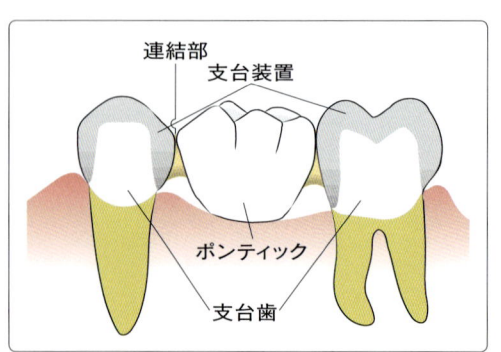

図1-7　固定性ブリッジの構造

メントで装着されるブリッジである．固定性ブリッジは主にブリッジ全体を一塊として鋳造する一塊鋳造法で製作されるが，多数歯ブリッジの場合は数歯ずつのユニットに分けて製作して，ろう付け法で連結する．

(2) 半固定性ブリッジ

ポンティックの片側は支台装置と連結しているが，一方の連結部は，キーアンドキーウェイ(メールとフィメール)の機械的維持によって連結されるブリッジである．支台歯間の平行性を設定することが困難な場合などに応用される．

(3) 可撤性ブリッジ

ブリッジの全部または一部が取りはずし可能な構造になっている．欠損部の骨吸収が大きい場合などが適応症である．

5) インプラント義歯

1歯欠損から無歯顎の補綴治療として応用される．人工歯根(インプラント体)を顎骨内に埋入する手術(一次手術)を行い，免荷期間をおいて骨接合を獲得させ，上部構造物を製作し，咬合の回復を図る(図1-8)．上部構造物には固定性のものと可撤性のものとがあり，症例および患者の要望により選択する．

一次手術
⇒ p.129参照

免荷期間
⇒ p.132参照

歯科インプラント治療は，インプラント体を顎骨内に埋入するという手術が必要であることから，他の補綴処置ではあまり考慮することのなかった全身疾患に対して十分な術前の診察および検査が必要になる．手術に対する知識と技術も当然必要となる．すなわち，歯科インプラント治療には全身疾患に対する知識，咬合を治療していくうえでの補綴学的知識と技術，残存歯の治療に対する知識と技術，さらに，外科的処置に対する知識と技術が必要であることから，包括的歯科治療ともいわれる．

歯科インプラント治療の大まかな流れは，診察・検査，診断，治療計画の立案，患者とのインフォームドコンセント，手術(一次手術，二次手術)，印象採得，上部構造物製作・装着，メインテナンスとなる．このなかで歯科衛生士としては，他の歯科診療と同様，すべての面でのかかわりが必要

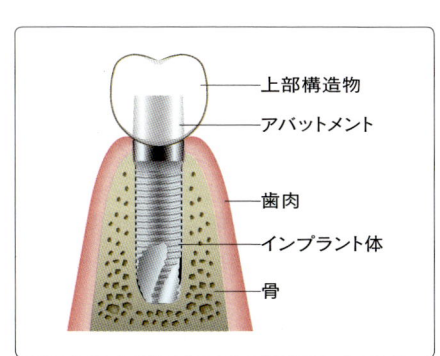

図1-8　2回法インプラントシステム

となる．とくに，メインテナンスでは口腔清掃，ブラッシング指導，患者教育において歯科衛生士は大きな役割を持っている．というのも，治療期間は症例においてばらつきはあるものの，短いもので4か月程度から長くても1年であるのに対して，メインテナンスは10年以上であり，長いものでは40～50年にも及ぶ．

1-5 補綴治療における歯科衛生士の役割

1）補綴処置を必要とする患者

補綴処置を必要とする患者の治療内容は，歯の部分的な欠損を補綴するクラウン，歯が欠如した場合でも少数歯欠如に対するブリッジから多数歯欠如の部分床義歯，さらにすべての歯が喪失した場合の全部床義歯，そしてそれらが上下顎，左右側に存在している場合などいろいろである．また患者の年齢も若年者から高齢者まで広い範囲にわたっている．

患者は主として咀嚼機能障害，審美障害，味覚や発音の障害などのほかに，これに由来する精神的な問題も多かれ少なかれ訴えることもある．したがって，患者の訴え（主訴）を正しく把握し，口腔内の状態をよく診察する必要がある．

補綴治療を必要とする場合，患者は自身の経験や周囲の者の経験などから得た知識をもとに，治療方法を指示することもあるが，それが本当の主訴とはいえない．主訴とは「歯がないのでうまく物が食べられないのです」「入れ歯が合わなくて食事をすると痛くてしょうがないのです」などの具体的に患者自身が困っていることが主訴となる．

歯科医師はこのような具体的な主訴を患者から聞き出すが，歯科衛生士も患者の口腔内の状態についてよく認識していなければならない．患者の口腔内の状態について診察すべきことは，欠損・欠如状態，残存歯とその歯周組織の状態，咬合状態，口腔清掃状態などであり，そのほかにもデンタルＩＱ，生活様式，治療の緊急度，歯科治療に対する理解，価値観などについても十分知っておく必要がある．これらの状態は症例により異なり，その補綴治療法も変化する．最終的には，歯科医師が患者の主訴と希望を正しく把握し，正確な診断を下し，それに基づいて治療方針，治療計画を具体的に患者に説明し，患者の了解のもとで治療を始める．

2）補綴治療と共同動作

今日，歯科診療は効率と安全性を確保するため，歯科医師と歯科衛生士とのチームワーク診療が行われている．このなかで，歯科衛生士がチームの一員として行う共同作業には，歯科医師と患者の口腔を中心にして行う診療介助と，歯科医師から委任された診療補助とがある（表1-5）．

（1）診療介助

診療介助は，歯科医師と歯科衛生士とが共同して患者診療を行うフォー

歯科衛生士の役割
① 診療の補助・介助
　受動的
　積極的
② 予防
　う蝕：若年者
　歯周病：中・高年者
③ 教育・指導
　患者教育・指導

表1-5　共同行為と委託行為

1．診療介助：共同行為(作業)
　①介補
　　・器材の準備
　　・治療中の介補―フォーハンドテクニック
　　　　介補者：バキューム，スリーウェイシリンジ
　　　　術　者：タービン，ミラー
　　・治療後の片付け
　②患者への説明，対話，指示，指導(予防，治療内容について)
　　・来院：診察券，保険証(毎月)
　　・定期検査のための約束
　③診療室内の管理：整理，整頓
2．診療補助：委託行為(作業)
　①予備診察：問診表の記載・確認
　②歯口清掃：TBI(歯磨き指導)，スケーリング，SRP(スケーリング・ルートプレーニング)
　③研究用模型のための印象(スナップ印象)
　④歯肉圧排
　⑤暫間被覆冠の製作と仮着
　⑥各種検査用機器の準備・片付け

ハンドテクニック(4 hand technique)が中心となるが，これには，補綴治療の内容およびその操作の流れを十分に理解することが重要で，歯科医師とのスムーズな連携が必要となる．うまく介助を行うことにより，患者に必要以上の苦しみや不安，不快感を与えることなく，術者も治療に専念できるので，効率的に治療ができ，診療時間の短縮を図ることができる．したがって，介助行為はなくてはならないものである．診療介助には，そのほかに器材の準備や治療後の片付け，患者への説明，対話，指示，指導(予防，治療内容)，来院時の診察券や保険証(毎月)の確認，治療や定期検査のための約束，診療室内の管理(整理，整頓)などがある．

(2)診療補助

　診療補助には，予備診察(問診表の記載，確認)，歯口清掃(TBI：歯磨き指導，スケーリング，SRP：スケーリング・ルートプレーニング)，研究用模型のための印象採得，歯肉圧排，暫間被覆冠(テンポラリークラウン)の製作と仮着，各種検査用機器の準備や片付けなどがある．

　歯科衛生士は，診療の介助・補助，予防(う蝕や歯周病)，患者教育・指導など多くの業務を行うことが求められている．

参考文献

1）豊田静夫，羽賀通夫，甘利光治，松浦智二（編）．歯科衛生士教育マニュアル歯科補綴学．東京：クインテッセンス出版，2005：10-15．
2）石橋寛二，川添堯彬，川和忠治，福島俊士，三浦宏之，矢谷博文（編著）．第4版クラウンブリッジ補綴学．東京：医歯薬出版，2009：45-62．
3）永原國央（編）．卒後研修医・若い歯科医師のために　歯科インプラント治療ガイドブック．東京：クインテッセンス出版，2008：26-142．

復習しよう！

1　全部床義歯の特徴で誤っているのはどれか．
a　維持は床と粘膜との接着力による．
b　支持は粘膜負担形式である．
c　咀嚼能率が高い．
d　患者は高齢者が多い．

2　ブリッジと比較して部分床義歯の利点はどれか．2つ選べ．
a　装着感がよい．
b　着脱ができる．
c　遊離端欠損に適応できる．
d　咬合力が大きい．

3　全部被覆冠と比較した場合の一部被覆冠の特徴はどれか．
a　適応症が広い．
b　維持力が大きい．
c　歯髄への障害が少ない．
d　二次う蝕になりにくい．

4　インプラント義歯の構成要素はどれか．
a　クラスプ
b　上部構造物
c　パラタルバー
d　支台歯

＜解答＞
1：c
2：b，c
3：c
4：b

chapter 2 歯科補綴の基礎

学習目標
- □補綴学的理想咬合について説明できる．
- □各種下顎位について説明できる．
- □下顎運動について説明できる．

2-1 歯列・咬合

1）歯列

歯列とは，乳歯ならば上下顎にそれぞれ10本ずつ，永久歯ならば上下顎にそれぞれ14〜16本ずつの歯が，上顎骨および下顎骨の上にいわゆる馬蹄形を呈して1列に並んでいるものをいう．実際は空間で微妙なカーブを描いており，歯列そのものの形は簡単には表現できない．

補綴治療の目的は，欠損・欠如を持った歯列を完全なものに回復，改善することにある．すなわち，歯科治療は一見個々の歯について行われているように思われがちであるが，本来は歯列全体を考えてなされねばならない．

上下の歯列は，所定の位置で対合歯と接触するとともに，下顎運動との調和がとれてはじめて完全なものといえる．このように歯列は咬合を理解するうえにおいてもとても重要な存在である．

歯列は，歯が単純に並んでできたものではない．3次元的にそれをとらえると，次に述べるようなさまざまなカーブを描いていることがわかる．

（1）歯列弓

歯列を咬合面方向から見たときに，そこにあるアーチのことをいう．アーチの形態により：①V字型，②円形，③帯円型，④方型，⑤放物線型，⑥混合型，⑦鞍状型に分けられる（図2-1）．

（2）スピーの湾曲 Curve of Spee：前後的咬合湾曲

下顎歯列を側方から観察したときに，下顎の犬歯尖頭と臼歯部歯列の頬側咬頭頂を結び，これを矢状面に投影したときにあらわれる円弧をいう．1890年，ドイツの解剖学者Speeによって報告されたこの円弧の中心は，眼窩内涙骨上縁付近にあるといわれている（図2-2）．

（3）ウィルソンの湾曲 Curve of Wilson：側方的咬合湾曲（側方歯牙湾曲）

歯列を前方から観察したときに，前頭面にあらわれる下顎の咬合湾曲．通常，歯列上で上下顎の臼歯舌側咬頭は頬側咬頭より低位のため，この湾曲は下方に向かって凸のカーブを描く（図2-3）．

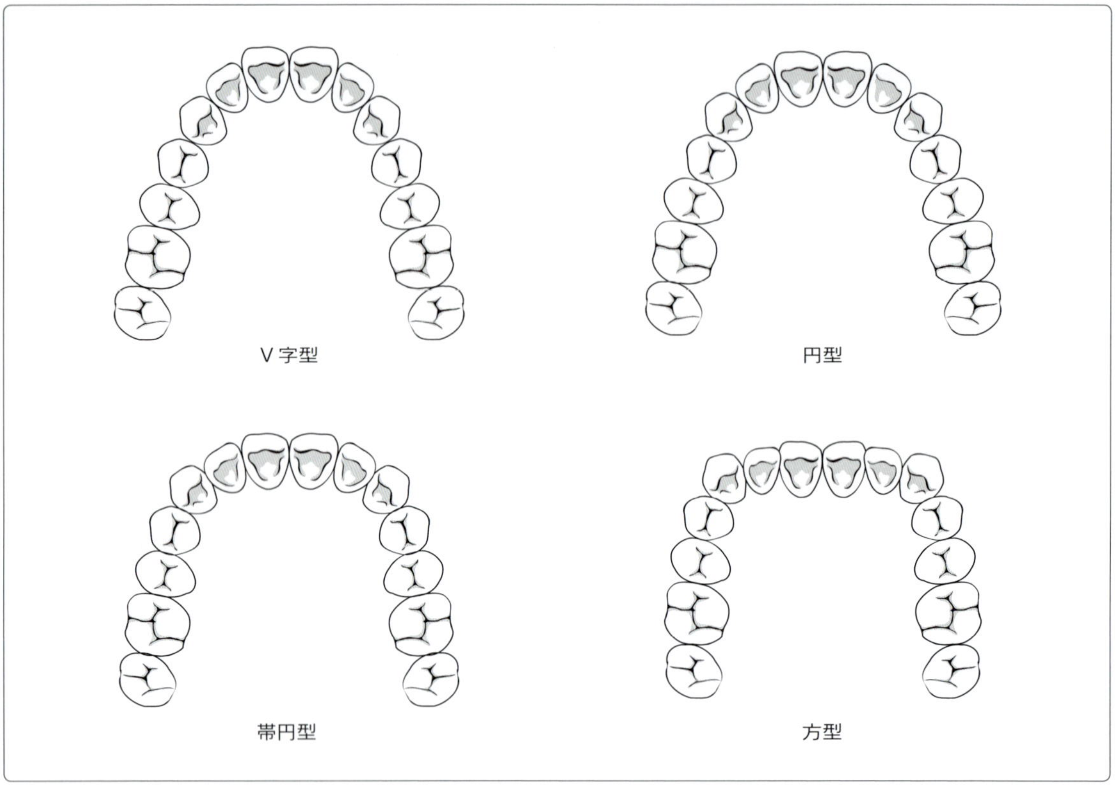

図2-1 歯列弓

V字型

円型

帯円型

方型

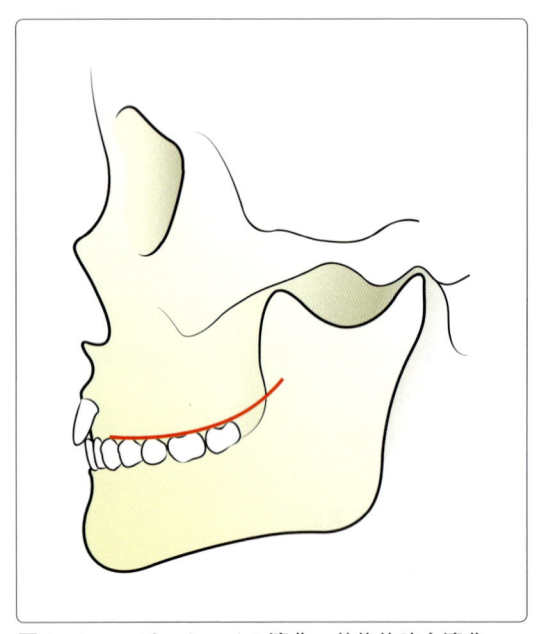

図2-2 スピー(Spee)の湾曲：前後的咬合湾曲

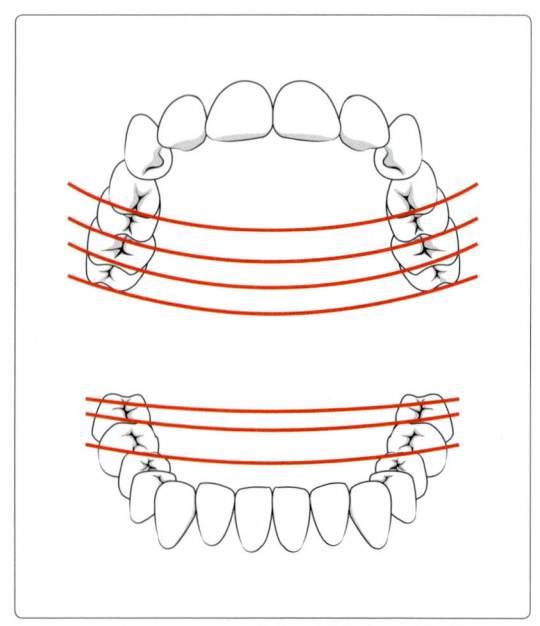

図2-3 ウィルソンの湾曲：側方的咬合湾曲

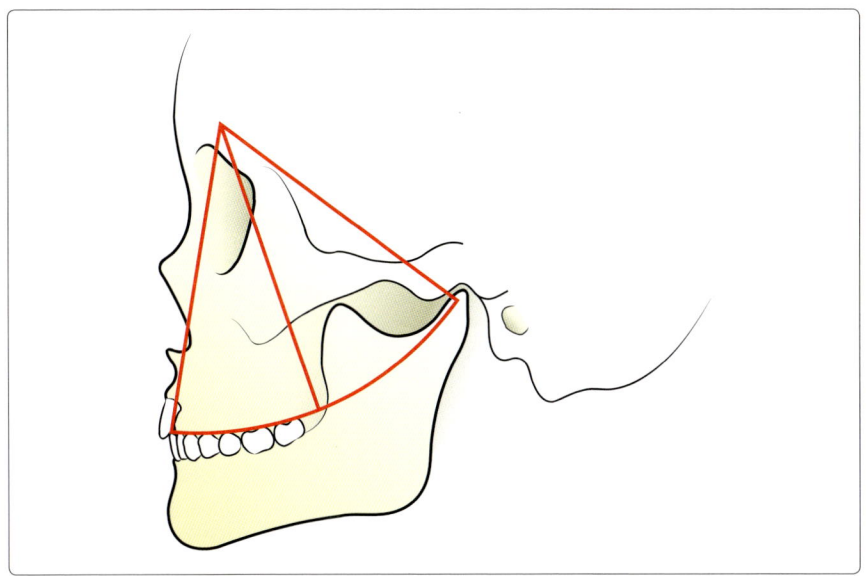

図2-4 モンソンの8インチ球面

（4）モンソンの8インチ球面説

　左右の顆頭（下顎頭），前歯切縁，臼歯部頬舌側咬頭頂は一つの球面上に存在し，この球面の中心は篩骨鶏冠にあり，直径は8インチ（半径4インチ）といわれている（図2-4）．

2）咬合関係

（1）対合関係

　対合関係とは，咬合する上下顎の歯の相対する位置関係をいう．正常な対合関係には2つのタイプがある．正常な対合関係では，咬頭嵌合位において上顎の歯列は下顎の歯列を覆うような状態を示す．

①1歯対1歯咬合（cusp to fossa）

　機能咬頭が対向する歯の咬合面小窩に咬み込むような咬合様式．歯の機能的要素を重視して考え出された理想咬合の一つである．天然歯ではまれにしかみられない．

②1歯対2歯咬合（cusp to ridge）

　機能咬頭が対向する隣接面部の辺縁隆線に咬み込むような咬合様式．成人の95％程度にみられる天然歯の理想咬合である．下顎中切歯と上顎最後臼歯を除くすべての歯が1歯対2歯の関係で咬合する．

　※異常な対合関係には，ⓐ交叉咬合，ⓑ反対咬合，ⓒ切端咬合，ⓓ過蓋咬合，ⓔ開咬などがある．

ⓐ交叉咬合

　咬頭嵌合位において上下顎の歯列弓が水平的に交叉しているもので，上下顎正中の不一致，臼歯部における頬舌的な位置異常がみられる．

アンチモンソンカーブ
モンソンカーブとは逆に，上方に向かって凸のカーブ．

ⓑ反対咬合

咬頭嵌合位において連続する3歯以上が，唇舌的・頬舌的に反対の被蓋関係を呈するものである．前歯部における反対咬合は下顎前突，臼歯部のみにみられる反対咬合は交叉咬合と呼ばれる．

ⓒ切端咬合

咬頭嵌合位において前歯部の被蓋がなく，切端どうしで接触している状態の咬合をいう．

ⓓ過蓋咬合

咬頭嵌合位において前歯部の垂直的被蓋が大きすぎる咬合をいう．

ⓔ開咬

咬頭嵌合位において前歯部の咬合接触がなく，空隙の存在を認める咬合をいう．

(2) 咬合様式：補綴学的理想咬合

顎口腔系において，快適で，咀嚼効率が優れ，生理的にも形態的にも異常がなく，審美的にも良好な咬合を補綴学的理想咬合という．

①フルバランスドオクルージョン(full balanced occlusion)

咬頭嵌合位と下顎運動の全過程において，すべての歯が同時に接触するような咬合をいう．今日では全部床義歯のための理想咬合とされている．すなわち，咬頭嵌合位の状態から作業側方向へ接触滑走させたとき，非作業側(平衡側)においても接触滑走しているような咬合関係をいう．言葉を変えて表現すれば，左右どちらへ動かしてもつねに歯列全体が接触してバランスをとっていることから，フルバランスドオクルージョンといわれている(図2-5).

この咬合様式は，ギージー(Alfred Gysi, 1865〜1957)の軸学説に基づいて生まれた言葉で，全部床義歯における上下顎の接触関係を論じる際に導入した考え方である．つまりギージーは，どちらに運動してもつねに人工歯全体で上下顎が接触関係を保ちうるところから，不安定になりやすい下顎の全部床義歯を押さえておくことができると考えたわけである．

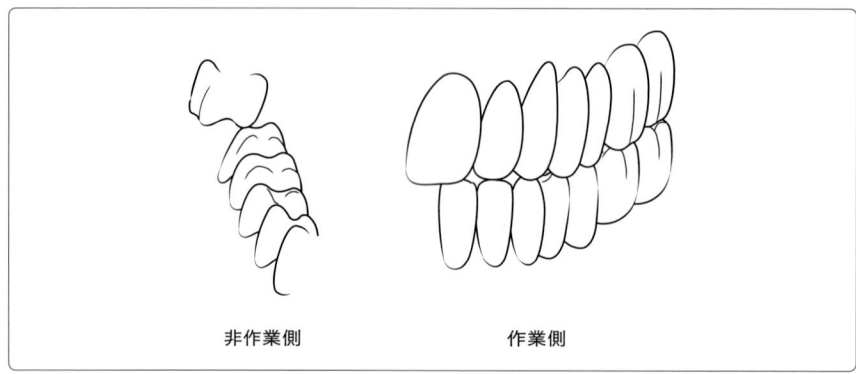

図2-5　フルバランスドオクルージョン

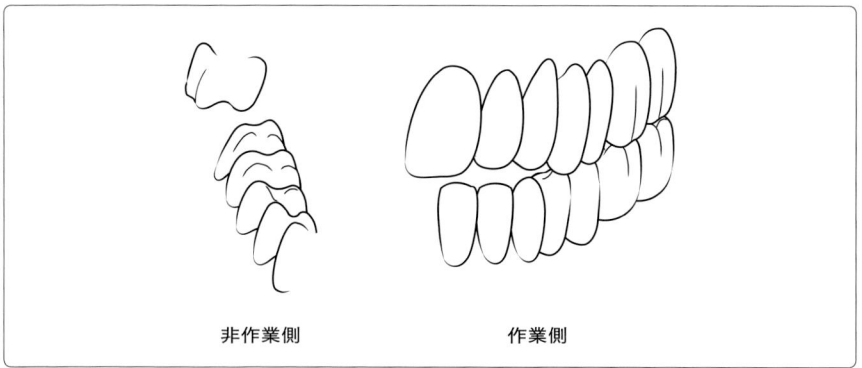

図2-6　グループファンクション

　しかし，必ずしも天然歯列においては，このような咬合関係を持っているとは限らないが，ある程度咬耗が進むとフルバランスの状態になる傾向にある．天然歯におけるフルバランスの状態は，上下顎の接触時間が長いため，過重負担をもたらすといわれており，とくに非作業側での咬頭接触は有害とされている．

②グループファンクション(group function)

　1961年Schuylerによって提唱された理想咬合の一つで，フルバランスドオクルージョン(full balanced occlusion)の咬合様式から，cross arch balanceとcross tooth balanceを取り除いた咬合様式である(図2-6)．

　すなわち，この咬合様式は，作業側への運動時にフルバランスと同様に接触滑走するが，反対側つまり非作業側においては，上下の歯は離れてしまうという形式のものであり，離れることによって非作業側の歯は不必要な負担から開放される．

　グループファンクションでは，作業側の中切歯から最後臼歯までのすべての歯によって側方圧を負担しているが，作業側の上下顎臼歯の舌側咬頭どうしの滑走はこれを認めず，作業側の舌側咬頭どうしの歯の接触(cross tooth balance)は，非作業側の歯の接触(cross arch balance)につぐ有害な咬合干渉であるとしている．

　この咬合様式は，現在もっとも実用的な補綴学的理想咬合と考えられており，多くの成人が持つ咬合様式に近いものである．

③ミューチャリープロテクティッドオクルージョン(mutually protected occlusion)

　1949年Stallardによってその概念がつくられた．天然歯の理想咬合の一つで，この咬合様式では，咬頭嵌合位では臼歯部のみ接触して前歯部を保護しており，前方運動をすると前歯部だけが接触して犬歯と臼歯は離開し，側方運動時には犬歯のみが接触滑走して，臼歯も前歯離開することによって他の歯を保護している(図2-7)．

cross arch balance
非作業側の歯の接触．

cross tooth balance
作業側の舌側咬頭どうしの歯の接触．

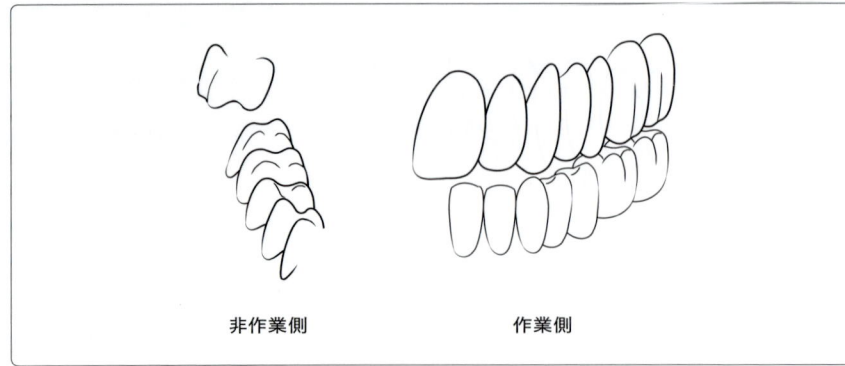

図 2-7 ミューチャリープロテクティッドオクルージョン

　ミューチャリーというのは，「お互いに」という意味で，プロテクトは，「保護する」という意味であるから，文字どおりこの咬合様式では，臼歯，前歯そして犬歯それぞれお互いにいろいろな顎位において保護しあい，支持組織の延命を図ろうとするものである．

3）顎堤
　顎堤とは，歯の生えている場所に一致した部分が，口腔内で堤状に突出している部分をいい，一般的に次の場合によく用いられる．①まだ歯の生えていない時期に将来の歯の植立する部分の顎が突出しているもの，②歯が抜け落ちたあと，歯があった場所を占める残遺歯槽の高まり．ただし，一般には②のほうを対象にする場合が多い．

2-2　下顎位・下顎運動

1）各種下顎位
　顎の機能というものは，ある点ではきわめて機械的であるが，その反面基本はあくまで生物的である．したがって，顎の機能はこの両面からとらえる必要がある．
　上下顎歯の咬合，すなわちそれらの接触関係は，顎口腔系における機能の中心的な存在である．しかし，上顎歯列はしっかりと上顎骨に植立・固定されているので，上下顎の関係はもっぱら空間に吊られた下顎骨の姿勢とその動き方によって決まる．
　下顎骨は，左右あわせて6本の靱帯（外側靱帯，蝶下顎靱帯，茎突下顎靱帯）および左右の顎関節によって運動範囲が規制され，その範囲内で多数の骨格筋により顎位がコントロールされている．
　上顎に対する下顎の位置的関係を下顎位という．すなわち，下顎位とは頭蓋に対する下顎の位置で，下顎の限界運動範囲内において下顎がとりうるすべての位置を示す．

下顎位は，①顆頭位；顎関節の位置によってあらわされる，②咬合位；歯の接触によってあらわされる，③筋肉位；咀嚼筋の筋活動によって定められる，④靱帯位；靱帯によって規制される限界運動点の4者に大きく分けられる．

このうち下顎運動中にしばしばあらわれる下顎位は，下顎の基本位と呼ばれ，咬合の診断，下顎運動の再現に際し重要な意味を持つものである．

(1) 顆頭位(顎関節窩内における下顎頭の位置から表現される下顎位)

中心位，顆頭最後位，顆頭安定位，関節包位がある．

①中心位(centric relation)

下顎が上顎に対して最後方位にあって，蝶番運動(ヒンジムーブメント)ができる範囲内で左右的にも偏りのない下顎位をいっていた．最近では「下顎頭が関節窩内で，関節円板のもっとも薄く血管のない部分に対合し，関節結節後壁の斜面と向き合う前上方の位置」とあらためられている．再現性のある位置で，咬合器へトランスファーするときの基準位の一つとしてとして利用される．

②顆頭安定位(most stable position)

下顎頭が関節窩内で緊張することなく安定している位置をいう．先天的に決まる位置で，一般に咬頭嵌合位では下顎頭は顆頭安定位にある．

(2) 咬合位(上下顎歯の接触状態によって表現される下顎位)

咬頭嵌合位，中心咬合位，後方歯牙接触位，習慣性咬合位などがある．

①咬頭嵌合位(intercuspal position)

上下顎の相対する咬頭と斜面(窩)が最大面積で接触し，咬頭が緊密に嵌合し安定した咬合位で，全歯とも均等な圧力で接する3次元的に安定した位置．後天的に決定される位置をいう．

②中心咬合位(centric occlusion)

前方要素(咬合位)が咬頭嵌合位にあるとき，後方要素(顆頭位)は顆頭安定位にあるような咬合関係を示す下顎位をいう．

(3) 筋肉位(筋活動の状態によって表現される下顎位)

下顎安静位，姿勢維持位，嚥下位，マイオセントリックなどがある．

①下顎安静位(rest position)

上体を起こして安静にしているときの下顎の位置をいう．生涯を通じて比較的恒常性が高いことから，無歯顎に装着する全部床義歯の咬合高径を決定する手段に利用される．前歯部で上下歯が2mm程離開した状態で，これを安静(位)空隙(free way space)という．

(4) 靱帯位

下顎頭が外側靱帯によって規制される顎位で，下顎のターミナルヒンジムーブメント(蝶番運動)は，外側靱帯の緊張によって可能になるため，中心位，終末蝶番位を靱帯位と呼ぶことがある．

中心位の定義について
左記に示した定義のほかに，以下のようなニュアンスでも使用されていた：文献1)より．

- 下顎頭が下顎窩内で緊張のない最後方位をとり，そこから無理なく下顎側方運動が可能な顎位．
- 一定の垂直的位置関係において側方運動が可能な上顎に対する下顎の最後方位．
- 下顎頭と関節円板が最中央で最上方にあるときの上下顎の関係．
- 下顎頭が下顎窩内で最上方で最後方にあるときの顎位．
- 下顎頭を前最上方に位置させて臨床的に決定される下顎位．

マイオセントリック
咀嚼筋群を電気刺激するマイオモニターを使用し，筋リラクゼーションを図ったのちに得られる下顎の挙上位．

蝶番運動
左右の下顎頭が下顎窩内で滑走運動を伴わないで純粋な回転運動のみを行う運動．

2）下顎運動の基本型

（1）基準平面

　補綴的に重要ないくつかの基準平面がある．代表的なものとして，フランクフルト平面がある．これは左右側いずれかの眼窩下点（眼窩下縁最下点）と左右の耳珠上縁を含む平面で，生態計測などの基準平面で，フェイスボートランスファーの際の基準平面として用いられることがある．また補綴的に重要な平面として，カンペル平面（線）と咬合平面がある．カンペル線は，鼻翼下点（鼻翼下縁）と外耳道上縁を結ぶ線をいい，左右いずれかの鼻翼下点（鼻翼下縁）と左右側の外耳道上縁を含む平面をカンペル平面と呼ぶ．咬合平面は，下顎左右中切歯切端中央と下顎左右第二大臼歯遠心頬側咬頭頂を含む平面である．そしてカンペル平面は咬合平面とほぼ平行であるといわれ，全部床義歯製作時の咬合平面の決定に際し用いられる（**表2-1，図2-8**）．

　矢状面，前頭面，水平面も重要な平面である．空間における位置を的確

フランクフルト平面
Frankfurt horizontal plane；眼耳平面．

カンペル平面
Camper line；鼻聴道線．

表2-1　基準平面

①フランクフルト平面（眼耳平面）（Frankfurt horizontal plane）：
　眼窩下点（眼窩下縁最下点）—耳珠上縁
②カンペル平面（線）（Camper plane）：
　鼻翼下—外耳道上縁（Camper）…鼻聴道線
　鼻翼下点—外耳道下縁（Gysi）
③咬合平面：
　下顎左右中切歯切端中央—下顎左右第二大臼歯遠心頬側咬頭頂
④HIP平面（HIP plane）：
　左右鉤状切痕と切歯乳頭の中央点とにより構成される平面

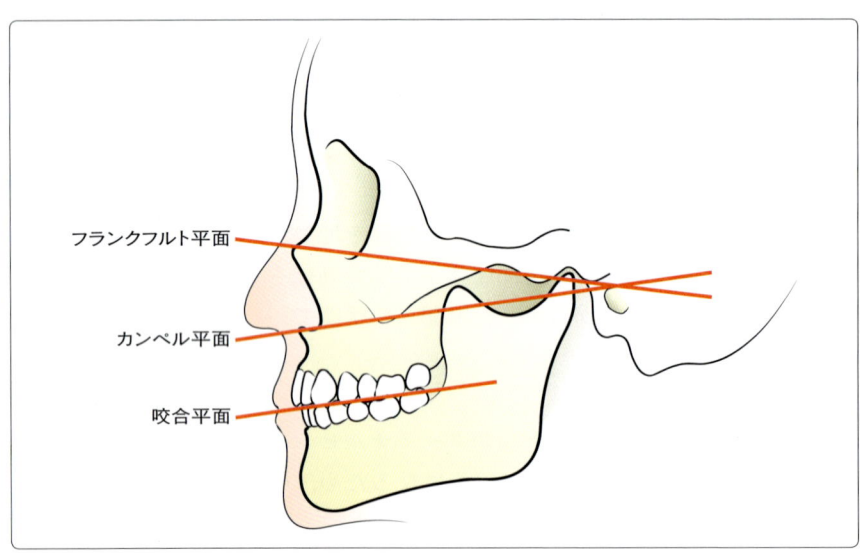

図2-8　補綴学における基準平面

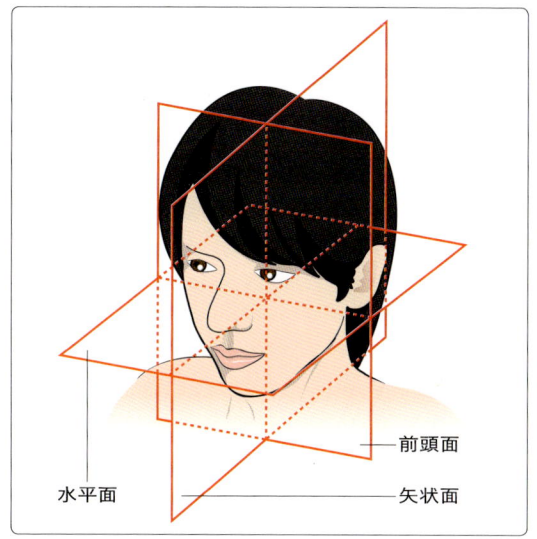

図2-9　頭部の基準平面

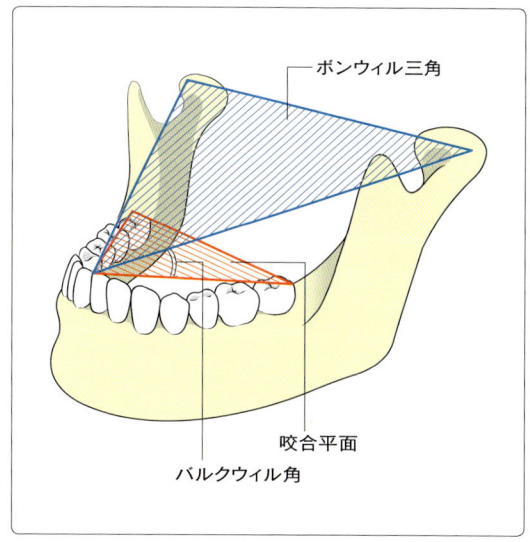

図2-10　ボンウィル三角とバルクウィル角

に表現するとき，数学的にはXYZという座標軸を用いて説明する．すなわち，3次元空間をXY平面，YZ平面，XZ平面の3つの2次元平面に分けて解説する．同様に頭蓋や口腔の状況をこの手法を用いて説明することがあるが，このとき用いる平面を前頭面（前後方向から見た平面），矢状面（左右方向から見た平面），水平面（上下方向から見た平面）という（図2-9）．

前頭面では左右・上下的なことを解説，矢状面では前後・上下的なことを解説，水平面では前後・左右的なことを解説する．

(2)咬合平面と下顎骨

歯列にある基準平面の咬合平面と下顎骨には特別な関係がある．

①ボンウィル三角

下顎の切歯点と左右の下顎頭上面の中央部頂点を結んだ線で形成される一辺4インチ（約10センチ）の三角形をボンウィル三角という（図2-10）．

②バルクウィル角

咬合平面とボンウィル三角がなす角度をバルクウィル角という．これは両平面の前方基準点が下顎の切歯点ということであらわれる角度となる（図2-10）．

(3)基本運動：開閉口運動，前後方運動，左右側方運動

下顎の基本運動は，開閉口運動，前後方運動（後方運動はわずかである），左右側方運動の3つである．

このうち，前方運動は左右の下顎頭がそのまま一緒に前下方に滑走して下顎が前方へ突出する運動である（図2-11）．さらにこのとき，左右の下顎頭を連ねた回転軸を中心とした回転運動が，滑走と同時に加わると下顎は大きく開口する（図2-12）．その逆なら閉口であり，これが開閉運動で

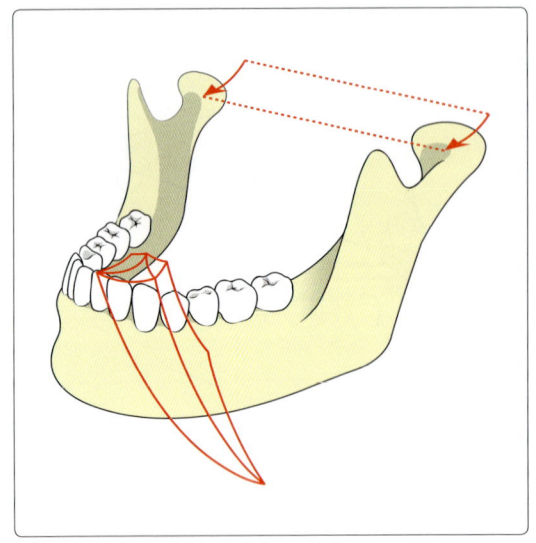
図2-11　下顎の前方運動

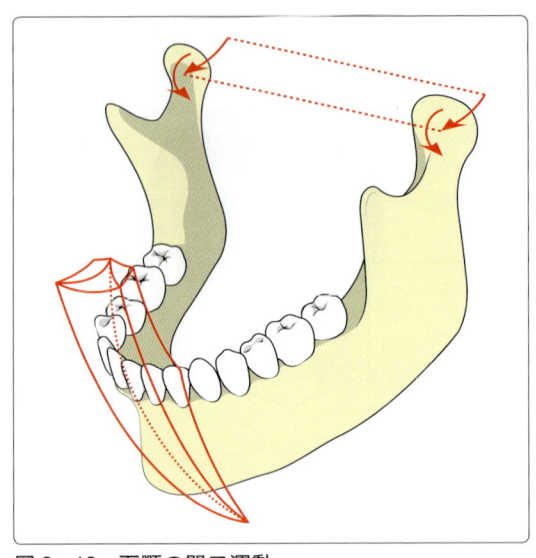
図2-12　下顎の開口運動

ある．後方運動もごくわずかではあるがみられる（移動量：約0.5mm）．これらの運動様式は，いずれの場合も左右の下顎頭が同じタイミングで同じ距離だけ移動したり，同程度の回転をすることによって起こる下顎の矢状面内における運動である．

　それと比べ下顎の側方運動は，運動した側つまり作業側の下顎頭がほぼ運動の中心となった下顎骨全体の回旋運動といえる．つまり作業側でありながらその側はもっとも小さく動き，非作業側の下顎頭のほうが大きく動く運動である．このような側方運動の結果，下顎各部は大きく振り回されることになるが，その結果歯列各部や非作業側の下顎頭はそれぞれ決まった方向に運動する（図2-13）．

　そのとき，咀嚼作業の中心となる作業側の臼歯部においては，臼歯部歯列に対してほぼ直角方向に移動する．反対に非作業側の臼歯部は前内方に移動している．この運動方向は，顎の動きに調和した咬合面形態をつくるうえにおいて非常に重要な意味を持っている．

　非作業側の下顎頭の動きをみると，下顎頭は前下内方に向かって滑り降りる．この運動のうち内方への入り方の程度をベネットアングル（側方顆路角）という．この角度は患者によって異なり，作業側の臼歯における運動方向やゴシックアーチの角度などと関連している．

　さらに，開閉運動や前方運動をしたり，側方運動をしたとき下顎頭は水平方向に対しては前下方へ向かって滑走する．この滑走方向の水平基準面となす角度を矢状顆路傾斜角という．このうち，下顎が前方運動を営むときにあらわれるものを矢状前方顆路傾斜度，側方運動を営むときにあらわれるものを矢状側方顆路傾斜度という．

ゴシックアーチ
⇒ p.35，161参照

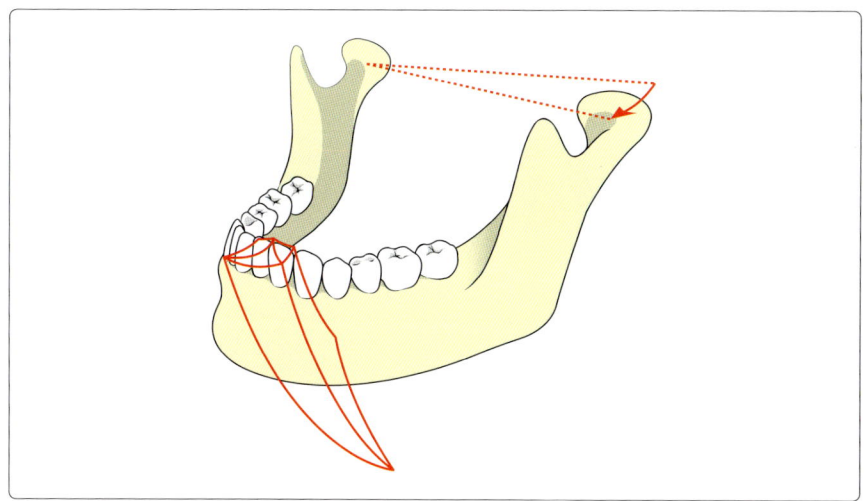
図2-13 下顎の右側側方運動

　下顎を側方に運動させたとき，非作業側の下顎頭は一般的に前下内方へ滑走するといわれているが，このとき斜めに直線的に出て行くのではなく，いきなりわずかではあるが，作業側の方向へ引き込まれてから前下内方への運動に移行していく．この動きは患者により異なる．この現象をサイドシフトという．
　さらに，作業側の下顎頭も単に回転するだけでなく，回転しながらごくわずかではあるが移動を起こす．その方向は人によって外方であったり後方であったりという個人差が大きく，反対側の非作業側のサイドシフトのあらわれ方に相異をもたらすことにもなる．
　①ベネットアングル（Bennet angle・側方顆路角）
　側方運動時に非作業側の下顎頭の示す運動路が水平面上で正中矢状面となす角度（図2-14）．
　②ベネット運動（Bennet movement）
　作業側下顎頭の外側移動．下顎全体の側方移動（サイドシフト）や非作業側下顎頭の内側移動とは区別して用いられている（図2-14）．
　③フィッシャーアングル（Fischer angle）
　非作業側において矢状前方顆路傾斜度と矢状側方顆路傾斜度とがなす角度．平均5°といわれている（図2-15）．
　④全運動軸（Kinematic axis）
　切歯点部がいかなる運動をしても，上下幅0.5〜0.7mmのごく狭い帯状の顆路内を前後的に移動しながら回転する特定の点がある．左右側下顎頭上のこの特定の点を結ぶ軸をいう．
　⑤サイドシフト（side shift）
　側方運動時に起こる下顎全体の側方への移動をいう．このとき，作業側

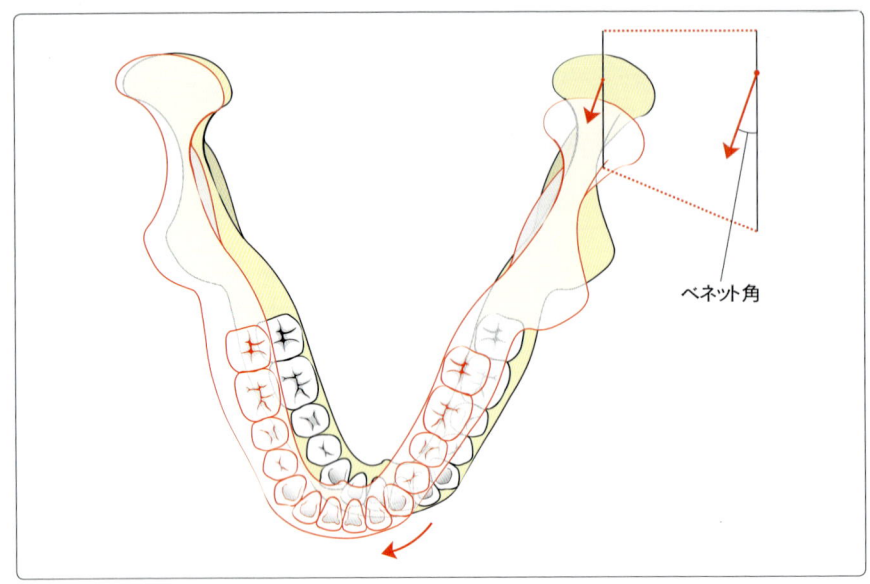

図2-14　ベネット運動とベネットアングル

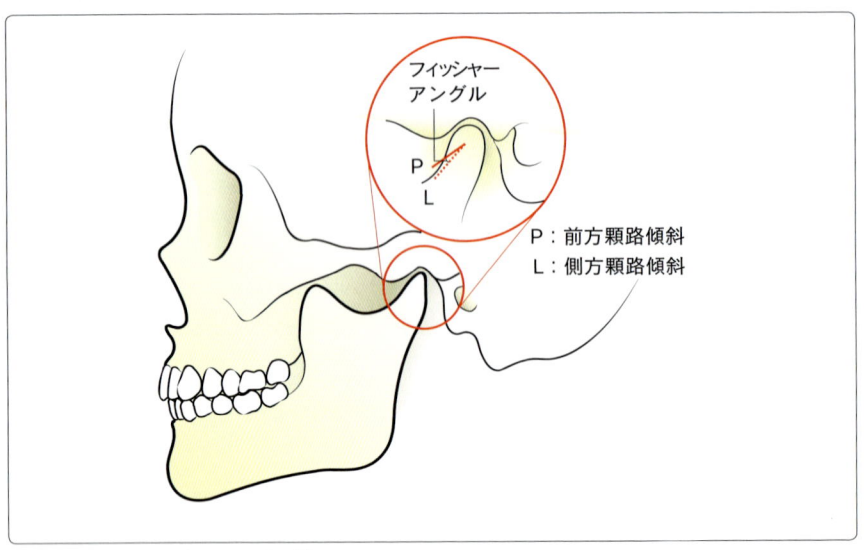

図2-15　フィッシャーアングル

の下顎頭は回転しながら外側へずれ，ベネット運動を営む．一方，非作業側の下顎頭は，はじめ正中方向にずれ，つづいて前下内方へ回転しながら移動する（図2-16）．

(3) 下顎限界運動路：ポッセルト（Posselt）の図形

　下顎は一見自由に動かすことができるかのように思えるが，実際にはある一定の範囲の中でしか動くことができない．この運動可能な範囲を下顎の限界運動といい，その外形を示す線を限界運動路と呼んでいる．すなわち人体の下顎運動には一定の運動可能範囲が存在する．下顎の限界運動は

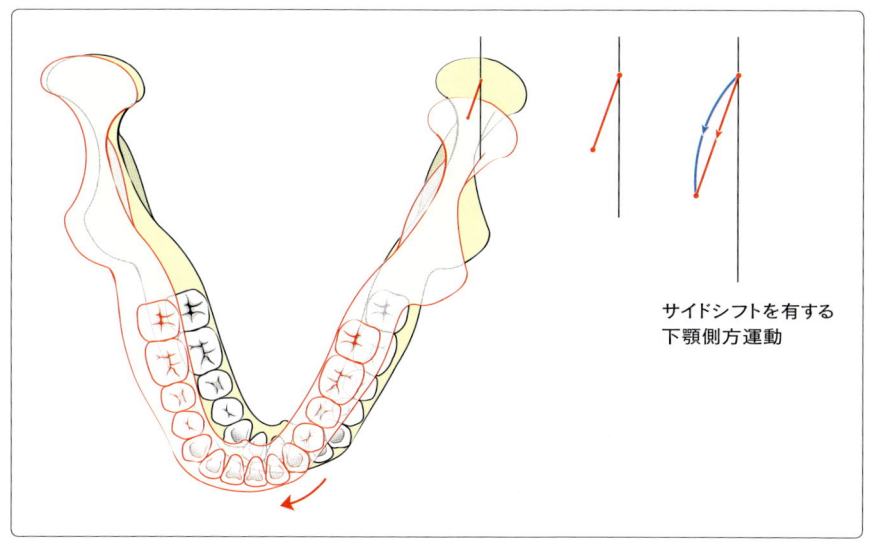

図2-16 下顎のサイドシフト

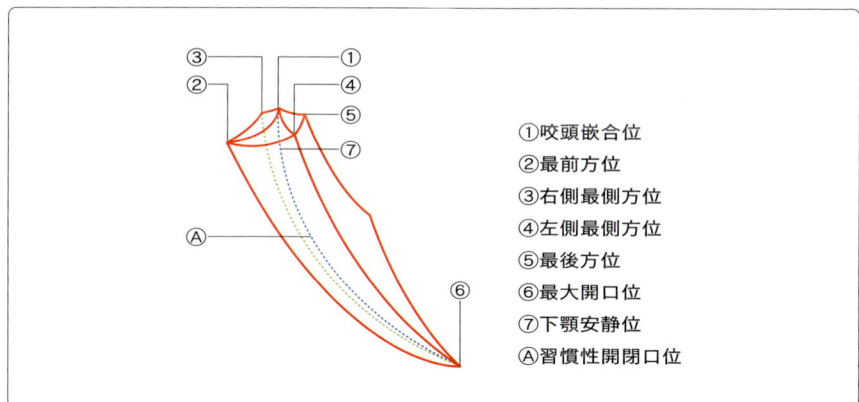

①咬頭嵌合位
②最前方位
③右側最側方位
④左側最側方位
⑤最後方位
⑥最大開口位
⑦下顎安静位
Ⓐ習慣性開閉口位

図2-17 下顎限界運動路：ポッセルトの図形

下顎を各方向に可能な限り運動させて得られる運動範囲のことで，すべての機能運動はこの範囲内に収まる．この運動を矢状面，前頭面，水平面に分けて分析する．

　この運動可能な範囲を，とくに下顎両側中切歯切端近心側すなわち正中点（切歯点）の動きとして3次元的にとらえたものを，ポッセルトの図形（スウェーディッシュバナナ）と呼ぶ（図2-17）．

＜ゴシックアーチ＞

　ポッセルトの図形を水平面方向から観察し，その動きを分析してみると，前後方向と左右方向に分けられ，その形態はおよそ菱形を呈している．この菱形の後方の二辺をとくにゴシックアーチと呼んでいる．言い換えれば，ゴシックアーチは側方限界運動の後方限界線を示している（図2-18）．

スウェーディッシュバナナ
下顎限界運動の図形の形とPosseltの出身地に因んでスウェーディッシュバナナとも呼ばれる．

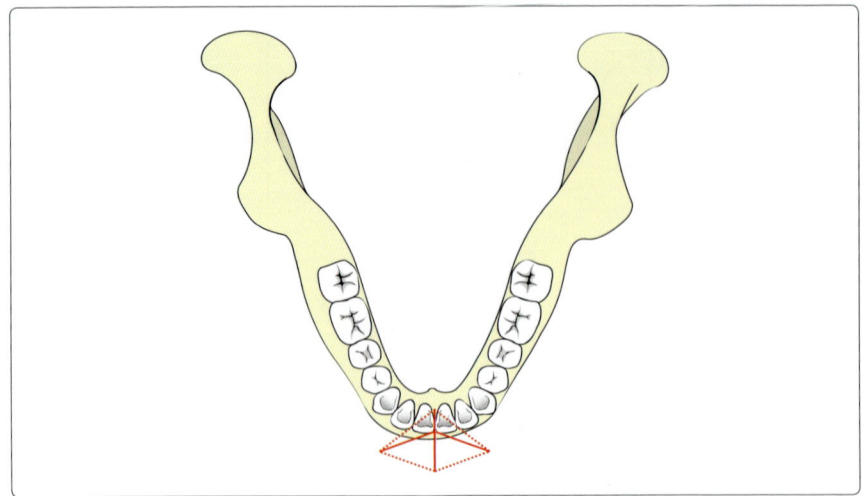

図2-18 ゴシックアーチ

(4) 下顎運動の記録
　①チェックバイト法
　下顎運動の測定法の一つで，生体の顆路の出発点とその顆路上の任意の1点とを結んだ直線が，各基準面となす傾斜度を計測する方法である．
＜クリステンセン現象：Christensen phenomenon＞
　無歯顎患者に咬合平面の平らな咬合床を装着して偏心運動(前方運動，側方運動)を行わせたときに，上下顎の咬合床の臼歯部に三角形(楔状)のすき間があらわれる現象をいう．矢状クリステンセン現象：前方運動時にあらわれる臼歯部の三角形(楔状)のすき間と側方クリステンセン現象：側方運動時にあらわれる均衡側の三角形(楔状)のすき間がある．
　②チューイン法(Chew in technique)
　下顎運動の記録法の一つで，上下顎にいずれか一方に記録板をおき，対合歯または対顎に取り付けた描記釘によって，下顎を自由に運動させたときの運動路を記録する方法である．パントグラフ法やゴシックアーチ描記法が主に境界運動を記録するのに対し，この方法では境界運動と境界内運動の両方を同時に記録できる．
　③FGP法(Functionally generated path technique)
　下顎運動の記録法の一つで，偏心運動中の歯の滑走をワックスで記録し，これから得られた対合歯の3次元的な運動路の模型を利用し，補綴装置の咬合面を作る方法である．
　④パントグラフ法(Pantograph method)
　下顎運動の記録法の一つで，下顎の前方運動と側方運動を水平面と矢状面に連続的な運動経路として記録する口外描記装置を用いる方法である．

チェックバイト
⇒p.161参照

パントグラフ
⇒p.163参照

3）咀嚼

咀嚼とは，食物を口腔内に取り込み，口唇，頬，舌を巧みに使い上下の歯列の間において，その食物を粉砕し食塊を形成し嚥下可能な状態にすることをいう．すなわち，咀嚼には3つの意義がある．

①食品の粉砕（物理的な細分化）で，その後に行われる消化液による化学反応を効率よく行わせるために表面積を増大させる作業である．

②咽頭を無事通過することができる大きさまで細分化すること，ただしこれにはかなりの個人差があり，どのくらいの大きさで飲み込めるかによって食事の速い人と遅い人に分かれる．

③食品と唾液の混和，細分化した食品を唾液によって一つにまとめ嚥下しやすいような食塊に形成することである．この唾液との混和は，唾液自体による化学作用が消化の一部として始まることと大いに関係している．咀嚼時のこのような下顎運動をとくに咀嚼運動といい，人にとって非常に重要なものである．

咀嚼は，通常なかば無意識のうちに行われているが，またこれを意識的に変えることも容易である．咀嚼運動は，咀嚼筋および中枢機構に支配され，随意あるいは不随意な運動として行われており，食物の種類，食事の状況，個人差などによる影響を受けてさまざまに異なる下顎運動を示す．さらに心理的要素も一つの因子に加えられ，そこにはあたかも規則性または法則性がまったく存在しないかのように見えるが，多くの研究の結果，次のようなことがわかってきた．

（1）咀嚼サイクル（咀嚼周期）（図2-19）

咀嚼サイクルは，開口相，閉口相，咬合相の3相からなる一連の咀嚼運動の一周期である．

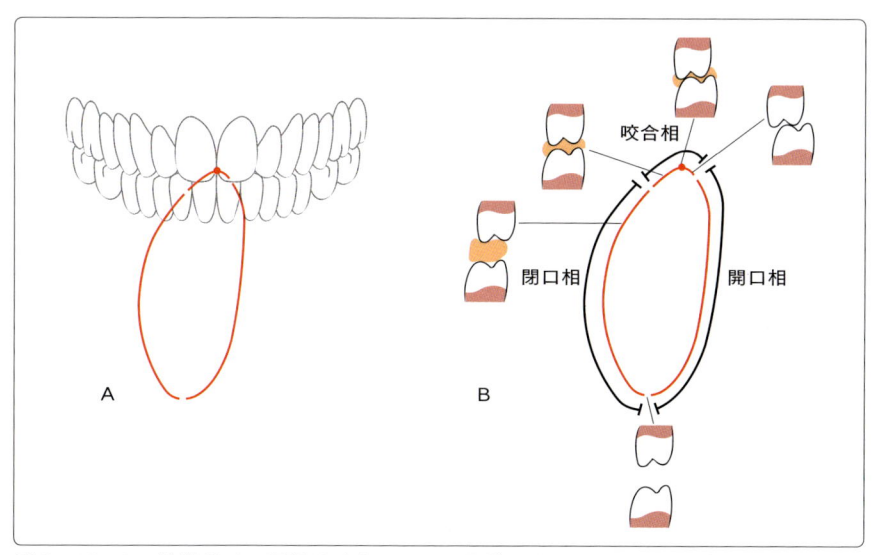

図2-19　A：前歯部での咀嚼サイクル，B：咀嚼サイクルにおける臼歯部の状態

図2-19注釈
咀嚼サイクルはまず上下方向に開口する．ついで反転し閉口しながら食品を捕捉するために作業側へ偏位する．ここで食品をとらえ上下咬合面間にはさんで外側下方から斜めに咬頭嵌合位へ向かって運動する．このときが食品を破壊しながら進むための咬合力が発揮される段階である．人によっては咬頭嵌合位へ滑り込む前に上下歯の滑走を区別できる場合がある．さらに咬頭嵌合位へ戻るとすぐに反転して開口に移る場合もあるし，そのまま反対側の接触滑走に移行するものもある．

（2）咬合力（咀嚼力）

咬合力とは，咀嚼筋などの働きにより上下顎の歯の間に生じる力である．そのうち食物を摂取する咀嚼時に生ずる咬合力を咀嚼力という．この力は，性差，年齢差などによる個人差がみられる．歯や歯周組織の状態も関係し，それらが良好であれば大きな力が発揮できるが，状態が良くない場合にはその低下がみられる．また，過大な力が加わると咬合性外傷を生じ，歯の喪失により咬合力がなくなると廃用性萎縮が起こる．

（3）咀嚼能率

歯の欠損・欠如により咀嚼能率は低下する．第一大臼歯の喪失により，咀嚼能率は30％以上低下するといわれている．咀嚼能率の低下は，咀嚼機能低下につながり，効率よく食物を摂取できない状況になる．したがって，歯の欠損・欠如に対しては適切な補綴処置を行い，咀嚼能率の改善と向上を図る．

4）発音

人の口腔は，音声器官としての機能があり，歯の欠損・欠如に対して補綴治療をする場合には，咀嚼機能の回復，審美的要求の満足と同時に発音の改善も行わねばならない．補綴装置による言葉の回復は非常に重要な意味を持っている．発音の原音は，肺から圧出される呼気の気流によって声帯が振動することによる．この原音を音声に形成する器官が口腔である．口腔は，歯，頰，口唇，口蓋などから構成されている．さらにこの口腔に接続した咽頭や鼻腔の働きが微妙な音声に関連を持っている．

（1）発音の仕組みについて

発音は，肺，気管，喉頭，口腔，鼻腔とその付属器官による筋肉運動の結果生まれるものであり，これらの器官を発音器官という．肺から流出した空気（呼気）は，気管支を通り気管を経て喉頭に達する．ここで声帯の運動様式の違いによって3種類の音が区別される．その第一は，声帯をいったん閉じたあとに急に開いて空気を流出させるもので，声門閉鎖音といわれる．第二は，声帯の間に狭い間隙を作ってその間を空気が流出して摩擦音を出すもので，内緒話などのささやき声がこれにあたる．第三は，声帯そのものを振動させるもので，この際出る音が声である．

声帯の振動の有無によって，有声音（b，d，母音）と無声音（p，t，s）の区別ができる．また発音器官には，動かすことができる部分とそうでない部分とがある．前者を調音体，後者を調音点（長音域）という．調音体が調音点に働きかけて発音が成立する（表2-2）．

（2）発音障害

発音障害には，中枢性のものと，口腔周囲に限局した末梢性のものがある．歯科領域に関係するものは後者であり，唇顎口蓋裂，腫瘍の摘出による顎や舌の実質欠損，歯の欠損・欠如など，顎顔面組織の喪失によるものや，補綴装置の不良によるものがある．

最大咬合力

最大咬合力は，第一大臼歯部でおおよそ自身の体重に匹敵する力を出すことができるといわれている．女性では約40から50kg，男性では約60から70kg（時には100kg以上）の力が出る．しかし歯を喪失し義歯になると，その力は30kgほどまでに低下するといわれている．

表2-2　発音の仕組み

　＜言語音が作られる過程＞
　　呼吸・・・・・・肺
　　発音・・・・・・声帯
　　共鳴・・・・・・咽頭，鼻腔，口腔
　　調音(構音)・・・口唇，歯，舌，下顎，咽頭，軟口蓋
　　制御，統合・・・中枢神経，聴覚
　＜調音点，調音体＞
　・調音点(調音域)：発声器官のうち発声にあたって動かすことのできない部分：
　　喉頭，咽頭，口蓋，歯茎，歯，上唇
　・調音体：発声器官のうち発声にあたって動かすことのできる部分：声帯，口
　　蓋垂，舌，下唇
　＊調音または構音：調音体が調音点に働きかけて発音すること
　＜調音する部位による分類(口腔の前方から)＞
　　両唇音・・・・・上下唇で調音
　　唇歯音・・・・・下唇と上顎前歯切端で調音
　　歯　音・・・・・上下顎前歯の間で調音
　　歯茎音・・・・・上顎前歯の口蓋側歯肉豊隆部と舌尖で調音
　　口蓋音・・・・・硬口蓋と舌背で調音
　　軟口蓋音・・・・軟口蓋と舌の後方部で調音
　　喉頭音(声門音)

参考文献

1）日本補綴歯科学会（編）．歯科補綴学専門用語集 第3版．東京：医歯薬出版，2009．

復習しよう！

1 正しいのはどれか．2つ選べ（'07）．
a　フランクフルト平面は頭蓋の水平的基準面である．
b　スピーの湾曲は側方咬合湾曲である．
c　カンペル平面は咬合平面と平行関係に近い．
d　ウィルソンの湾曲は矢状調節湾曲である．

2 誤っている組合せはどれか（'94）．
a　偏心咬合位――側方咬合位
b　中心位――――下顎安静位
c　中心咬合位――顆頭安定位
d　下顎限界運動―最大開口位

3 正しいのはどれか．2つ選べ（'08）．
a　咬頭嵌合位は偏心咬合位である．
b　過蓋咬合は垂直的に異常な咬合関係である．
c　フリーウェイスペースは下顎限界運動である．
d　フランクフルト平面は頭蓋の水平的基準面である．

4 下顎運動と下顎位との組合せで正しいのはどれか（'09）．
a　習慣性開閉運動――下顎安静位
b　下顎限界内運動――前方咬合位
c　下顎基本運動―――最大開口位
d　側方滑走運動――中心咬合位

＜解答＞
1：a，c
2：b
3：b，d
4：a

chapter 3 全部床義歯補綴

学習目標
- □検査・診断・治療計画の立案を概説できる．
- □前処置を概説できる．
- □印象採得を概説できる．
- □印象材の取り扱いと消毒を説明できる．
- □咬合採得を概説できる．
- □ろう義歯の製作と試適を概説できる．
- □義歯装着時の注意事項を説明できる．
- □術後管理を概説できる．

3-1 全部床義歯補綴の概要

　全部床義歯が部分床義歯やブリッジと大きく異なるのは，機能圧（咬合圧や咀嚼圧）すべてが粘膜と顎堤で支持されることであり，維持に関しても部分床義歯にあるような支台装置はなく，粘膜と義歯の付着力によってなされることである．全部床義歯の構成要素は義歯床と人工歯のみであり，義歯の支持・安定・維持を両者が担う．義歯床に関しては，緊密な適合性と辺縁封鎖性が義歯の支持・安定・維持にかかわる重要な因子となる．そのため，印象採得では義歯の辺縁封鎖を図る手法（辺縁形成，後堤法など）を行い，義歯床内面への空気の侵入を防止する．また，人工歯に関しては，

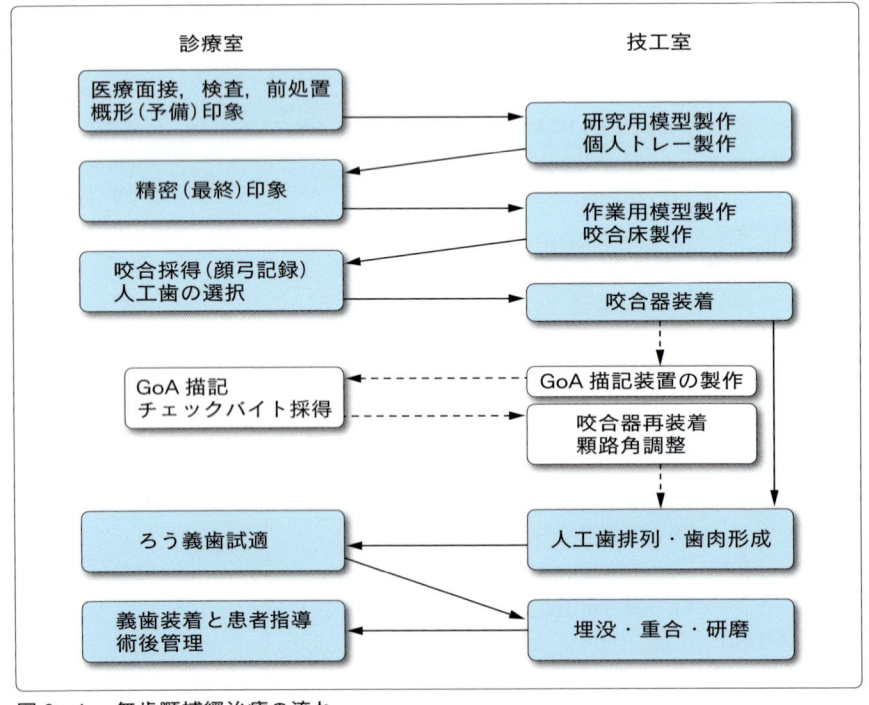

図 3-1　無歯顎補綴治療の流れ

図 3-1 注釈
水色の囲みで示した項目と実線矢印が基本的な診療の流れを示している．下顎位の再検討や調節性咬合器の使用が必要な場合には白の囲みの項目と点線矢印の過程が追加される．

排列位置および咬頭傾斜などが義歯の安定・維持にかかわる重要な因子となる．そのため，人工歯排列において歯槽頂間線法則に則った排列，片側性咬合平衡の確立，調節湾曲による両側性平衡咬合の確立が求められる．
　無歯顎補綴治療の主な流れは図3-1のとおりである．

3-2　全部床義歯の構成要素

全部床義歯は義歯床と人工歯からなる．

1）義歯床

　義歯床は，歯の喪失によって失われた歯の周囲組織（歯槽部・歯肉部）の形態を回復するとともに，人工歯から伝わる機能圧を顎堤粘膜に伝達する役割を持つ．

（1）目的
　①咬合圧の顎堤粘膜への伝達
　②義歯の維持安定
　③欠損部顎堤の形態回復
　④人工歯の保持

（2）種類
　①レジン床義歯：アクリリックレジンを主体として製作する．
　②金属床義歯：義歯床の一部を金合金，コバルトクロム合金，チタン合金などを用いて製作する．

義歯床
⇒ p.68参照

2）人工歯

　失われた歯の形態，機能を代替するもの．陶歯，レジン歯，硬質レジン歯，金属歯がある．

（1）陶歯
　陶材でできているため摩耗や着色しにくい．審美的ではあるが，硬く破折しやすく，対合する金属や天然歯が摩耗しやすい．また，大幅な形態修正はできないため，人工歯の入るスペースが必要である．なお，所要レジンとは接着しないので維持のための形態が付与されている．

（2）レジン歯
　メチルメタクリレートを主成分としたアクリリックレジンでできており，人工歯の入るスペースが少ないときにも用いることができる．破折しにくく，対合歯の金属や天然歯を摩耗させないが，人工歯が摩耗しやすいため咬合高径が変化しやすい．

（3）硬質レジン歯
　陶歯とレジン歯の中間的性質を有し，現在もっとも使用されている．色や形態の種類も豊富であるが，長期使用すると汚れやすい．

人工歯
⇒ p.68参照

（4）金属歯
　金属色のため審美性に劣るが，摩耗しにくく，咀嚼機能の改善に有効であるため，臼歯人工歯に用いられる．

3-3　全部床義歯補綴の臨床

1）診察・検査，診断，治療計画の立案

　来院した患者に対してまず行うのは，主訴，既往歴，現症の把握を中心とした医療面接と診察である．検査には，一般的検査，全身的検査，局所的検査があり，局所的検査にはさらに口腔外検査と口腔内検査に分けられ，必要に応じて，医療面接，視診，触診，打診およびエックス線写真や後述の研究用模型を適宜参考にして，治療計画の立案，義歯製作および患者教育の資料とする．また，歯科既往歴を聞いておくことや患者がすでに義歯を持っている場合には，新しく義歯を製作する際の有力な参考資料となるので，それらについての詳細な検査も必要である．

（1）一般的検査
　義歯に対する希望，好きな食物，患者の性格などのほかにその患者の時間的・経済的背景，教養なども場合によっては必要な検査である．

（2）全身的検査
　高血圧，糖尿病，心臓病などの基礎疾患状態や服薬状況などを把握し，高齢者の場合には，治療椅子への乗り降りの際の誘導などにもこの検査内容を生かす必要がある．

（3）局所的検査
　①口腔外検査
　顔面の形態や色調，口唇の形態や緊張状態，頰の豊隆状態，顔面正中線の位置，顎関節部の疼痛の有無，下顎の動き（関節雑音や運動制限）などを検査する．また抜去予定の残存歯が咬合高径や中心咬合位の鍵となっている場合には，鼻オトガイ底間距離を計測しておき，義歯製作時の資料として残しておくことも必要である．

　②口腔内検査
　口蓋の深さや大きさ，口蓋隆起，上顎結節，下顎隆起，臼後隆起，口蓋皺襞の状態，顎堤の状態（大きさや吸収程度，さらに上下顎堤の対向関係），顎粘膜の性状（ことに圧痛点や浮動性歯肉の有無），舌の大きさ，唾液の量などをチェックし，抜歯窩の治癒状態や残根，異物の埋入などをエックス線写真や視診，触診などによって確認しておく．

（4）旧義歯の検査
　患者が現在使用している義歯について，患者自身の訴えを聞くとともに，義歯床縁の広さや形態，人工歯の位置や排列状態，さらに咬合関係などを調べ，新義歯上に反映させる．また，義歯の清掃状態などもチェックして，患者教育に取り入れる．

鼻オトガイ底間距離
咬合高径測定の指標とするもので，鼻下点とオトガイ底間距離が一般に利用される．

2）前処置

　診察・検査，診断に基づき治療計画を立案する．その際に，粘膜や咬合に異常を認めたりする場合には，直ちに義歯の製作には移れない．すなわち，義歯の製作が最良の口腔内状態でできるよう土台づくりをするのが前処置であり，全部床義歯では外科的な処置と旧義歯の修正が主なものである．

（1）外科的な処置

　不良残存歯の抜去，異物や残根の摘出，骨鋭縁の削除，小帯切除，フラビーガム（図3-2），義歯性線維症（図3-3）の切除などが行われることがある．また，歯槽堤を高くして義歯の維持安定を強化するために，歯槽堤形成術を施すこともある．

（2）旧義歯の検査と調整

　旧義歯は新義歯を製作する際の重要な参考資料になるが，悪いかみ癖がついたり，床下粘膜が病的な状態になっていたり，ときには顎関節に異常をきたしていることがある．新義歯を製作する前にこれらの病的な状態を治療しておくことが必要であり，粘膜の改善を目的とするのが粘膜調整（粘膜治療，ティッシュコンディショニング）（図3-4），咬合の問題を解決するために行うのが咬合治療（図3-5）であり，両者を同時に行うことも少なくない．一般的には，旧義歯や複製義歯の咬合面や床粘膜面に手を加え，生理的に問題のない状態が得られるまで治療を行う．このような治療目的で使用する旧義歯や複製義歯を治療用義歯と呼ぶ．

粘膜調整
義歯床粘膜面に粘膜調整材（ティッシュコンディショナー）を用いて，異常な形態，性状を呈する義歯床下粘膜を健康な状態に回復する処置のことである．

咬合治療
全部床義歯においては，臼歯人工歯咬合面に常温重合レジンを追加して咬合関係を改善し，機能と審美の改善を行う．一般に咬頭は嵌合させず，下顎位の収束点が得られるように調整を進める．

フラビーガム
顎堤に発生する可動性の大きい粘膜組織であり，歯槽骨の吸収と粘膜の肥厚がみられる．不適切な義歯の長期使用による慢性機械的刺激が原因であり，上顎前歯部顎堤に好発する．

義歯性線維症
義歯床の慢性機械的刺激による粘膜の炎症反応性による増殖物であり，義歯床辺縁部に相当する部位に生じる．

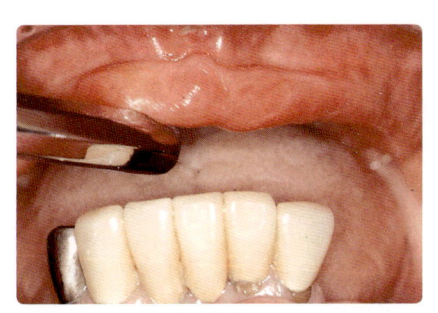

図3-2　フラビーガム

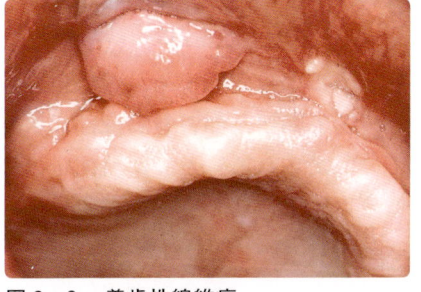

図3-3　義歯性線維症

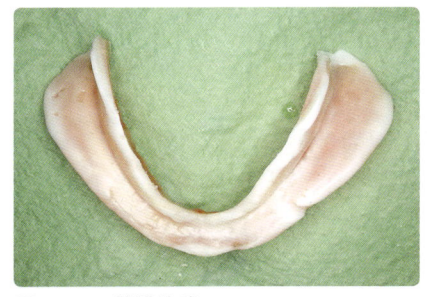

図3-4　粘膜治療

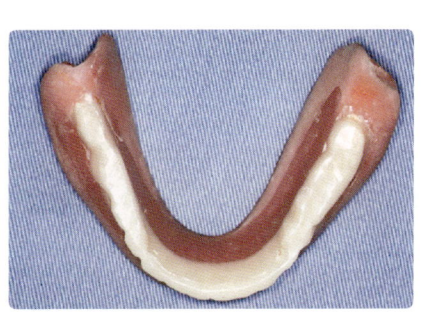

図3-5　咬合治療

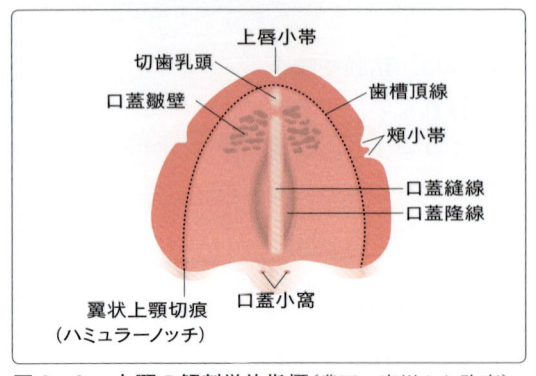

図 3-6　上顎の解剖学的指標（豊田，守川より改変）

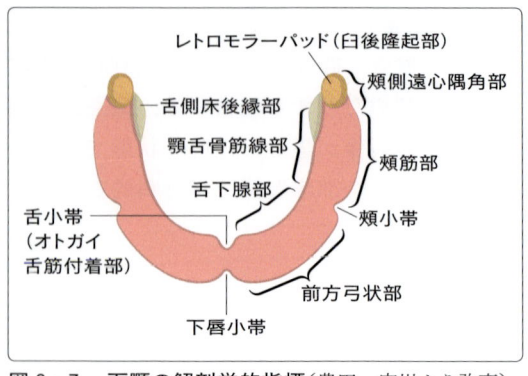

図 3-7　下顎の解剖学的指標（豊田，守川より改変）

3）印象採得

（1）印象採得に関係ある解剖学的指標

　無歯顎においては，作業模型上に図3-6, 7に示される部位が明確に印記されていなければならない．すなわち，上顎では上唇小帯や頰小帯，前方弓状部，頰骨突起部，頰側間隙部を術者の適切な誘導のもとに機能的に形成，印記する．また，床後縁の目標となる翼状上顎切痕（ハミュラーノッチ）や口蓋小窩，さらに辺縁封鎖に際して重要な役割を果たす後堤部も十分に被覆するように印記されなければならない．そのほか，神経血管の出口である切歯乳頭や大・小口蓋孔，比較的被圧縮性が小さい正中口蓋縫線部，口蓋隆起部，口蓋被覆部，それに被圧縮性が大きい口蓋腺帯部なども明確に，しかも変形しないように印記されていることが必要である（図3-6）．

　同様に下顎においては，下唇小帯，頰小帯，舌小帯の可動域を印記し，頰筋部，頰側遠心隅角部，舌下腺部，顎舌骨筋線部，舌側床後縁部などの機能状態が術者の誘導下で印記される．とくに義歯床の圧負担域として重要な頰棚部や，義歯脱離筋として作用しやすい顎舌骨筋が付着している顎舌骨筋線部は，術者がもっとも細心の注意をはらって印記する部位である．また，下顎義歯の床後縁の位置や咬合平面の位置を決定する目標として利用されるレトロモラーパッド（臼後隆起部）も，十分に被覆するように印記されていることが必要である（図3-7）．

（2）概形印象

①目的

　義歯製作に必要な口腔内形態の概形を既製トレー（図3-8）を用いて採る印象法で，一般的には研究用模型を作るために採得される．スナップ印象などとも呼ばれており，この印象から直接義歯を製作することは不適当であるが，義歯を製作していくうえで土台となる印象であるので，できるだけ正確な印象を得る必要がある．

研究用模型
検査・診断に用いられるとともに，個人トレーの製作にも用いられる．

②トレーの選択とその修正

概形印象は，図3-8に示すような既製トレーを用いて行う．それにはブリタニアメタルトレーや網トレーなど，いくつかの種類があり，大きさもさまざまであるので，その患者の顎堤形態にできるだけ合ったものを選び，口腔内で試適する．このときのトレーの選択の可否が，印象の良否を決定するといっても過言ではない．もっとも適当と思われるものでも，既製トレーには完全に適合するものはないので，トレー辺縁が短い場合にはユーティリティワックスなどを追加して修正する．逆に著しく長すぎるときには，トレー辺縁を金冠ばさみで切除して用いる場合もある．なお，下顎トレー試適時には，舌を挙上する練習をさせる．

③概形印象用印象材およびその性質

概形印象用としては，簡便であるという理由でモデリングコンパウンドとアルジネート印象材が多用されている．モデリングコンパウンドは，熱可塑性の印象材で高温では流動性が高いが，低温になるにつれて流動性が悪くなる．したがって，口腔内の印象では，高度な印象精度は期待できず，硬化後は弾性を示さないので強いアンダーカットのある症例には単独で用いることはできない．しかし，操作過程において任意に追加修正が可能であるために，無歯顎の概形印象には適している．

フラビーガムがある場合には，モデリングコンパウンドではその組織を圧迫変形させてしまうので，一般的に概形印象としては弾性印象材に属するアルジネート印象材が多用される．アルジネート印象材は，適度の流動性を有し，寸法精度も高く，硬化後は弾性を示すのでアンダーカットのある顎堤にも適用できるほか，あらゆる症例に適用でき数多くの利点を持っている．しかし，操作過程の途中で追加修正することができないこと，離水（水分放出：シネレシス）のために比較的短時間で収縮するなどの欠点も持っている．したがって，アルジネート印象材の場合は印象採得後，なるべく速やかに模型材を注入することが必要である（図3-9）．

モデリングコンパウンド
熱可塑性の非弾性印象材であり，無歯顎の概形印象や筋圧形成に用いられる．55℃前後で印象採得に必要な流動性を有するが粘膜は加圧される．印象材の追加や部分的な修正が可能である．

アルジネート印象材
もっとも多用される印象材であり，比較的流動性の高い弾性印象材である．

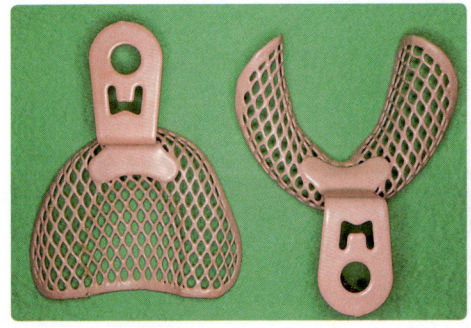

図3-8 既製トレー

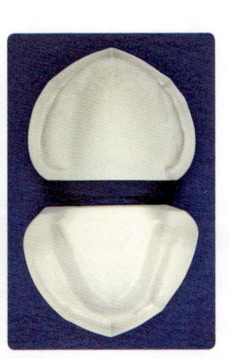

図3-9 上下顎の研究用模型

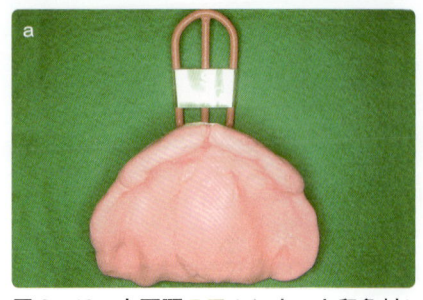

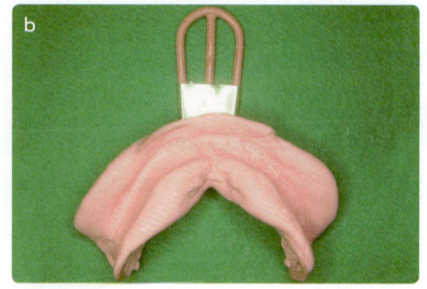

図3-10　上下顎のアルジネート印象材による概形印象

④概形印象採得の実際
　アルジネート印象材による方法について述べる．図3-10は上下顎のアルジネート印象材による概形印象が完了したものである．この印象に準備する器具，材料は，既製トレー，アルジネート印象材，ラバーボール，スパチュラ，ユーティリティワックス，キシロカインスプレーなどである．患者の咬合平面が床面に平行になるように，椅子のヘッドレストの位置を調節する．嘔吐反射を誘発しやすい患者においては，その抑制のためにキシロカインをその過敏部へスプレーして表面麻酔を行い，頭部を前傾させて印象採得する．いずれにしても，リラックスした状態にしておく必要がある．また，唾液の分泌量が多いと正確な印象がとれないので口腔内を洗浄する．印象材は規定の混水比で手早く練和する．水温が高い場合には，操作中に硬化することがあるので氷水で水温調整をする．練和が終わったらトレー内壁に印象材を押しつけるようにして素早くトレーに盛り，ぬらした指頭で顎堤に相当する部位にわずかなくぼみをつけ，術者に渡すと同時に残った印象材をラバーボールの1か所に集め，術者の求めに応じていつでも渡せるようにしておく．これは印象材が入りにくい部位にあらかじめ指，スパチュラなどで印象材を入れることがあるからである．口腔内に挿入したあと，患者に鼻呼吸をさせ，口唇や頰部の簡単な機能運動および舌の挙上，突出などを行わせ，所定の位置にトレーを保持して印象材の硬化を待つ．印象材が硬化して弾性を有するようになったら，エアーシリンジなどで印象辺縁から空気を入れ，後方よりはずす．その際，印象材がトレーから離れないように慎重に撤去しなくてはならない．撤去後は患者に洗口させ，口唇周辺の皮膚に付着した印象材を水でぬらしたガーゼや綿花でふき取る．

⑤印象材の点検および処置
　得られた印象材について，気泡の有無，部分的な過圧点の有無，床後縁部の適否などを点検する．そして満足できない場合，とくに印象辺縁がトレーから離れているような場合には再印象を行う．満足のいく印象であれば，流水で印象面に付着している唾液などを洗い流した後に，消毒液に浸漬する（図3-11）．

嘔吐反射
ゆっくりとした鼻呼吸，頭部の前傾などが嘔吐反射の抑制に有効であり，さらなる抑制が必要な場合には軟口蓋への表面麻酔薬の塗布が行われる．

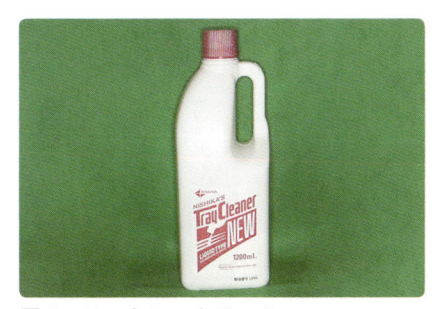

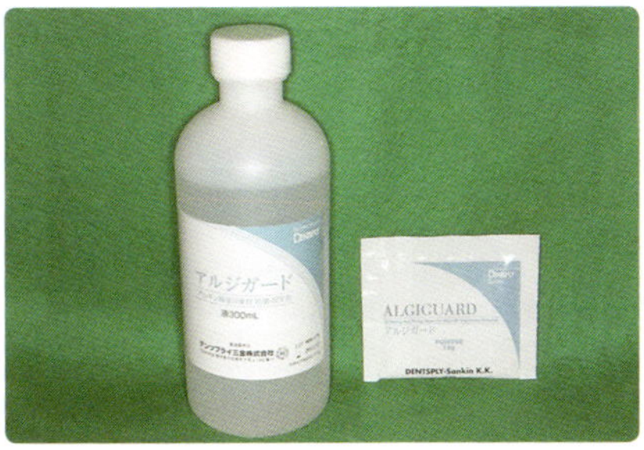

図 3-11　印象体の消毒　　　　図 3-12　トレークリーナー

⑥石膏の注入

　印象表面の余分な水分を取り除いた後に，模型用石膏（普通石膏または硬石膏）を注入する．石膏の注入に際しては印象辺縁がきわめて重要であるので，十分被覆しなくてはならない．また，硬化した印象材の水分放出の影響を最小限に抑えるために石膏硬化中，相対湿度100％の容器中に保存しておくことが望ましい．

⑦模型の取り出しとトリミングならびに使用済みトレーの処置

　石膏が硬化したらできるだけ早い時期にトレーからはずさなくてはならない．その際，上顎前歯部顎堤がアンダーカットになっていることが多いので，模型を破損しないように注意して分離する．分離した模型の過剰部は，模型上に表われている歯肉唇・頬移行部を削除しないように気をつけながら，モデルトリマーで成形する．なお，使用したトレーは付着している印象材，石膏などを除去し，水洗，消毒液中へ浸漬したのち，保管する（図 3-12）．

（3）個人トレーの製作

　より正確な口腔粘膜の再現と機能時における義歯床辺縁を明確に印記するために，個人トレーを製作して，それを用いて筋形成を行ったうえで，精密印象を行う．通常，トレー体部と柄は常温重合レジンで製作される．
　トレーの外形線は，機能時の筋の動きを印記する辺縁形成の余地を残しておくためにおおむね粘膜翻転部の最深部より3〜5mm程度短めに設定する．個人トレー製作時に研究用模型からの着脱を容易にするためと，精密印象時に口腔粘膜面を変形させることがないようにアンダーカット部を埋めたり（ブロックアウト），フラビーガム部分などにスペーサーを設けたり（リリーフ）などの処理を研究用模型に施す（図 3-13）．
　製作に際しては，まず，概形模型および練和用ポリエチレン製ボウルおよびトレーモールドにワセリンを薄く塗布する．ついで，適量のレジン液と粉末をボウル内で練和し，もち状になったら，トレーモールドで均等な厚さに展延し，まだ軟らかいうちに研究用模型上に圧接する．あらかじめ模型上に描記しておいたトレー外形線に合わせて，軟らかいうちに過剰部を切除し，硬化後カーバイドバーなどで仕上げをする．柄は，前歯部の口

模型用石膏
一般に，研究用模型には普通石膏や硬石膏が，作業用模型には硬石膏や超硬石膏が用いられる．

模型のトリミング
全部床義歯においては，歯肉唇・頬移行部における義歯の適合が辺縁封鎖のために重要であるため，同部位は模型に再現されている必要がある．

ブロックアウト
義歯あるいは個人トレーの着脱方向に対してアンダーカットになる部分を排除するために，パラフィンワックスなどを用いて研究用模型に対して修正を行う操作のこと．

リリーフ
圧が集中し易い部位に対して，パラフィンワックスなどを用いて個人トレーと粘膜との間にスペースを確保する操作のこと．

トレーモールド
圧接する常温重合レジンを均一な厚さに成形する型枠のこと．

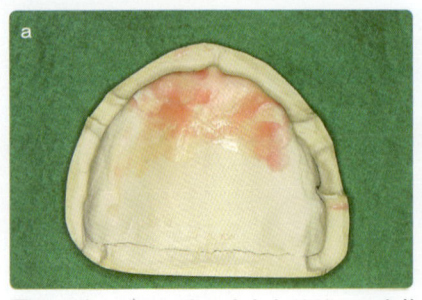

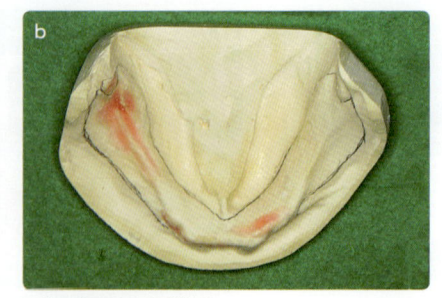

図3-13 ブロックアウトとリリーフを施した上下顎研究用模型

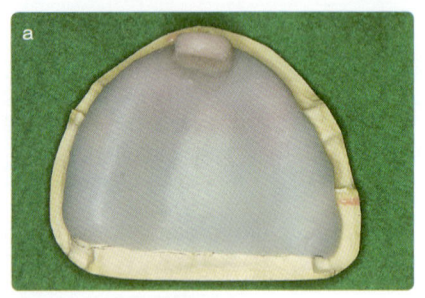

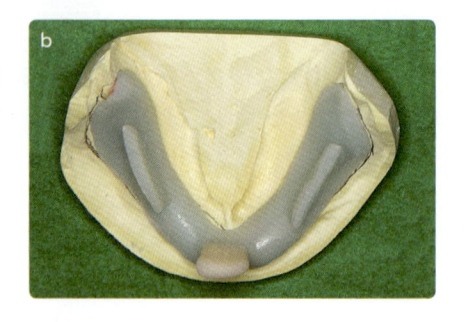

図3-14 上下顎個人トレー

唇の機能運動を阻害しない位置に付与し，必要に応じてフィンガーレストを付与する（図3-14）．

(4) 精密印象採得と作業模型
　①目的
　既製トレーによる概形印象は，機能時における口腔内状態を正確には再現していない．つまり，おのおのの症例に対して完全に適合する既製トレーを選択できないため，印象材が均等な厚さにならず，歯肉と唇頬舌などの被圧変位性も部位によって異なるため，理想的な模型を作ることはできない．これらの弊害を除いて，周囲軟組織の動きとの調和が取れ，より適合性の高い義歯を製作するための作業模型を得ることを目的として，精密印象が行われる．一般に，無歯顎の最終印象採得は，できるだけ粘膜を変形させない無圧印象が用いられる．

　②筋(圧)形成
　個人トレーの製作で述べたように，個人トレー辺縁は予想される床外形より3～5mm程度，短く製作されており，この部分に加温して軟化させたコンパウンドを付着させた状態で，口腔内にトレーを挿入し，各種機能運動を行わせる．この過程を筋形成あるいは筋圧形成といい，これによって義歯床周囲の軟組織の動きに調和した義歯床辺縁形態が得られる（図3-15）．なお，筋形成を行ったのちに得られる精密印象は，機能時の辺縁形態が反映されているので，印象法の分類としては機能印象に分類される．

フィンガーレスト
トレーを口腔内で保持する際に押さえる部分であり，口蓋正中部や下顎臼歯相当分にトレー用レジンを用いて付与する．

無圧印象
解剖学的形態をできるだけ静的な状態で採得する印象であり，解剖学的印象と同義語である．無歯顎の印象採得に用いられる．

加圧印象
粘膜面に印象圧を付加することで，機能時の粘膜面形態を得る印象法であり，部分欠損の印象採得に用いられる．

機能印象
義歯の機能時に義歯床下粘膜に咬合圧が均等に負担させるために，被圧変位量に応じた力で加圧し，さらに周囲軟組織の動的状態をも記録することを目的とした印象である．

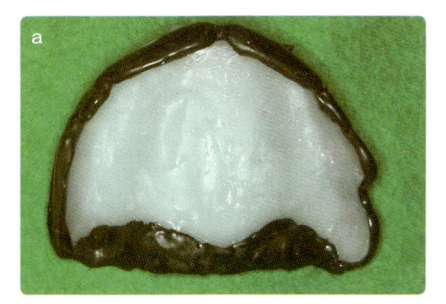

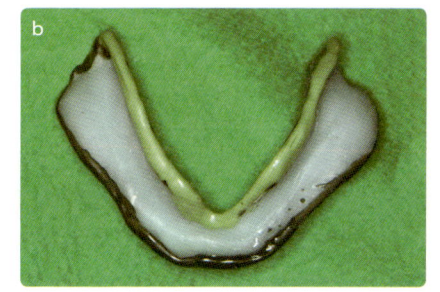

図3-15 上下顎の筋形成を終えた個人トレー

③精密印象用印象材およびその性質

使用される印象材は，概形印象の場合のものより精度が高く，辺縁の機能状態が印記できる，硬化時間が遅い印象材が用いられる．これらの条件を満たす印象材としては，シリコーンラバー印象材，ポリサルファイドラバー印象材，酸化亜鉛ユージノールペースト印象材が挙げられる．今日では，流動性，寸法精度，安定性に優れ，刺激性も少ないシリコーンラバー印象材が多く用いられている．なお，酸化亜鉛ユージノールペースト印象材も流動性，寸法精度，寸法安定性に優れた印象材であり，操作過程中に追加修正も可能であるなどの利点がある．しかし，弾性がなく，もろく，皮膚などに付着した場合にはやや除去が困難などの欠点もある．

(5) 精密印象採得の実際

シリコーンラバー印象材について概略する．印象に先立って，概形模型上で製作した個人トレーを口腔内に試適し，モデリングコンパウンドを用いてトレーの筋形成を行う．それが終わった時点で上顎トレーでは印象材の遁路(溢出孔，逸出孔)をあけ，下顎トレーはそのままの状態で，接着剤を均等に薄く塗布し乾燥する．印象材の基材と硬化促進材を必要なだけ等量の長さで練和紙上に出し，手早くスパチュラで練和し，トレーに盛り，口腔へ挿入する．その際，義歯床の粘膜面の大きさの違いから，上顎には流動性の高いシリコーンラバー印象材インジェクションタイプが，下顎にはシリコーンラバー印象材レギュラータイプが用いられることがある(図3-16)．口腔挿入後は，初期硬化が始まった段階で筋形成時と同様の機能運動を行わせた後，硬化を待つ．硬化完了後トレーの周縁からエアーシリンジで空気を送り込み，トレー後縁から先に引き離すようにして一気に撤去する．このようにして片顎の印象が終わったら，対顎の印象に移り，同じ要領で印象採得を行う．このように全部床義歯では，トレー辺縁の筋の機能状態を十分に反映させる必要がある．

〈印象採得時の使用器材〉

検査資料，診断用模型，個人トレー，モデリングコンパウンド，ブロートーチ，容器に入れた温湯，彫刻刀，カーバイドバー，ラウンドバー，シ

遁路
上顎では印象面積が広いため，余分な印象材が辺縁から流れ出にくいため，これを設ける．

インジェクションタイプ
無圧印象に適した流動性の高い性質を有する．

レギュラータイプ
インジェクションタイプより流動性が低く，加圧印象に適した性質を有するが，無歯顎の下顎は印象面の幅が狭いため辺縁から余分な印象材は容易に流れ出るので印象圧は高くならない．

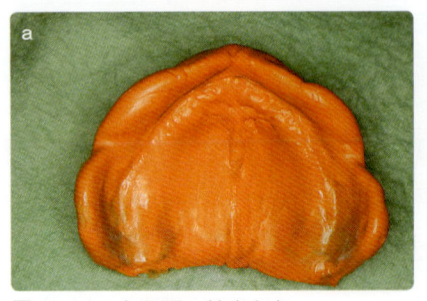

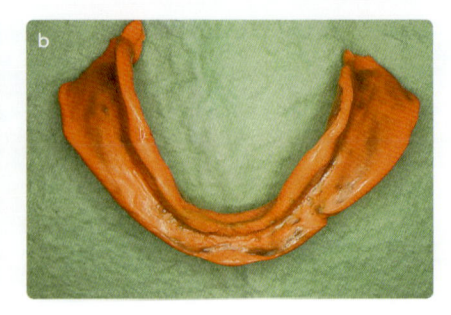

図3-16　上下顎の精密印象

リコーンラバー印象材，接着剤，練和紙，スパチュラ，水溶性鉛筆

(6) 作業模型の製作

　印象面に付着している唾液などを流水中で洗い流し，印象体の消毒を行った後に，水気を切って硬石膏または超硬石膏を注入する．注入に先立って，印象辺縁を確実に再現し，模型に適度の厚さを確保するためにボクシング(図3-17)を行い，その後，超硬石膏や硬石膏を注入する．なお，超硬石膏の注入量は必要最小限に抑え，超硬石膏硬化後，普通石膏あるいは硬石膏をその上から追加して作業模型に必要な厚さを確保することもある．これはあとの技工操作上での取り扱いを簡便にするためである．石膏が硬化したら，ボクシング材を除去して温湯中に浸漬し，筋形成に用いたモデリングコンパウンドを軟化して，印象体から模型をはずす．なお，作業用模型基底面に，咬合器装着に利用する溝を形成することが一般的であり，このような模型をスプリットキャスト(図3-18)という．

ボクシング
印象辺縁から3〜5mm後退した部位に棒状のユーティリティワックスを付着させた後，全周をボクシングワックスで囲い箱形を形成する操作のこと．

スプリットキャスト
模型基底部にくさび形の溝を持つ作業用模型のことであり，装着用石膏との再現性のある着脱を可能とする．

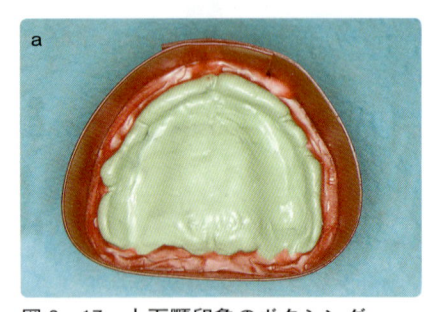

図3-17　上下顎印象のボクシング

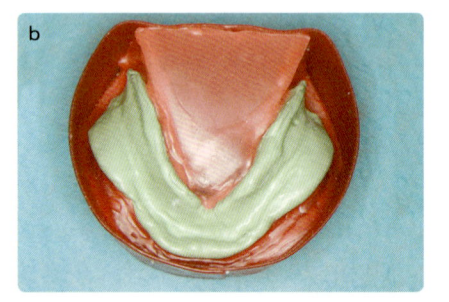

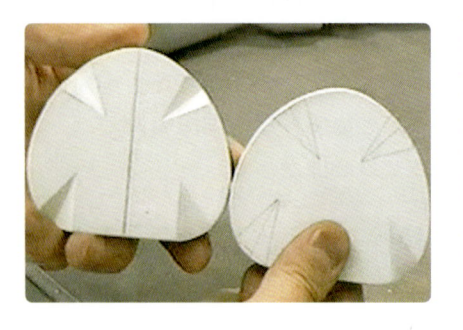

図3-18　スプリットキャスト

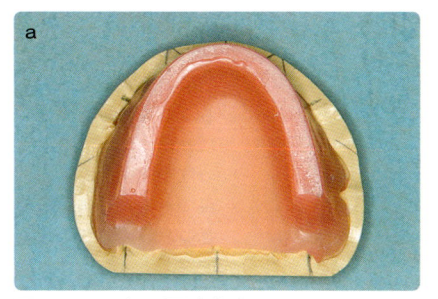

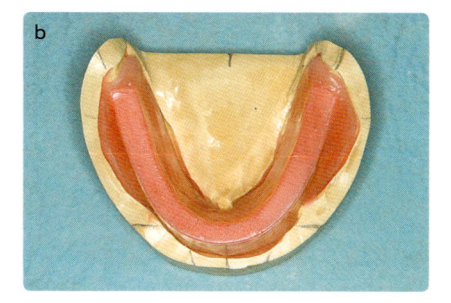

図3-19　上下顎咬合床

(7) 作業模型の修正

次のステップである咬合採得を正確に行うために，適合，安定ともに優れた咬合床を製作する．そのために，まず作業模型の修正を行ってそのうえで咬合床を製作する．作業模型の修正には，アンダーカットを埋めるブロックアウトと，神経血管の出口および骨鋭縁による圧迫障害の防止と義歯の安定確保のためのリリーフがある．

(8) 咬合床の製作

咬合床は，基礎床と咬合堤からできている．基礎床は，常温重合レジンによって作られ，あらかじめ記入されている作業模型上の外形線に合わせて形成される．一方，咬合堤は，パラフィンワックスを用いて製作される（図3-19）．

4) 咬合採得

下顎はある位置を基点として，前後・左右・上下方向に運動する．ある位置とは有歯顎者では上下の歯が最大接触面積で咬合している位置，すなわち中心咬合位（咬頭嵌合位）である．この中心咬合位では，下顎頭（顆頭）は，関節窩内上方のもっともくぼんだ部位に安定して位置しており（顆頭定位），咀嚼時の下顎頭の動きはこの位置を中心にしたミリの範囲で営まれるので，中心咬合位は種々の下顎位のうちもっとも重要なものの一つに挙げられる．無歯顎者では天然歯がないので，当然，中心咬合位もなく，これに代わる上下顎間関係を術者が決定することとなるが，解剖学的根拠，生理学的根拠に基づき有歯顎時の中心咬合位の位置を推定し，この下

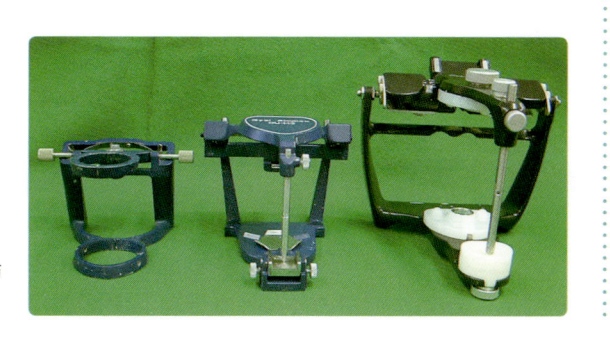

図3-20　各種咬合器
左から簡易型，平均値，半調節性咬合器．

基礎床と咬合堤
基礎床は完成義歯の義歯床外形に対応し，咬合堤は完成義歯の人工歯列部に対応する．したがって，咬合床の形態は可及的に完成義歯に近似している必要がある．

中心咬合位
咬頭嵌合位のうち，機能的にも形態的にも正常な下顎位のことであり，有歯顎者ではここを中心として咀嚼運動を営む．無歯顎患者では失われているので，この位置を種々の方法で類推して咬合採得を行う．

咬合器
解剖学的咬合器と非解剖学的咬合器に大別され，解剖学的咬合器には平均値咬合器と調節性咬合器があり，調節性咬合器は，半調節性咬合器と全調節性咬合器に分類される．

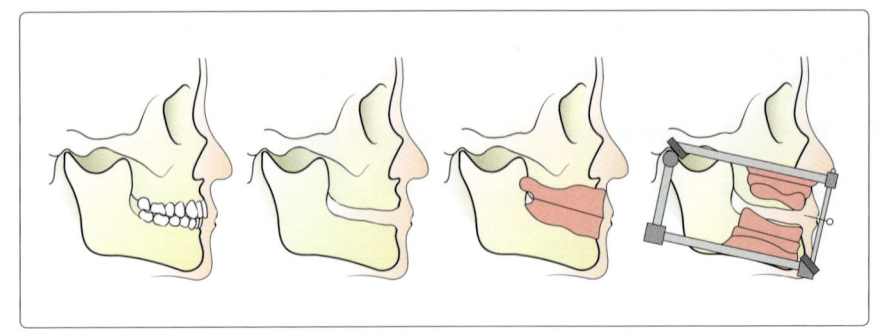

図 3-21　咬合器上での上下顎間関係の再現

図 3-21注釈
咬合器の蝶番軸は，顎関節の運動軸を再現するものである．有歯顎においては上下顎模型の位置関係を簡単に再現できるが，無歯顎患者においては咬合床の使用が不可欠となる．

顎位に義歯の咬頭嵌合位を与えることとなる．上下顎関係が決定できたら，これをもとに上下顎模型を咬合器に付着する．咬合器とは患者の顎運動を再現する装置であり，補綴物を間接法で製作するために欠かすことのできないものである（図 3-20）．

咬合器に模型を付着する方法には，平均値を用いる方法と顔弓（フェイスボウ）を用いる方法とがある．前者は平均値咬合器，後者は調節性咬合器との組合せで利用されている．下顎運動は上下の歯の被蓋状態がつくる切歯路と，顎関節内で下顎頭が動く顆路とにより影響を受ける．この顆路は患者個々によって異なり，個々の運動を再現できる咬合器が調節性咬合器であり，平衡側（非作業側）のみ調節できるものを半調節性咬合器といい，作業側と平衡側の両方を調節できるものを全調節性咬合器という．また，平均的運動しか再現できないものが平均値咬合器である．半調節性咬合器で顆路を調整するためにはチェックバイト法が一般に利用され，全調節性咬合器で顆路を調整するためにはパントグラフやチューイン法が利用される．

咬合採得は，以上のように頭蓋（顎関節）に対する上顎の位置決めと上下顎間関係に加えて，歯の喪失による外観の改善，すなわち，前歯部人工歯の唇舌的排列位置（リップサポートの調整を含む）決定が含まれる（図 3-21）．

ここでは，平均値咬合器の使用を前提とした一般的な咬合採得について示し，ゴシックアーチ描記装置を用いる場合と調節性咬合器を用いる場合については chapter9（⇒ p.161参照）に記載する．

(1) 上顎咬合床の試適・調整

咬合採得の前準備として，まず上顎咬合床を口腔内に挿入して維持・安定を検査する．機能印象により得られた作業模型に辺縁ならびに粘膜面を正確に適合させると，維持・安定が得られるが，もし不正が発見されたならば修正しなければならない．

上顎前歯部咬合堤の形態は，口唇の豊隆の程度や前歯の見え具合などの審美性に大きく影響する．そこで，その豊隆度は患者の顔貌と調和するよう，咬合堤の唇側面を調整し，適正な口唇の膨隆すなわちリップサポート

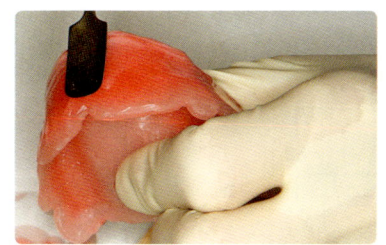

chapter 3　全部床義歯補綴

図3-22　リップサポートの調整 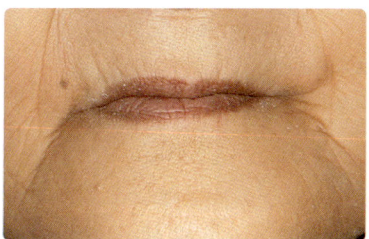　　図3-23　リップサポート調整前 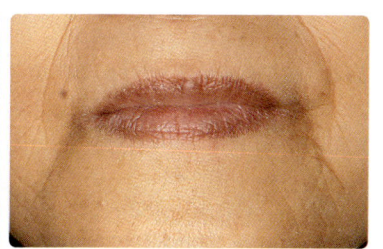　　図3-24　リップサポート調整後

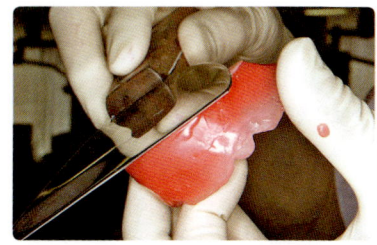

図3-25　仮想咬合平面の調整 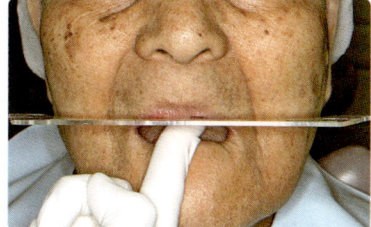　　図3-26　両瞳孔線との関係 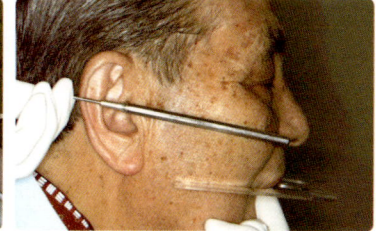　　図3-27　カンペル平面との関係

が得られるように調整する（図3-22～24）．また，上顎前歯は，談話時および微笑的に切端部がわずかに見える状態が好ましいので，口唇が緊張していないときの上下口唇接合線の位置が咬合堤の上下的位置になるよう咬合堤下面を調整する（図3-25）．また左右的には，左右瞳孔線を結んだ線と平行に調整する．臼歯部咬合堤は，上下人工歯が咬合接触する位置を決める目安となるもので，咀嚼機能と密接な関係がある．そこで，仮想咬合平面は，前方においては前歯部咬合堤で決定された高さとし，方向は咬合平面設定板を用いて，カンペル平面（鼻聴道線）と平行にする方法が一般に採用されている（図3-26, 27）．

(2) 下顎咬合床の試適・調整

下顎咬合床も上顎と同様にして，口腔内に挿入し，維持・安定について検討して調整する．下顎咬合堤の高さは，臼歯部では臼後隆起（レトロモラーパッド）の高さになるように，あらかじめ製作段階で調節しておく．

①垂直的顎間関係の決定（咬合高径の決定）

上顎咬合堤で咬合平面が決定されれば，下顎咬合堤をそれに対して中心咬合位で咬合させる．これにより上顎に対する下顎の水平的・垂直的位置関係を記録することができる．無歯顎者のかみ合せの位置を決定する際に，水平的顎間関係も垂直的顎間関係も確定的な方法はない．垂直的顎間関係は下顎安静位，発音，患者の感覚などの生理的機能を利用したり，解剖的な特徴を利用したりする方法，すなわち，顔面上半分に対する下半分の比率（顔面計測法）や旧義歯を参考とする方法などが利用されている（図3-28）．

仮想咬合平面
完成義歯の人工歯によって規定される咬合平面の基準となる，咬合堤上に表現される平面である．

カンペル平面
左右の耳珠上縁と左右いずれかの鼻翼下縁とを含む平面のことであり，補綴学的平面とも呼ばれる．有歯顎者の咬合平面とカンペル平面とが平行であることから，仮想咬合平面の決定に利用される．

下顎安静位
歯の有無にかかわらず，下顎は一定の位置をとると考えられている．そのため，無歯顎者において下顎安静位をとらせ，その下顎位から2～3mm上方に咬合位を設定する．

53

図 3-28 顔面計測法(野首孝祠 著／細井紀雄ほか 編：無歯顎補綴治療学 第2版. 医歯薬出版, 東京, 2009, p.147より引用)
ウィルス法：a1 = a2
マックギー法：b1 = b2 = b3 または b1 = b2, b1 = b3, b2 = b3であればその値をa2とする.
ブルノー法：c1 = c2
ブヤノフ法：d1 = d2
坪根法：e1 = e2 = e3

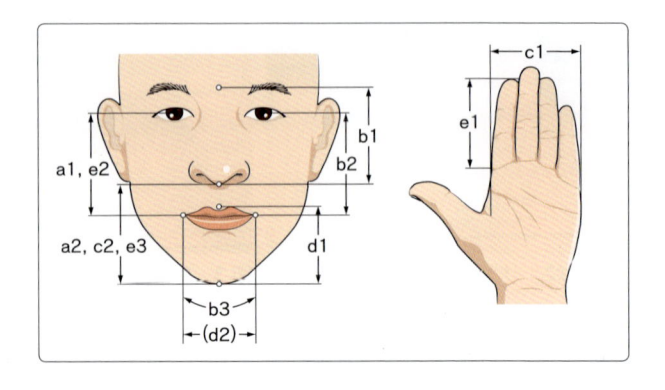

顔面計測法
鼻下点－オトガイ底点間距離と, 両瞳孔線と口裂, あるいは手掌幅径等が等しいとの解剖学的根拠に基づいて咬合高径を決定する方法である.

　咬合高径の決定に利用される下顎安静位とは，頭をまっすぐにした状態で，下顎挙上筋と下顎下制筋とがほとんど活動しない状態で，しかも緊張が保たれているときの下顎の位置である．有歯顎者では，下顎の安静時に上下の歯の咬合面間に約2～3 mmの隙間(安静空隙)が生じる．そこで無歯顎者の咬合採得時に，下顎安静位における咬合高径を測定し，これから安静空隙量を引けば，適切な咬合の高さを決定することができる．その術式は，下顎安静位をとらせてそのときの鼻下点－オトガイ底点間距離を測定し，それから2～3 mm低くした高さが義歯に与える適切な咬合高径となるので，下顎咬合堤の上面を均等に十分に軟化し，口腔内に挿入してわずかに顎を後方に誘導しながら，設定した高さになるように調整を進める(図3-29)．この顎間距離を測定するには，バイトゲージあるいはノギスが用いられる(図3-30)．

②水平的顎間関係の決定
　水平的顎位は，垂直的顎間関係を決定した後に，その咬合高径を保持したままで決定されるものであり，人工歯による咬頭嵌合位を付与する下顎位である．有歯顎者における咬頭嵌合位に相当する下顎位であるが，前述のとおり無歯顎者のこの下顎位を求める確定的な方法はない．そこで，タッピング運動，嚥下運動，頭部後傾法，ワルクホッフ小球などを利用して水平的下顎位を決定する．一般に無歯顎患者は水平的下顎位として前方

嚥下運動
嚥下運動の終末位である嚥下位は，有歯顎者において咬頭嵌合位あるいは下顎最後退位に近似した下顎位をとるため，垂直的下顎位の決定にも，水平的下顎位の決定にも利用される．

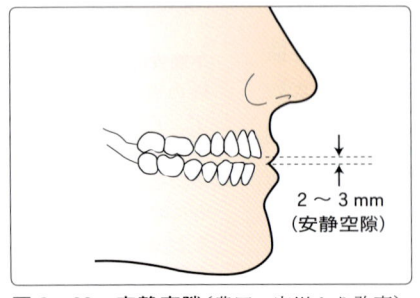

図 3-29 安静空隙(豊田, 守川より改変) 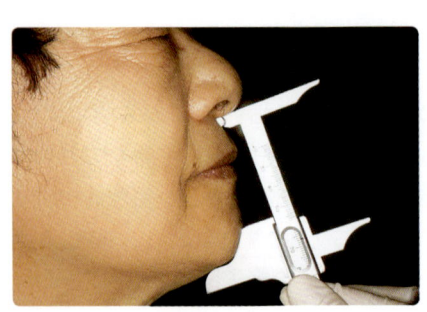　　**図 3-30 咬合高径の測定**

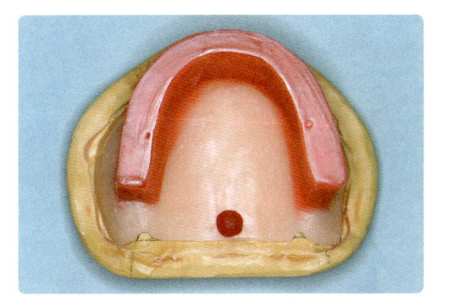

図 3-31　ワルクホッフの小球

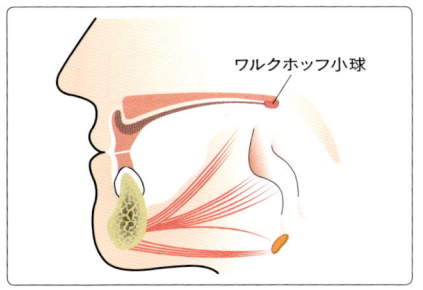

図 3-32　水平的下顎位の決定(豊田,守川より改変)

位をとることが多く，それの抑制がここでの課題であり，頭部後傾法やワルクホッフ小球は，患者自身の筋力を前方位の抑制に作用させる方法である(図 3-31, 32)．なお，ゴシックアーチ描記による水平的下顎位は，解剖学的根拠に裏打ちされた信頼性の高い水平的下顎位決定法であるが，上下顎模型を咬合器に装着したうえで，描記装置の設定を行うので前述の方法による水平的下顎位の決定は必ず行う必要がある(図 3-1 参照)．

(3) 上下咬合床の固定と標示線の記入

以上のようにして上下顎関係が決定されたなら，上下顎咬合床を固定して，口腔外に取り出せるようにするとともに，再現可能で分離できる状態にする必要がある．まず，下顎咬合堤の小臼歯相当部に，頬舌的にボックス状のアンダーカットのあるくぼみを形成し，それに相当する上顎咬合堤にV字溝を形成しワセリンを塗布する(図 3-33)．その後，上下顎咬合堤の削除部位に酸化亜鉛ユージノールペーストやアリューワックスなどの流れの非常に良い材料を用い，下顎の偏位を避けながら先ほど決定した下顎位で咬合させ，これが完全に硬化するまでその位置を保持させる．

咬合採得が完了したなら，人工歯の大きさの決定および人工歯排列の基準とするため，正中線，上唇線，下唇線，口角線(鼻翼幅線)を咬合堤前面にエバンス刀などで記入する(図 3-34)．正中線は中切歯の排列基準，上唇線，下唇線は歯冠長の決定基準，口角線あるいは鼻翼幅線は上顎6前歯の総幅径決定および上顎犬歯の排列基準として利用される．

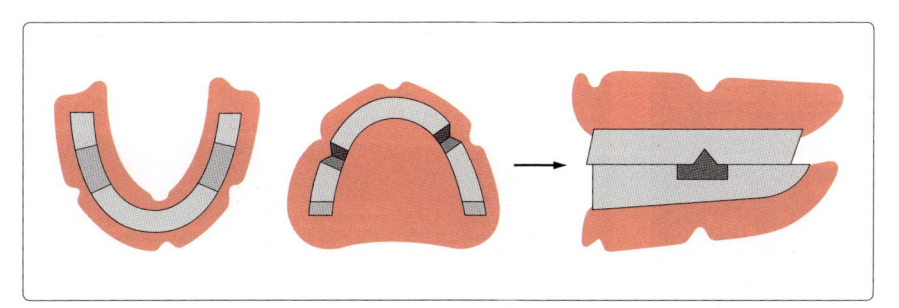

図 3-33　くさび(歯科衛生士教育マニュアル 歯科補綴学より引用)

ワルクホッフ小球
患者の筋力を利用して，水平的下顎位の決定を行う方法であり，下顎を後方に誘導する．この考え方は頭部後傾法も同様である．

上・下唇線
口唇をもっとも挙上または下制させた位置が上・下唇線であり，同部に歯頸線を合わせる．すなわち，両線を参考に歯冠長径を決定する．

口角線(鼻翼幅線)
左右口角線間の曲線距離は6前歯の幅径に一致し，鼻翼幅線は上顎犬歯の尖頭に一致する．

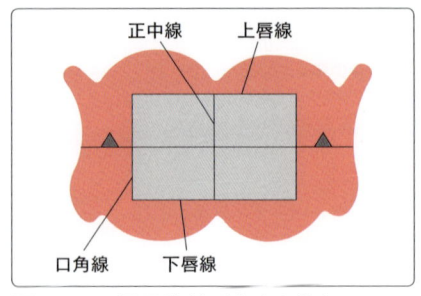

図 3-34　標示線（歯科衛生士教育マニュアル 歯科補綴学より引用）

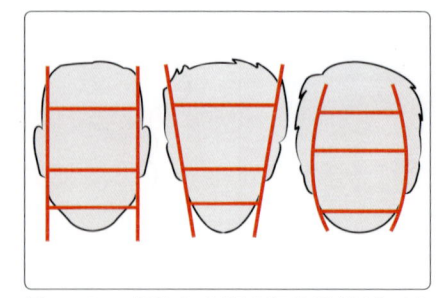

図 3-35　顔貌と上顎中切歯形態（歯科衛生士教育マニュアル 歯科補綴学より引用）

（4）人工歯の選択

　前歯部人工歯の選択に際しては，患者の審美と調和するように，形態，大きさ，色調について検討しなければならない．人工歯の形態を決定する手がかりとしては，顔の形，性別（sex），性格（personality），年齢（age）などが参考となり，後者3つをSPA要素という．すなわち，上顎中切歯の形態は，顔の輪郭とかなり相似形をしており，丸顔の人には円形・卵円形，角張った顔の人には方形などと決定する（図3-35）．また，温和な性格の人には丸みのある歯，頑健な人には角張った歯が適しており，女性には丸みのある歯，男性には角張った歯が適している．人工歯は各メーカーがいくつもの形態の製品を生産しているので，形態の選択には形態見本であるモールドガイドを用いる（図3-36）．人工歯の色調は，おもに年齢と顔の色が参考となる．すなわち，天然歯の色調は，歯髄腔の狭窄，色素の沈着などにより年齢とともに濃度が増す．また顔の色が黒い人に白っぽい歯を用いると歯が目立ちすぎ不自然である．そこで人工歯の色調の選択にあたっては，これらのことを参考とするとともに，患者の意見を聞きながら色調見本であるシェードガイドを用いて選択する（図3-37）．

　人工歯の大きさは，口角線および鼻翼幅線が基準となる．口角線は上顎6前歯幅にほぼ一致するといわれている．とくに日本人男性では，犬歯尖頂が鼻翼幅線に一致するよう（女性では尖頂がやや内方）排列するとよい（図3-38）．

モールドガイド
卵円形（Ovoid），尖形（Tapered），方形（Square）のWilliamsの基本形態に加え，中間形態もあり，歯冠幅径も4種類程度準備されている．

シェードガイド
シェードガイドには，系列としてA（Brownish），B（Yellowish），C（Grayish），D（Reddish）の4つがあり，それぞれ3，4段階の色調が準備されている．

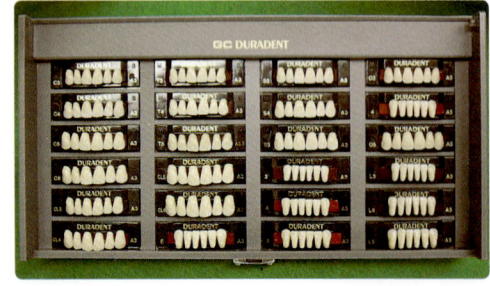

図 3-36　モールドガイド

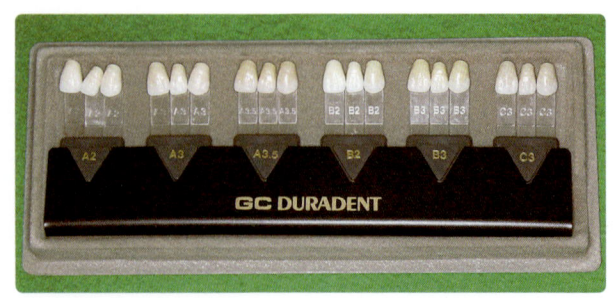

図 3-37　シェードガイド

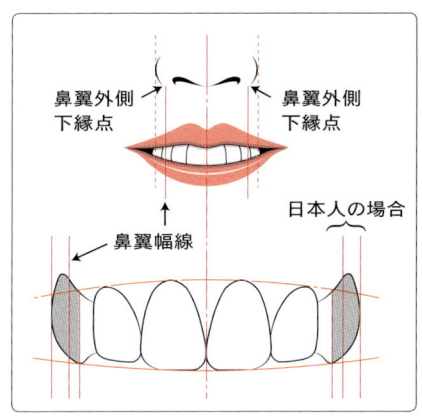

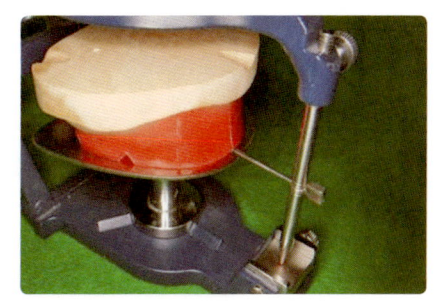

図 3-38　鼻翼幅と 6 前歯の関係（豊田，守川より改変）

図 3-39　平均値咬合器の模型装着

　以上の操作は，旧義歯を参考にしながら患者に手鏡を持たせて相談すべきであり，選択できたらその製品の名称，番号，記号などをカルテに記入しておく．

(5) 顔弓による記録（chapter9 ⇒ p.161参照）
　顎関節あるいは頭蓋に対する上顎の位置を咬合器上に再現するために，顔弓（フェイスボウ）による記録を行うことがある．平均値咬合器を用いて，標準的な位置に上顎模型を装着する場合には必要ないが，調節性咬合器を用いて顆路調節を行って義歯の製作を行う場合には不可欠である．

(6) 咬合器装着とゴシックアーチ描記（chapter9 ⇒ p.161参照）
　顔弓による記録あるいは咬合器付属の咬合平面板を用いて上顎模型を咬合器上弓に装着し，次に上下顎咬合床を嵌合させた状態で上下顎顎間関係を再現し，下顎模型を咬合器下弓に装着する（図 3-39）．
　咬合器装着が完了した後に，ゴシックアーチ描記装置とチェックバイトを用いて水平的顎間関係の確認や半調節性咬合器の顆路角の調整を行う場合には，この段階でゴシックアーチ描記装置の製作を行う．なお，ゴシックアーチ描記装置には，口腔内で描記を行わせる口内法と，口腔外で描記させる口外法とがある．
　ゴシックアーチ描記装置を用いて決定し，チェックバイトで記録した下顎位と，咬合器の装着されている下顎位とが一致した場合には，当初の水平的下顎位は適正であったと判断できる．両者間に差異が認められる場合には，ゴシックアーチ描記結果で得られた下顎位で，下顎模型の咬合器再装着を行う．なお，両下顎位が一致しているか否かの確認は，スプリットキャスト面の一致性で確認する．

(7) 人工歯排列
　上顎前歯の人工歯は，咬合採得時に決定した上顎咬合堤の形態，および正中線・口角線を参考にして排列し，下顎はそれに対合するよう排列する．

ゴシックアーチ描記装置とチェックバイト
両者を併用することで，種々の下顎位におけるチェックバイトを採得でき，半調節性咬合器の顆路調節に利用される．

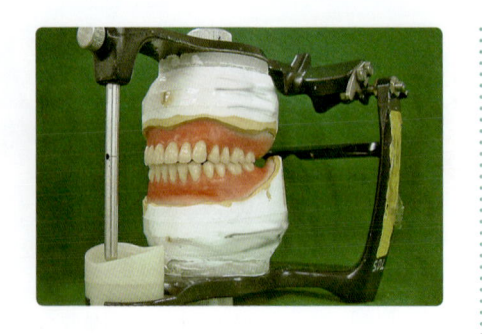

図3-40 完成したろう義歯

　前歯部は，咬合採得で決定したリップサポートを前歯唇面で再現するよう審美性を重視して排列し，臼歯人工歯は，仮想咬合平面と歯槽頂を参考にしてまず下顎を排列し，その後それと嵌合するよう上顎臼歯を排列して人工歯排列を行う．その際，臼歯人工歯は歯槽頂間線法則やパウンドラインなど義歯の維持・安定にかかわる機能面を重視して排列する（図3-40）．一般に全部床義歯には両側性平衡咬合（フルバランスドオクルージョン）が付与されるが，症例によってはリンガライズドオクルージョンやモノプレーンオクルージョンが付与されることもある．
　排列にあたってはパラフィンワックスを用いて人工歯を排列し，そののちに歯肉形成を行う．このワックスにて完成した状態をろう義歯という．
〈咬合採得時の使用器材〉
　上下顎作業模型，咬合床，カーバイドバー，ワックススパチュラ，切出しナイフ，咬合平面設定板，アルコールトーチ，バイトゲージ（ノギス），インプレッションペースト，セメントスパチュラ，シェードガイド，モールドガイド，手鏡，顔弓

5）ろう義歯の試適

　ろう義歯は，口腔内に装着して次のような項目について点検する．
①前歯については，正中線・人工歯の傾斜，口唇の豊隆の程度，人工歯の露出度などが適切か．
②臼歯については，人工歯の位置が舌房を侵害していないか．
③咬合関係については，咬合高径および中心咬合位は正しいか，早期接触はないか．
④義歯の維持・安定については，義歯床の広さは適当か，小帯の運動を妨げていないか，床辺縁の位置・形態は適当か，緩衝腔・後堤は適当か．
⑤発音障害はないか．
　この段階では，人工歯はワックスで咬合床に付着されているので，修正が比較的簡単にできる（図3-41）．そこで前歯は患者に手鏡で見せながら審美性について検討し，臼歯は咬合紙を介して咬合関係の良否を検討する．この検査で不良部があればそれを修正してふたたび診査する．不良部

両側性平衡咬合
側方および前方滑走時に，作業側だけではなく，平衡側においても人工歯が円滑に滑走する咬合様式である．

リンガライズドオクルージョン
中心咬合位および側方滑走運動時に，上顎臼歯の舌側咬頭だけが，下顎臼歯人工歯に接触することで，咬合力を舌側に誘導して義歯の安定を図る咬合様式である．

モノプレーンオクルージョン
咬頭傾斜が0°の人工歯を用いて，咬合面が平面を形成する咬合様式である．

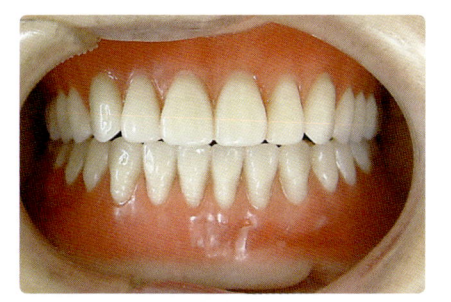

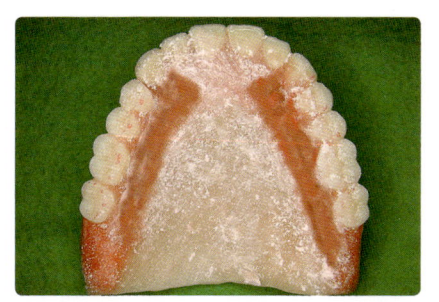

図3-41 ろう義歯試適　　図3-42 パラトグラム（サ音）

の修正には，その場でできるものとできないものとがある．その場で修正したほうがよいものは，審美的事項とわずかな咬合関係の修正であり，患者の同意が得られるまで，患者の意向を入れながら修正する．発音機能に関しては，人工歯の排列位置と義歯床研磨面形態が影響する．そのため，単音，単語，文章を発声させたり，パラトグラム（図3-42）記録を行わせたりする発音試験を行い，必要に応じて修正を行う．なお，咬合高径・中心咬合位の大きな修正，および臼歯部の全体的再排列が必要と判断されたなら，咬合採得をやり直したのち，次回までに再排列して再度試適する．

〈ろう義歯試適時の必要器材〉

　手鏡，ワックススパチュラ，アルコールトーチ，パラフィンワックス，咬合紙，咬合紙ホルダー，カーボランダムポイント

6）義歯の完成

　ろう義歯試適によって，問題がないことが確認されたならば，基礎床とワックス部分を義歯床用レジンに置き換え，義歯を完成することとなる．ここでは一般的な埋没，重合，削合，完成の一般的な技工操作について記載する．

　義歯床にはアクリリックレジンやポリスルホン酸樹脂に代表されるレジン床と，金属材料を用いて鋳造あるいは圧印法により製作される金属床とがある．金属床義歯もすべてが金属でできているのではなく，金属床と人工歯とを連結するのはやはり樹脂である．ここでは樹脂の中でももっとも一般的に用いられているアクリリックレジンを加熱法で重合する製作法について説明する．

（1）ろう義歯の仕上げ

　試適を終えたろう義歯を作業用模型に戻し，埋没用石膏が作業用模型の粘膜面に入り込まないように印象面に辺縁部と作業用模型の間隙全周をパラフィンワックスで封鎖したうえで，義歯床研磨面に相当するワックス面を滑沢に仕上げる．

　スプリットキャスト法を用いて作業用模型を製作し，咬合器を装着している場合には，スプリットキャスト面で咬合器から模型を分離し，次の過

パラトグラム

ろう義歯口蓋面にワセリンを塗布した上でアルジネート印象材粉末をふりかけ，口腔内に挿入し単音を発音させる．これにより，発音時に舌が接する部位の粉末が脱落し，舌の接触状態が確認できる．

図3-43　テンチのコア　　図3-44　フラスコ埋没

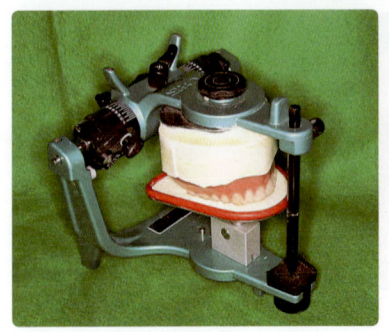

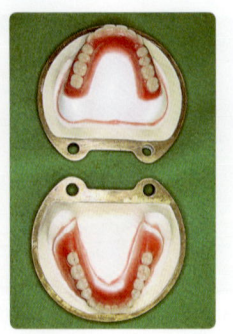

程に移るが，スプリットキャスト法を用いていない場合には，重合後の義歯を咬合器上の元の位置に再付着できるよう，石膏によりテンチのコアを採得する（図3-43）．

（2）フラスコ埋没

まず，重合用フラスコの下盆に石膏で埋没する．石膏が硬化したなら，石膏面に分離剤を塗布し，フラスコ上盆を組合せて石膏泥を注入し埋没を完了する（図3-44）．

（3）レジン重合

石膏硬化後，加温してフラスコ上下盆を分離し，基礎床を除去するとともにワックスを熱湯で流す．フラスコ内部の石膏面にレジンが固着しないようにレジン分離材を塗布する．この際，誤って分離材を人工歯に塗布した場合には人工歯脱落の原因となる．

レジンは粉末と液との組合せで販売されており，粉末と液を重量比で約2：1の割合で取り，重合びんに入れ10～15分放置しておくと餅状になる．この餅状レジンを填入し，油圧プレス器での加圧を繰り返し，フラスコ上下盆を完全に密着させる．これをクランプで固定したまま，メーカー指示の所定の温度，時間で加温して，重合を完了する．なお，FRP樹脂製のフラスコに埋没を行い，マイクロ波の照射（電子レンジと同じ）数分で重合を完了する方式も実用化されている．

（4）レジン義歯のフラスコよりの割り出し

重合が完了したら，フラスコを放冷した後，重合された義歯を作業用模型と一塊として取り出す．

（5）義歯の咬合器への再装着

スプリットキャスト法あるいはテンチのコアを利用して義歯を咬合器に再装着する．

（6）咬合器上での義歯の咬合調整

人工歯排列時に，フルバランスドオクルージョンが得られるように細心の注意をはらっているが，レジンを重合すると必ず重合収縮を伴い，咬合関係にも変化が生じる．この変化を修正するのが，中心咬合位における選

テンチのコア
人工歯咬合面の陰型．

重合収縮
レジンは重合過程で容積比で2％程度収縮するが，多くは厚さ方向の収縮であるため適合精度としては0.5％の収縮となる．

60

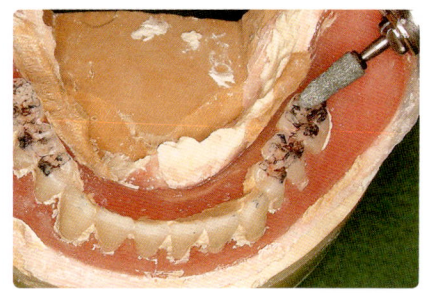

図 3-45　選択削合　　　　　　　図 3-46　自動削合

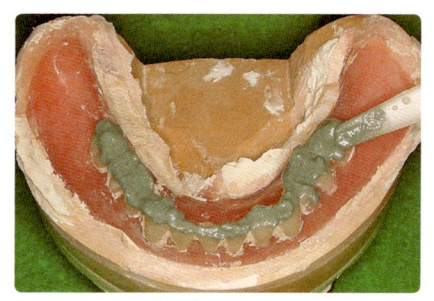

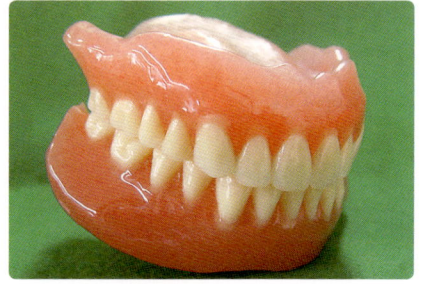

図 3-47　完成義歯　　　　　　　図 3-48　義歯装着

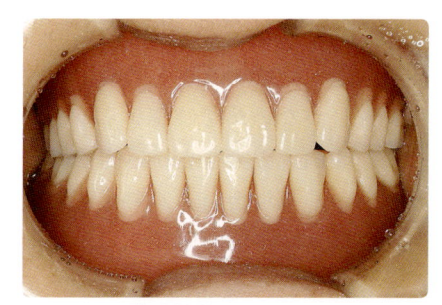

択削合である．赤色の咬合紙を介して咬合させて早期接触部を見つけ，なるべく咬頭を削らないよう斜面や窩の部分をカーボランダムポイントで削除する（図 3-45）．中心咬合位が確立できたなら，次に咬合器を前方および側方に運動させて偏心位での早期接触を発見し，中心咬合位で確立したセントリックストップ（咬頭頂）をなるべく削らないように注意しながらカーボランダムポイントで削除する．この選択削合時には，あとで自動削合するための余裕を切歯指導ピンと指導板との間に約0.5mm程度残しておく．選択削合が終了したら，カーボランダムグリセリン泥を上下人工歯の咬合面間に介して咬合器を偏心運動させ自動削合を行い，咬合面の機能的形成を完成させる（図 3-46）．

（7）研磨

義歯を作業用模型から外し，辺縁部のバリの除去を含めた形態修正を行ったうえで，レジン表面を滑沢に仕上げる．これによって，食渣が付着しにくく，清掃しやすく，舌感が向上するばかりではなく，自然な光沢を呈するようになる（図 3-47, 48）．

7）義歯の装着・調整

印象採得，咬合採得，ろう義歯の試適などの臨床ステップ，レジン重合操作を，細心の注意をはらって行っても，完成義歯を患者に装着すると，咬合位のずれや疼痛部の発現などいろいろのトラブルが発生することがある．その原因としては，床用レジンの重合に伴う変形，印象採得時と義歯

選択削合
中心咬合位あるいは側方運動時の早期接触や干渉部を選択的に削合する．

自動削合
研磨材を介して上下顎人工歯を摩耗させるため咬合面形態はきれいな滑走面を呈するようになる．

完成後の機能運動時の周囲軟組織の動きの差異，不均等な粘膜の被圧変位量，また，咬合器は下顎運動を完全に再現しているものではないことなどが挙げられる．完成義歯が口腔内で十分に機能を発揮できるようにするためには，これらによる不調和を調整しなくてはならない．

　義歯の調整の基本は，義歯床粘膜面と粘膜との適合性が確立した状態でなければ，咬合に起因した問題は検討できないということである．すなわち，たとえ粘膜面の適合が良好であっても，咬合に不備があると疼痛や潰瘍を引き起こす．粘膜面の適合性を確保したうえで，咬合の適正化を図り，最終的には両者に問題がない状態で装着時の調整が完了する．

（1）義歯床の適合

　まず完成義歯の仕上がり状態を確認する．とくに，義歯床粘膜面にレジンの突起がないか，鋭利な部分がないかを確認する．次に，上下顎いずれかの義歯を口腔に装着して，義歯床の大きさ，適合性について点検する．顎堤に顕著なアンダーカットがある場合には，義歯の装着が困難であったり，痛みを生ずるのでアンダーカット部を削除する調整が必要になったりする．適正な印象採得がなされているならば，この段階で十分な維持・安定が得られ，大きな修正は必要ないはずである．

　次に，加圧下での床下粘膜の適合性を調整する．患者に強い痛みを感じさせないよう，初期段階では軽く手指で押す程度から開始し，段階的に力を増していき，最終的にはロールワッテを強く噛んでも痛みがでないところまで調整を進める．なお，適合状態を検査するためには適合試験材が用いられる．床外形の適否や，静的状態（ロールワッテの噛みしめ）（図3-49）での適合性を検査するには，印象材タイプ（図3-50）の適合試験材であるホワイトシリコーンが適しており，側方運動を付加するような動的状態での加圧部の検出には，加圧部診査用ペーストタイプ（図3-51）の適合試験材が適している．適合試験材を義歯床粘膜面に塗布したうえで口腔内に挿入し，過圧部を確認する．過圧部が発見されたなら，その部を削除する．この過程を繰り返し，加圧点がなく，痛みを訴えなくなった時点で咬合調整に移る．

適合試験材
硬化後の被膜厚さで適合状態を判断する印象材タイプと，硬化せずに塗布したペーストの圧迫状態から適合状態を判断するペーストタイプ，粘膜の発赤や潰瘍部位を義歯床に写し取る転記タイプとに大別できる．

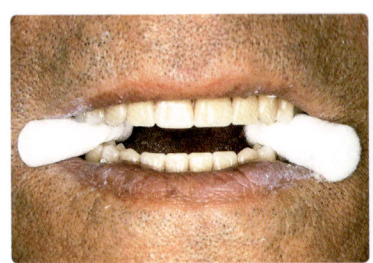

図3-49　ロールワッテの噛みしめ 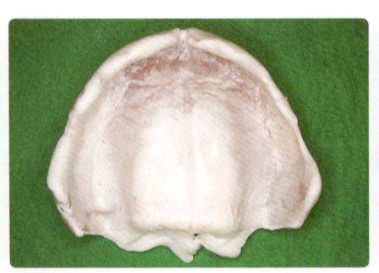　　図3-50　ホワイトシリコーン　　図3-51　加圧部検査用ペースト

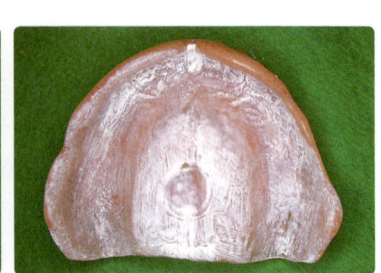

（2）咬合関係の調整

咬合採得を注意深く行っても，患者の緊張があったり，顎位の保持がしにくい症例があると正確な咬合採得が得にくいことがある．また，もし正確に咬合採得できても，レジン重合には変形がつきもので，早期接触が認められることがある．この不良部は，上下義歯床を装着して，上顎左右小臼歯，犬歯部床翼部を左側の親指と中指で軽く押さえて何回かタッピングさせると早期接触が左右どちらにあるかが推察できる．その後咬合紙を介してタッピング運動を行わせることで早期接触部を発見し，左右の臼歯部人工歯に均等な咬合接触が得られるように，義歯の咬頭嵌合位での咬合調整を行う．なお，この際に軽度の咬合痛を惹起することがあるが，前述の調整が適正になされているならば咬合調整で解消するはずである．

次に，偏心運動時の咬合調整を行い，滑らかな側方運動，前方運動ができるようにする．

最後に，種々の下顎運動を行わせたときの粘膜面の適合性に問題ないことを確認し，装着時の調整を終える．

なお，義歯装着時の指導および管理上の注意事項は，患者指導の項にまとめて記載してある．

〈義歯装着時の必要器材〉

デンタルペンシル，カーバイドバー，適合試験材，咬合紙，咬合紙ホルダー，切削・研磨器具

義歯装着時の指導
⇒ p.150参照

8）義歯修理とリライン・リベース

（1）義歯修理

義歯の破損には，床の破折と人工歯の破損，脱落がある．これは誤って義歯を落下させたり，強い衝撃を加えたりなどの偶発的な事故による場合もあるが，人工歯の排列状態や位置が不良であった場合，咬合関係が不正な場合，義歯床と床下組織とが不適合な場合あるいは歯槽骨の吸収により不適合になった場合，重合操作が不良で内部に気泡や重合不完全な部分があった場合，床が薄すぎた場合などの種々の原因によって生ずる．偶発的な事故にのみ原因して生じた破損は，その破損部位を修理することで問題

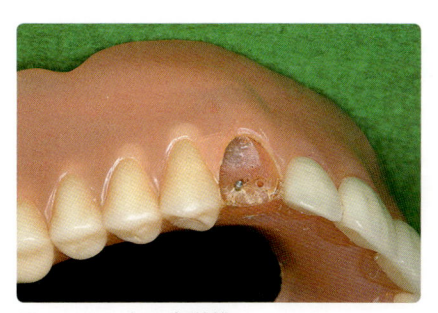

図 3-52 人工歯脱離

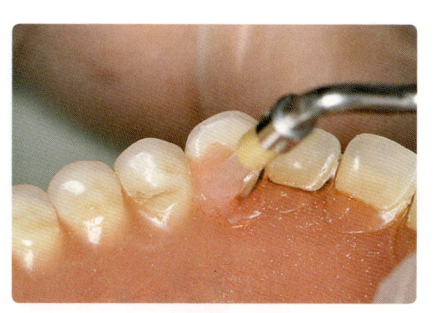

図 3-53 人工歯脱離の修理

は解決するが（図3-52, 53），他の原因による場合には，その破損の原因を除去しないで単に破折片を結合するだけでは同じ破損を繰り返すことが多い．したがって，咬合接触の不良によって床が破折した場合には，床を修理したのちに咬合接触関係の改善を行う必要がある．また，義歯床と粘膜の不適合に起因して義歯床が破折した場合には，床を修理したのち，次に記すリラインを行うことが必要である．

（2）リベース（広義）

顎堤は生理的な変化によって経年的に吸収し，顎堤と義歯床粘膜面との間に間隙を生ずる不適合をきたす．この際，咬合接触関係に不都合がなければ，粘膜面の適合性の改善で不適合を改善できる．これを行うのがリラインとリベースであるが，両者を総称してリベースということがある（図3-54）．なお，長期間義歯を使用している場合には，顎粘膜に義歯の圧痕があるなどの非生理的な状態になっていることが多い．その際には，まえもって粘膜調整を行ったのちにリベースをすることが必要である．

粘膜調整
⇒ p.43参照

①リライン（裏装法）

リラインとは，義歯床粘膜面を新たに義歯用材料で置き換え，床下粘膜との再適合を図る方法であり，直接法と間接法がある．したがって，咬合接触関係に問題がなく，粘膜面の適合性にのみ問題がある症例が適応症である．直接法では，追加するレジンとの接着性を確保するために義歯床内面レジンを一層削除したうえで，常温重合型レジンを盛り，口腔内にこれを圧接して硬化を待つ．レジンの硬化後，過剰レジンの除去と研磨を行う．間接法では，義歯床内面に印象材を盛り，口腔内にこれを圧接して印象を採得し，粘膜面を石膏模型で再現する．その後リライニングジグを用いたり，フラスコ埋没により，印象材で満たされた部分，すなわち，義歯床と床下粘膜との間隙を新たな床用レジンで置換する（図3-55）．

②リベース（改床法）（狭義）

顎堤と義歯床粘膜面との不適合の改善は，リラインで対応されることが多い．しかしリラインを繰り返すことで床が厚くなったり，清掃困難な接合部を多く作ってしまったりすることがある．このような場合，人工歯部のみを残して，義歯床をすべて新たな材料に置き換えるのがリベースであ

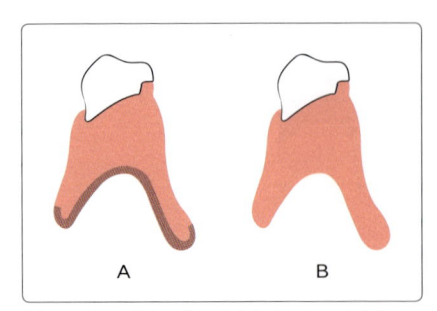

図3-54　リライン（A）とリベース（B） 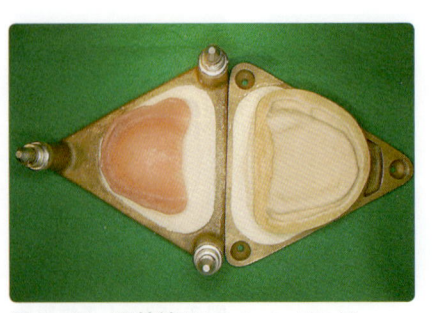　　図3-55　間接法（リライニングジグ）

る．ある程度の期間，義歯を使用すると粘膜面の適合性だけではなく，人工歯の咬摩耗も進行するため，リベースが適応されることはあまり多くはない．陶歯人工歯を使用している症例で，人工歯はそのままで，床のみ新たにすることで審美的観点での変化をきたすことなく，機能面の改善を行いたい場合など，限られた症例に適用される．

参考文献

1）豊田静夫，守川雅男．コンプリートデンチャー その考え方と臨床．東京：クインテッセンス出版，1994．
2）細井紀雄，平井敏博，大川周治 ほか（編著）．無歯顎補綴治療学 第2版．東京：医歯薬出版，2009．
3）豊田静夫，羽賀通夫，甘利光治，松浦智二（編）．歯科衛生士教育マニュアル 歯科補綴学．東京：1986．

復習しよう！

1 全部床義歯の精密印象に必要なのはどれか．2つ選べ．
a 既製トレー
b シリコーンゴム印象材
c アルコールトーチランプ
d 咬合平面（設定）板

2 義歯床について誤っているのはどれか．
a レジンは吸水性がある．
b 金属床は薄くできる．
c レジン床は機械的強度が強い．
d 金属床にコバルトクロム合金が使用される．

3 全部床義歯製作時の咬合採得法はどれか．2つ選べ．
a ボクシング法
b チェックバイト法
c スプリットキャスト法
d ゴシックアーチ描記法

4 ワックスと用途との組合せで正しいのはどれか．2つ選べ．
a パラフィンワックス―ろう義歯
b シートワックス―装着
c スティッキーワックス―咬合採得
d ユーティリティワックス―印象用トレーの修正

5 全部床義歯製作時の人工歯選択に必要なのはどれか．2つ選べ．
a 作業模型
b バイトゲージ
c セメントスパチュラ
d モールドガイド

6 全部床義歯装着後の調整に必要でないのはどれか．
a プレッシャーインディケイターペースト
b オクルーザルインディケイターワックス
c モールドガイド
d カーボランダムポイント

＜解答＞
1：b，c
2：c
3：b，d
4：a，d
5：a，d
6：c

chapter 4 部分床義歯補綴

学習目標
- □部分床義歯の適応を説明できる．
- □部分床義歯の目的を説明できる．
- □部分床義歯の構成要素とそれぞれの機能を説明できる．
- □部分床義歯の製作過程を説明できる．
- □部分床義歯患者の衛生指導を説明できる．

4-1 部分床義歯補綴の概要

　部分床義歯とは，歯の欠損に伴って惹起される形態変化や機能低下を最小限に食い止めるために，代用の人工物で補う装置である．一般的には可撤式のものをいい，1歯欠如から1歯残存までを補い，1歯根のみ残存の場合も部分床義歯という（図4-1）．

　歯の欠如は歯周病，う蝕，外傷，あるいは腫瘍の手術などによって生じる．歯を喪失すると当該部の歯槽骨，部分的な顎骨の欠損を伴う．歯および顎骨の欠損は隣接歯や対合歯の位置的変化を惹起し，咬合関係，下顎位の変化をきたす．さらに顎ひいては顔貌の変化を伴う．また形態変化と同時に発音，咀嚼機能の変化が生じ全身に及ぶ機能障害の一因となる．このような顎口腔系の形態的・機能的変化を防止し治療して，歯・歯列・顎・顔貌の形態と機能を補うために，人工的な装置を装着する．この人工物を補綴装置といい，この行為を補綴という．

　部分床義歯は可撤性で義歯床を有するため適応や機能，形態や構造，修理や管理などの点から固定性ブリッジとは大きく異なり，欠損歯列の後方に残存歯がない遊離端欠損に対応できる点である．また欠損が歯のみならずこれを支える顎骨に及び，この顎骨の欠損が大きい場合も義歯床により歯と顎骨欠損とを同時に補うことができる．外傷や腫瘍の切除後の欠損などは部分床義歯の形態が有用である．

　部分床義歯は，歯およびその周囲組織の欠損によって続発する形態および機能の変化に対し人工物で補うことにより審美性や咀嚼機能，構音機能を補うことができることから，健康に役立つといえる．

4-2 部分床義歯の分類

　部分床義歯の分類は，欠損状態の分類と義歯の形態による分類，圧負担による分類などがある．

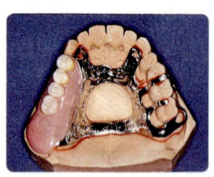

図4-1　ケネディⅡ級金属床義歯

可撤性
取り外しができる性質をいう．また義歯床とは人工歯にかかる力を顎堤に伝達するプレートをいう．

圧負担
歯あるいは義歯床で上下顎の咬合時に生じる力を支えることをいう．

1）ケネディ（Kennedy）の分類

　ケネディは残存歯列の位置的関係から４つに分けた．Ⅰ～Ⅲ級には類型（別の部位の欠損箇所）があるがⅣ級にはない．分け方はⅠ～Ⅳの順に優先的に選択され，これらのパターンに付随した欠損部の数で類型が決まる．

　Ⅰ級：残存歯の後方にみられる両側遊離端欠損（図4-2a, b）．
　Ⅱ級：残存歯の後方にみられる片側遊離端欠損（図4-3）．
　Ⅲ級：片側性中間欠損（欠損の前後に歯が存在する）（図4-4）．
　Ⅳ級：残存歯列の前方にあり，正中をまたぐ中間欠損（図4-5）．

2）アイヒナー（Eichner）の分類

　アイヒナーは欠損の分類を咬合支持（ここでは上下顎の歯が咬合時にぶつかって下顎の動きを止めることをいう）の観点から行った．上下顎の歯列を左右大臼歯，左右小臼歯，前歯に分けて臼歯部の咬合支持域の数で分類した．

（1）4つの咬合支持域をすべて持つもの
　A1：歯冠修復のみ．
　A2：上下顎のうち1顎のみ歯の欠損あり．
　A3：上下顎とも欠損あり．
（2）咬合支持域が減少したもの
　B1：3つの支持域を持つ．
　B2：2つの支持域を持つ．
　B3：1つの支持域を持つ．
　B4：支持域がない（前歯部のみに咬合接触がある）．
（3）咬合支持域がないもの
　C1：上下顎に残存歯がある（すれ違い咬合）．
　C2：上下顎のうち1顎が無歯顎．
　C3：上下顎とも無歯顎．

3）義歯の部位による分類

（1）遊離端義歯：欠損の前方に残存歯が存在する．
（2）中間欠損義歯：欠損の両側に残存歯が存在する．

4）咬合圧負担様式による分類

　咬合圧の負担は顎堤粘膜あるいは歯根膜，およびその両者にて行われる．
（1）粘膜歯根膜混合負担義歯：遊離端欠損義歯，ケネディⅡ級義歯で欠損の大きな場合（図4-6）．
（2）粘膜負担義歯：総義歯，無鉤義歯など（図4-7）．
（3）歯根膜負担義歯：中間欠損義歯（図4-8）．

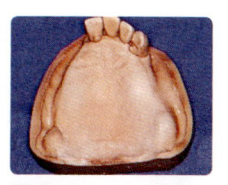

図4-2a　ケネディⅠ級

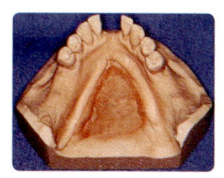

図4-2b　ケネディⅠ級Ⅰ類

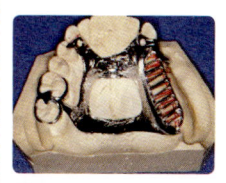

図4-3　ケネディⅡ級

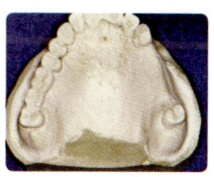

図4-4　ケネディⅢ級

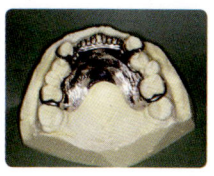

図4-5　ケネディⅣ級

すれ違い咬合
上下顎に残存する歯が閉口時にぶつかり合わないような様相をいう．

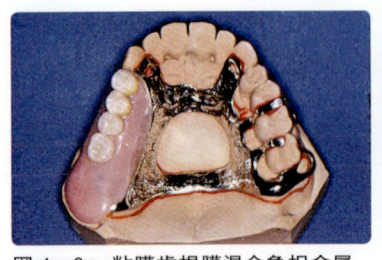

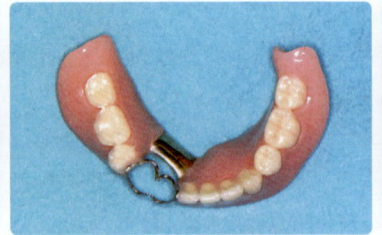

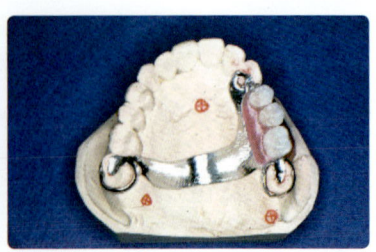

図4-6　粘膜歯根膜混合負担金属床義歯　　図4-7　粘膜負担義歯（レストなし）　　図4-8　歯根膜負担義歯

4-3　部分床義歯の構成要素

部分床義歯は義歯床，人工歯，連結子，支持装置，維持装置からなる．

1）義歯床
歯の喪失に伴い，失われた歯の周囲組織の形態を回復し，咬合圧を顎堤粘膜に伝達する役割を持つ．

（1）目的
　①咬合圧の顎堤粘膜への伝達
　②義歯の維持・安定
　③欠損部顎堤の形態回復
　④人工歯の保持

（2）種類
　①金属床義歯：メタルフレームとして金属で一塊としてワンピースキャスト法で製作する（図4-6）．
　②レジン床義歯：アクリリックレジンを主体として製作する（図4-9）．

2）人工歯
失われた歯の形態，機能を代替するもの．陶歯，レジン歯，硬質レジン歯，金属歯がある（図4-10〜12）．

（1）陶歯
陶材でできているため摩耗や着色しにくい．審美的であるが，硬く破折しやすく対合する金属は摩耗しやすい．人工歯の入るスペースが必要である．

> **メタルフレーム**
> 義歯の維持装置，支持装置，連結子の各部分を一塊にして鋳造によって製作したものをいう．

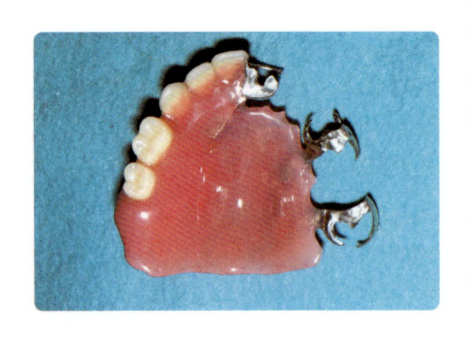

図4-9　レジン床義歯

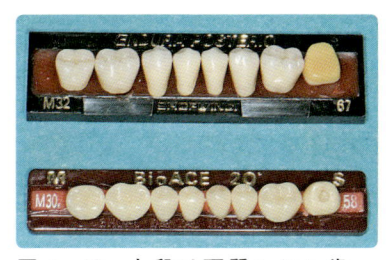

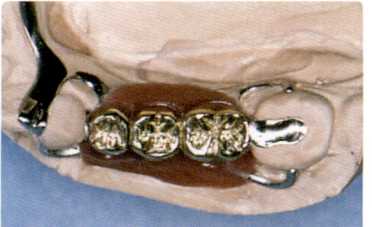

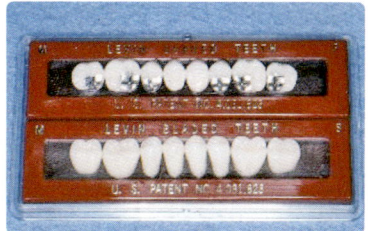

図4-10 上段は硬質レジン歯,下段は陶歯

図4-11 金属歯

図4-12 機能的人工歯

(2) レジン歯

　メチルメタクリレートを主成分としたアクリリックレジンでできており,人工歯の入るスペースが少ないときにも用いることができる.破折しにくく,対合する金属を摩耗させないが,人工歯が摩耗しやすく,咬合高径が変化しやすい.

(3) 硬質レジン歯

　陶歯とレジン歯の中間的性質を有し,現在もっとも使用されている.色や形態の種類も豊富であるが,長期使用すると汚れやすい.

(4) 金属歯

　摩耗しにくいが審美的に劣る.顎堤の吸収が著しい場合,臼歯に咀嚼効率のよいものが使える.

3) 連結子

　同一顎内において左右の義歯床,義歯床と装置をつなぐ装置.大連結子,小連結子がある.

(1) 大連結子(義歯の単一化を図る)

　右側と左側をつなぐ.前歯部と臼歯部をつなぐ.義歯床とクラスプなどの装置をつなぐ(図4-13〜21).

(2) 小連結子

　大連結子と義歯床をつなぐ.大連結子と維持装置および支持装置をつなぐ(図4-22〜26).

大連結子
義歯と鉤歯を連結する装置.

維持装置,支持装置
⇒ p.71参照

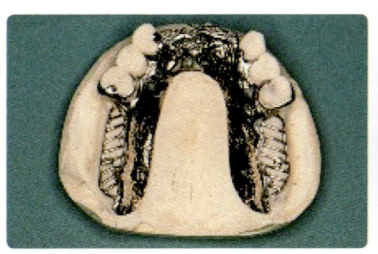

図4-13 ホースシュータイプ

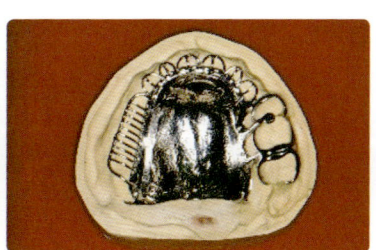

図4-14 パラタルプレート

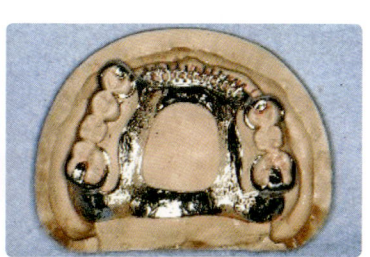

図4-15 O-タイプパラタルストラップ

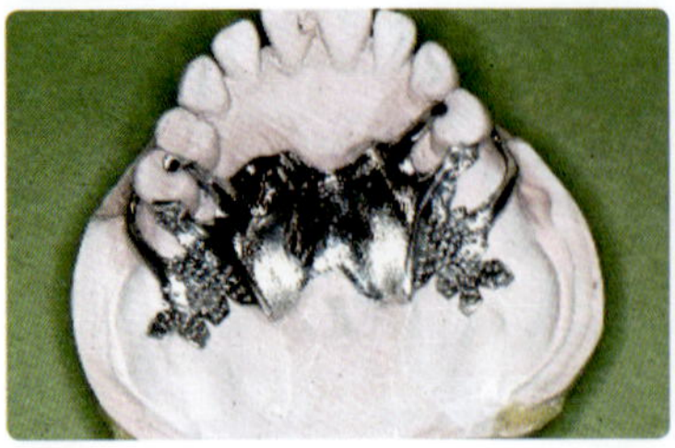

図4-16 中パラタルストラップ 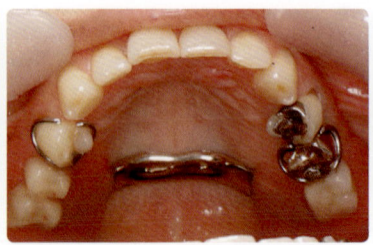
図4-17 パラタルバー 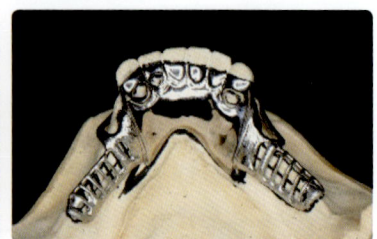
図4-18 リンガルプレート

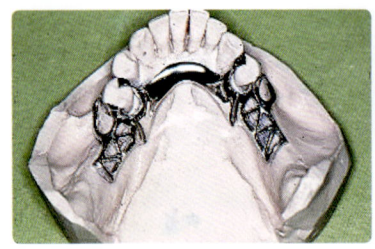

図4-19 リンガルバー 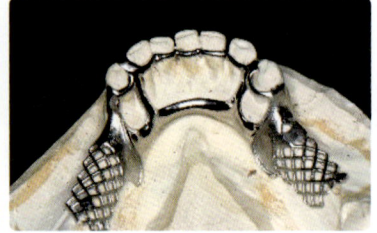
図4-20 ケネディバー 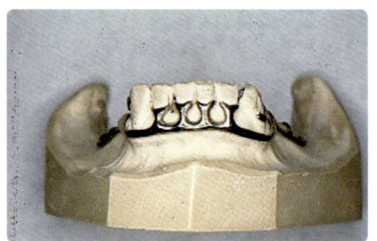
図4-21 ラビアルバー

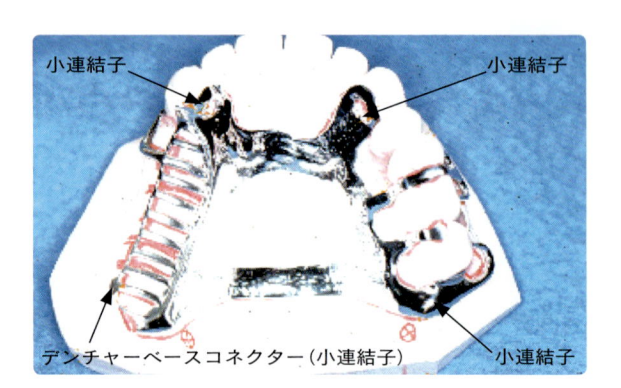

図4-22 小連結子の名称

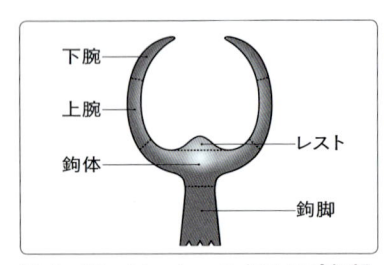

図4-23 エーカースクラスプ各部の名称 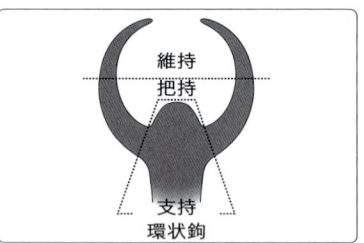
図4-24 エーカースクラスプの機能局在 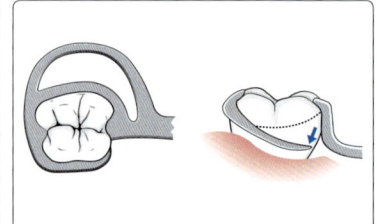
図4-25 リングクラスプ

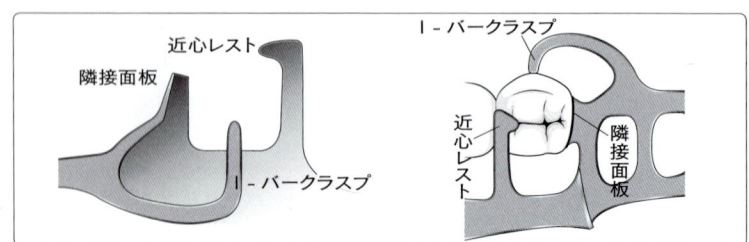

図4-26 RPI-バークラスプの名称
（右図：松尾，杉崎より改変）

上顎の大連結子にはその幅からバー，ストラップ，プレート(palatal bar, palatal strap, palatal plate)が，下顎はその形態からバー(lingual bar, labial bar など)とプレート(lingual plate, lingual apron など)がある．

4）支持装置（レスト）

クラスプの一部に組み込まれ，人工歯にかかる咬合圧を歯に伝達し，義歯の沈下を防止する装置．レストを受け入れるレストシートは臼歯咬合面，前歯舌面・切縁のエナメル質の範囲内に形成される．いずれも歯の長軸方向に咬合力を伝達できるように設置される．遊離端欠損では，同じ歯列内に2か所設置されるとこのレストを結んだ線を軸として義歯が沈下，離脱する．このとき離脱を防止する第三のレストは間接維持作用を発揮し，支持装置ではなく維持装置となる．

5）維持装置

義歯が顎堤粘膜から離脱することを防止する．クラスプやアタッチメントをいう．欠損に隣接して作用する直接維持装置と義歯の回転離脱を補助的に防止する間接維持装置がある．

（1）維持作用の種類
　①弾性維持：歯冠の膨隆を金属の弾性で乗り越えたときに発揮される．クラスプがこれにあたる．
　②摩擦による維持：平行な金属面の擦れ合わせによる．アタッチメント，パラレロテレスコープなど．
　③くさび効果による維持：金属同士の凹凸が食い込むことによって生ずる維持力．コーヌステレスコープ．

（2）クラスプ

金属の弾性を利用し，部分床義歯の咬合面方向への離脱に対して抵抗する種々の形態をしたいわゆる留めがね（バネ）といわれる装置の総称である．クラスプはレスト，小連結子を含み，維持作用だけでなく，支持・把持作用も有する．

＜機能としての具備すべき条件＞
　①維持：咬合平面方向への離脱に対して抵抗すること．
　②支持：粘膜方向への義歯の沈下に抵抗すること．
　③把持：義歯の水平的動揺に抵抗すること．安定ともいう．
　④歯冠を取り巻くこと：歯冠をすくなくとも180度以上取り囲む．歯冠をつかむこと．
　⑤拮抗：維持腕が最大豊隆部を乗り越えて歯冠周囲に納まるとき，その乗り越える力を相殺すること．
　⑥受動性：所定の位置に納まったクラスプは不活性の状態で，歯に力を及ぼさないこと．

テレスコープ

望遠鏡の筒がスライドすることから由来している．二重の金冠が内側と外側で擦れ合うことを維持力としている．コーヌステレスコープは，テーパーの付いた金冠が摩擦ではなく，嵌合して維持力を発揮する．

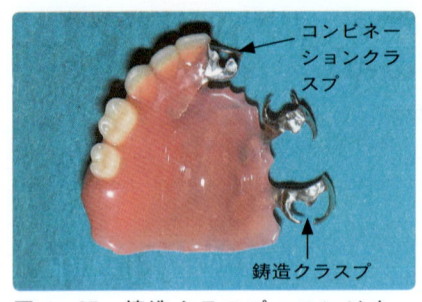

図4-27 鋳造クラスプ，コンビネーションクラスプ

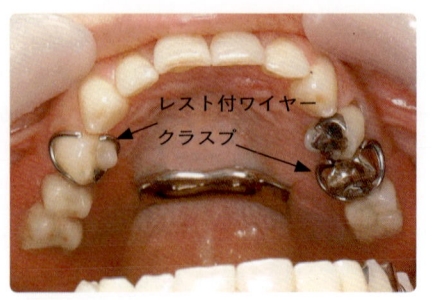

図4-28 ワイヤークラスプ

<製作法による分類>
①鋳造クラスプ：耐火模型上でワックスアップを行うか，または作業用模型上で光重合レジンのパターンを採得して，鋳造によって形作るクラスプをいう（図4-27）．
②屈曲（ワイヤー）クラスプ：0.9ないし1.0mmの太さのワイヤーを曲げて，歯面に適合させるクラスプ（図4-28）．

<形態による分類>
①環状鉤（サーカムファレンシャルクラスプ，豊隆上部型）：歯冠の180度以上を取り囲むように，3面4隅角を覆うように走行する（エーカースクラスプ，リングクラスプなど）（図4-29）．
②バークラスプ（豊隆下部型）：歯肉側から歯面のアンダーカット内にとどまるクラスプでその形態から，Iバー，Tバーなどがある．代表的なものはRPI-バークラスプがある（図4-30）．
③コンビネーションクラスプ：頬側はバー型，舌側は環状型という組合せなど形態や材質の異なった鉤腕を組み合わせたクラスプの総称．

(3) アタッチメント
鉤歯の周囲に義歯と鉤歯をつなぐ，維持と支持を目的とした結合装置をいう．最近はインプラントの上部構造に義歯を固定することを目的として用いることが多い．

<精度による分類>
①精密性アタッチメント：機械で精密に製作された金属同士の密な擦り合わせによるアタッチメント．
②半精密性アタッチメント：主に自家製で鋳造や義歯への取り込みにて使用する．

<形態による分類>
①歯冠内アタッチメント：歯冠補綴物に形成され，メールとフィメールが合わさって歯冠形態を構成する．
②歯冠外アタッチメント：歯冠補綴物の外側に設置され，歯冠形態を逸脱する（図4-31〜33）．

鋳造
金属を溶融し，製作しようとするものの鋳型に流し込んで製作する方法．

ワックスアップ
ワックスで製作しようとするものの原型を製作すること．

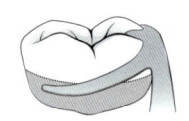

図4-29 豊隆上部型クラスプ

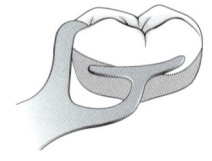

図4-30 豊隆下部型クラスプ

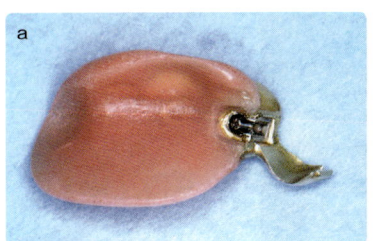

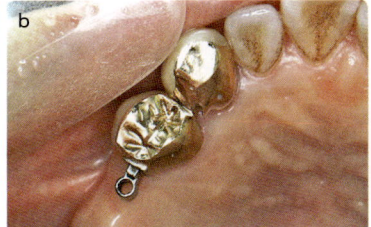

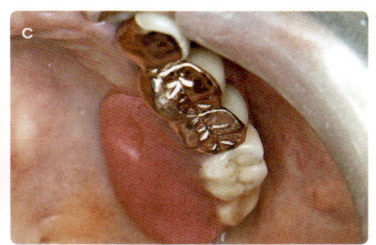

図4-31　a：コネックスアタッチメント（精密性，歯冠外アタッチメント）．b：フィメール部．c：義歯装着

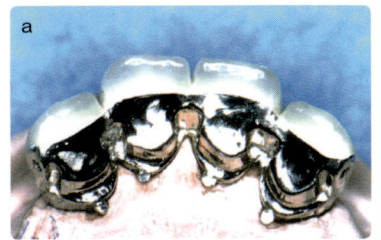

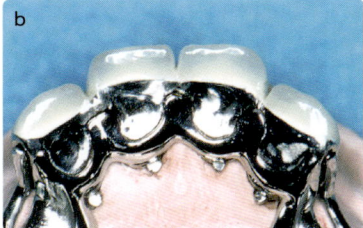

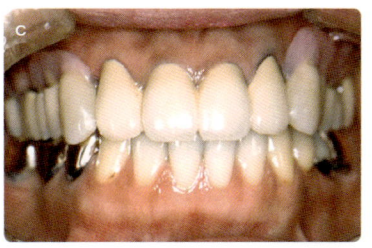

図4-32　a：チャンネル，ショルダーおよびディンプルが形成されている．b：メタルフレーム．c：完成義歯装着

a：チャンネル
b：ショルダー
c：ディンプル

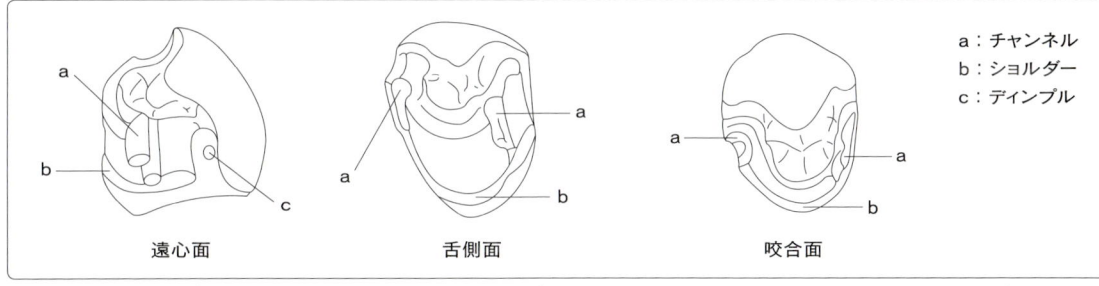

遠心面　　舌側面　　咬合面

図4-33　ディンプルバーテレスコピックシステムの内冠（Journal of Oral Science, Vol.40, No.1, 1998より）．

③歯根アタッチメント：歯髄処置をした歯根面に設計されるアタッチメントで，O-ringアタッチメント，マグネットアタッチメントがある（図4-34）．

マグネットアタッチメント
磁力によって義歯の離脱に抵抗する．

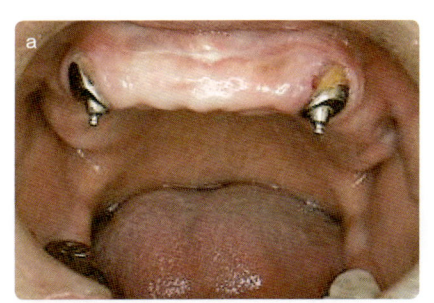

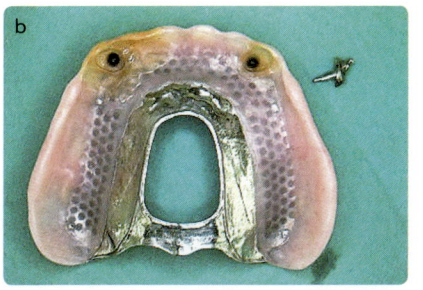

図4-34　a：O-ringアタッチメント（歯根アタッチメント，自家製）．b：義歯内面にO-ringが装着されている．O-ringアタッチメントはゴム製の輪が変形するときに維持力を発揮する．

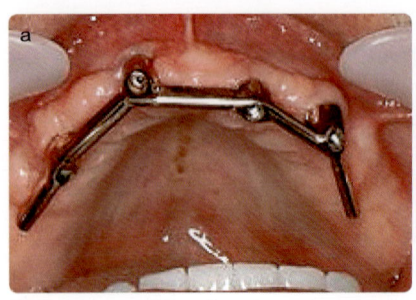

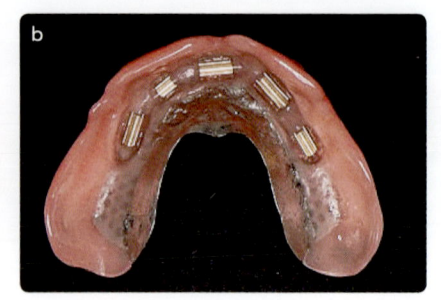

図4-35　a：ドルダーバーアタッチメント．b：スリーブとオーバーデンチャー

　④バーアタッチメント：ドルダーバーがあり，鉤歯をつないでバーとスリーブで維持力を発揮する（図4-35）．
＜構成による分類＞
　①メール（雄部）とフィメール（雌部）
　②外冠と内冠（図4-36）
　③キーとキーウェイ
　それぞれ凹と凸の組合せによって機能する．
（4）クラスプと比較した場合のアタッチメントの利点・欠点
＜利点＞
　①審美的である．
　②十分な維持力が得られる．
　③鉤歯の負担軽減が図れる．
　④自浄作用を損なわない．
　⑤う蝕を誘発しない．
　⑥歯周病を誘発しない．
＜欠点＞
　①高価である．
　②歯冠補綴しなければならない．
　③技工操作が複雑である．
　④金属同士の摩耗が起きる．

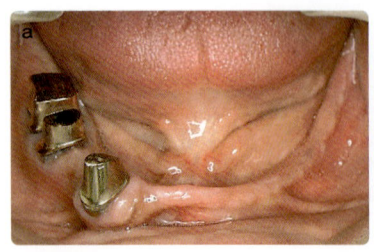

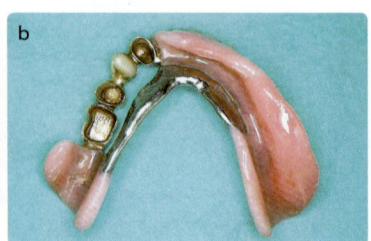

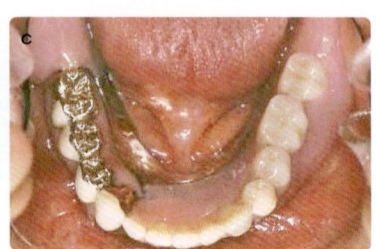

図4-36　a：コーヌス内冠．b：コーヌス外冠と義歯．c：コーヌスデンチャー装着

4-4 部分床義歯補綴の臨床

部分欠損歯列を有する患者の診療過程を示す．
1回目：診査，概形印象…研究用模型，サベイング，仮設計，個人トレー
2回目：前処置，最終印象採得…作業用模型の製作，金属床クラスプの製作，咬合床の製作
3回目：金属床，クラスプ試適・調整，（オルタードキャスト印象法），咬合採得，人工歯選択…作業用模型粘膜部の改変，作業用模型・対合歯の咬合器付着，人工歯排列，歯肉形成
4回目：人工歯排列試適・修正…排列仕上げ，歯肉形成仕上げ，フラスコ埋没，レジン填入，重合，掘り出し，研磨
5回目：義歯調整・装着，患者指導
6回目：義歯装着後の調整，経過観察

金属床義歯かレジン床義歯かによって，またはチェアタイムの延長などによっては，診療回数は増減する．また欠損様式によっては予定が前後する場合もある．

> **オルタードキャスト印象法**
> 歯と粘膜の被圧変位性の差をメタルフレーム製作後に粘膜のみ加圧して印象し模型を改造しようという方法．

1）診察・検査

まず患者への医療面接による主訴の聴取，医科的既往歴，旧義歯や補綴治療に関するものを含む歯科的既往歴，患者の希望に関する聴取を行い，基礎疾患や服薬の状況を把握するとともに，通院に影響を及ぼす疾患把握にも努める．

部分床義歯のための検査には，口腔内検査，エックス線検査，模型検査，旧義歯の検査がある．

（1）口腔内検査
残存歯：口腔清掃状態，歯周炎の状態，う蝕，咬耗など．
顎堤：粘膜の被圧縮性（オルタードキャストの必要性），粘膜病変など．
咬合関係：咬合高径の維持，残存歯の動揺と咬合接触関係．

（2）エックス線検査
残存歯：歯周組織の状態（歯冠歯根比を含む），う蝕など．
顎堤：骨内病変の有無，埋伏歯の有無，抜歯後の治癒状態など．

（3）模型検査（咬合器付着をして）
残存歯：歯の植立方向，歯冠形態，咬耗，上下顎の咬合関係，咬合平面，被蓋．
顎堤：補綴スペースの大きさ，義歯床の被覆範囲の予測．
他に模型検査では部分床義歯特有のサベイング操作がある（次項参照）．

（4）旧義歯の検査
新義歯を製作するにあたって，旧義歯の改善点が見いだせない場合は新義歯を使用してもらえないことが多い．旧義歯の検査は新義歯をうまく機能させるためにも重要である．

> **サベイング**
> サベイヤーを用いて，残存歯および軟組織の最大豊隆部を模型上に描記する操作をいう．

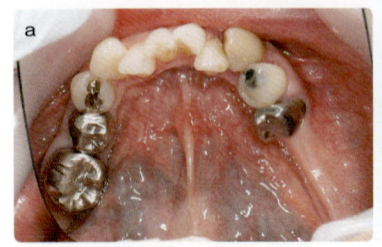

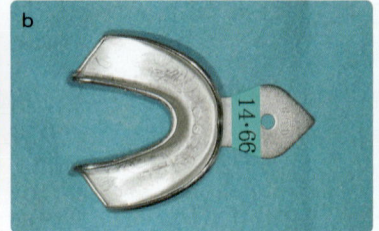

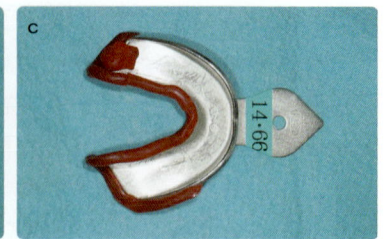

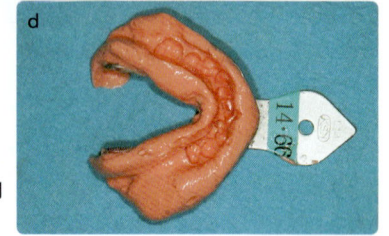

図4-37　a：欠損歯列（ミラー像）．b：既製トレー（リムロックトレー）．c：ユーティリティーワックスによる形態修正．d：アルジネート印象材を用いた概形印象

2）概形印象，研究用模型の製作
（1）使用器具および材料
＜使用器具＞
- ラバーボウル，スパチュラ
- リムロックトレー
- 石膏刀
- デザインナイフ
- 湿箱
- 計量カップ
- はかり
- バイブレーター

＜材料＞
- アルジネート印象材
- ユーティリティーワックス
- 石膏

（2）トレーの選択・修正

　概形印象は適切な既成トレーを選択するところから始まる．歯列の長さと幅から必要な範囲を覆うサイズを選択し，不足はユーティリティーワックスでトレーの辺縁を修正する（図4-37）．

（3）印象採得

　アルジネート印象材を指定の混水比で練和し，トレーに盛って口腔内に挿入する．とくに欠損部は顎堤の辺縁部から印象材がはみ出てくるのをよく確認する．下顎舌側後方，および上顎では咽頭部へ印象材が流れないように注意する．

（4）石膏注入

　印象材硬化後，速やかにトレーを撤去し，石膏を指定の混水比で注入す

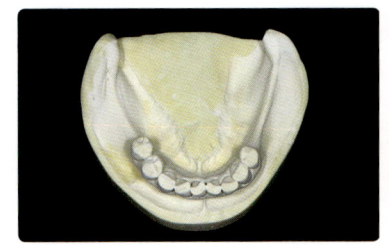

図 4 - 38　研究用模型の完成
図 4 - 39　サベイングキット 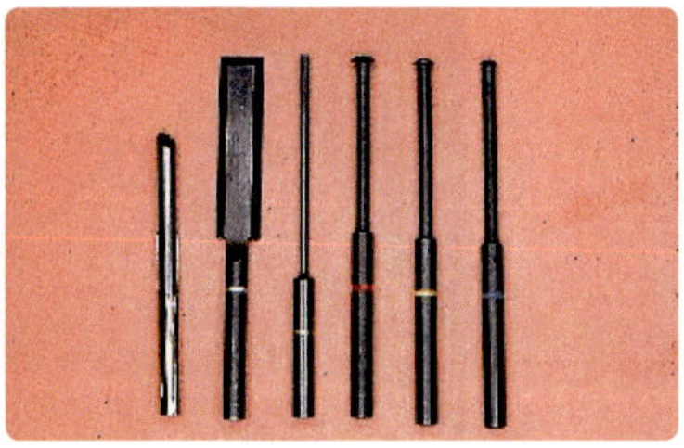
図 4 - 40　最大豊隆線の記入 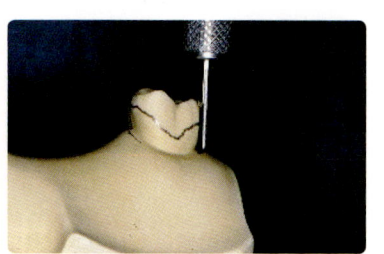
図 4 - 41　アンダーカットの計測 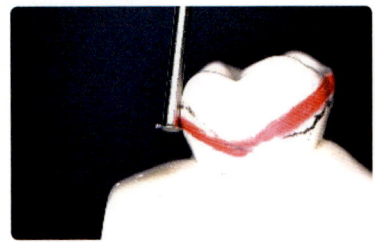
図 4 - 42　研究用模型のサベイング 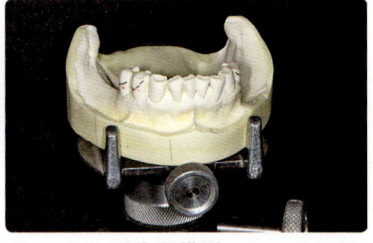
図 4 - 43　サベイヤー 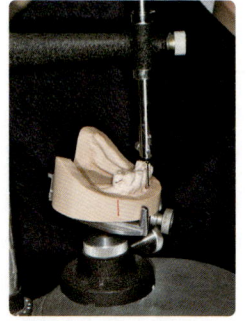

る．石膏注入後は湿箱で硬化まで保存する．硬化後は印象面にできた気泡を弾いておき，基底面に二次石膏を盛り，トリミングする（図 4 - 38）．

（5）サベイング
＜使用器具および材料＞（図 4 - 39〜41）
- サベイングキット
- 石膏刀
- デザインナイフ
- 赤青エンピツ
- 朱肉

＜研究用模型のサベイング＞（図 4 - 42, 43）
　予備計測のために行われる．適切な着脱方向の決定，必要とされるマウスプレパレーションの決定，さらにサベイラインの記入，歯面アンダーカットの計測，顎堤のアンダーカットの計測を行い，義歯の設計を決めるのに不可欠である．

①着脱方向の決定
　模型をサベイヤーにのせ，模型台を固定することによって決まる．模型は咬合平面を水平あるいは歯軸方向と床が垂直になるように固定する．アナライジングロッドでクラスプの引っ掛かりとなるアンダーカットの有無を調べ，模型の固定方向を決定する．模型の固定ができたら，着脱方向線，等高点（トライポッディング）の記入を行う．

②等高点（トライポッディング）の記入
　サベイングした模型の位置づけを再現できるように，義歯設計の範囲外

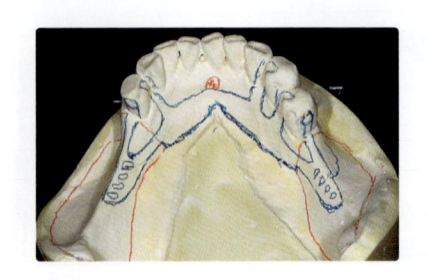

図 4‑44　研究用模型上での仮設計

に3点記入する．さらにナイフで×印に掘っておく．
　③サベイラインの描記
　炭素棒を用い，着脱方向に対応する鉤歯や顎堤の最大豊隆部の連続線を描記する．炭素棒は先端を使わず側面を使用し，歯冠部に描記する．舌側骨隆起，臼後隆起など軟組織の模型形態のサベイラインも描記する．
　④アンダーカットの記入
　クラスプ維持腕の先端は，最大豊隆部を越えて着脱されるとき，アンダーカット量と等しい距離のたわみを生じる．したがってアンダーカット量の測定は，クラスプの維持力に大きく影響を与える．
　アンダーカットの測定はゲージ(0.25mm：青，0.5mm：黄，0.75mm：赤)を用いる．ゲージの先に朱肉を付け，歯面にゲージの軸を接触させゲージを引き上げ，先端が触れた位置を記入する．3～4か所にマークをつけ赤鉛筆で必要な範囲のみ結ぶ．

(6)仮設計
　仮設計は欠損形態やサベイングで得られた情報から，レストの位置，利用できるアンダーカット，義歯の着脱に不要なアンダーカットなどを考慮して赤青鉛筆でその構成要素を記入していく(図 4‑44)．

(7)個人トレーの製作
＜使用器具および材料＞
・エバンス刀
・ワックススパチュラ
・レジン用ボウル，レジンスパチュラ
・ペーパーコーン，スタンプバー
・色鉛筆(赤青)

＜材料＞
・パラフィンワックス
・ワセリン
・トレー用レジン

　①研究用模型に外形の記入(図 4‑45のa)
　歯肉頰移行部，小帯，下顎臼後隆起などを考慮してトレー外形を記入する．

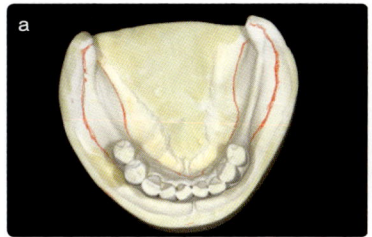

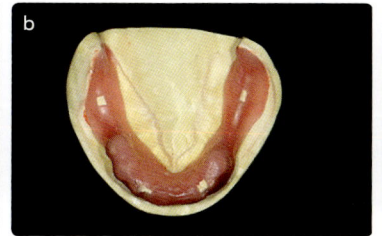

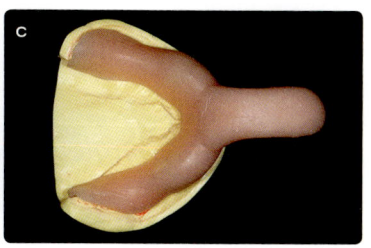

図 4-45　a：トレー外形線の記入．b：スペーサーの付与．c：トレー完成

②スペーサーの付与（図 4-45 の b）
　トレーの周縁に一致するようにパラフィンワックスを 2 枚程度軟化・圧接し，辺縁部は外形線に向かって移行的に修正する．
③ストッパーの形成とブロックアウト
　印象に際して付与されたスペーサーは印象材の厚さ（2〜3 mm）を確保する．また，トレーを定位置に安定させるため，ストッパーを形成する．ストッパーは鉤歯以外の部位に付与する．顎堤のアンダーカットはあらかじめブロックアウトしておく．
④トレーレジンの圧接
　模型の表面にワセリンを塗布し，トレーレジンをレジン用ボウル内で練和し，模型に圧接する．硬化前に鋭利なナイフなどでトレー外形よりはみだした過剰部分を削除する．硬化熱が発生したら水中で冷却する．
⑤把柄の付与（図 4-45 の c）

> **ブロックアウト**
> 義歯の着脱方向に対して生ずる不要なアンダーカットをワックスや石膏で埋めること．

3）前処置

　前処置としては，補綴治療の前処置と部分床義歯の前処置がある．いずれも補綴治療に入る前に終了していなければならない．

（1）補綴治療の前処置として
　①予防処置：部分床義歯の第一の目的が残存歯・残存組織の保全にあることから，清掃状態の改善を図る必要がある．
　②外科処置：予後の望めない歯の抜歯や義歯装着の妨げとなる骨隆起，小帯に対する処置，また咬合しない転位歯の抜歯はあらかじめ行う．
　③保存処置：う蝕処置，歯内療法，歯周治療を義歯装着前に終えておく．
　④小矯正：歯髄を温存，位置異常の歯を残したいときに矯正を行う．
（2）部分床義歯のための前処置として
　①歯冠形態修正（鉤歯調整）
　・レストシートの形成
　・ガイドプレーンの形成
　・リカンタリング（歯冠改造）
　②咬合調整
　③粘膜調整

＜使用器具および材料＞
- タービンバー
- エンジンバー

研究用模型で行った仮設計に従って，鉤歯前処置を行う．

＜操作＞

①レストシート形成

レストシートを形成する．レストシートと誘導面のなす角が90°以下になるようにスプーン状に形成し，咬合面側からみた外形は欠損側に向かって外開き様にする．

②ガイドプレーン形成

研究用模型を参考に，フィンガーレストにてタービンを把持し，ガイドプレーンを形成する．

③リカンタリング（歯冠改造）

研究用模型のサベイングを参考にし，歯冠豊隆を変える目的で行う．舌側サベイラインが頬側と同じ高さになるように豊隆を修正する．

4）精密印象採得

前処置が終了したら，義歯製作のための作業用模型を製作する．このとき行うのが精密印象採得である．

＜使用器具および材料＞
- トーチランプ
- バードパーカーナイフ
- ウォーターバス
- シリンジ
- ボウル
- スパチュラ

＜材料＞
- モデリングコンパウンド（グリーン）
- 燃料用アルコール
- 紙練板

レストシート
レストを収容するために作られた歯に存在する窩．

ガイドプレーン
義歯を着脱するときにスムースに行えるように形成された歯の軸面．

リカンタリング
義歯の機能が最大限発揮されるように歯の豊隆を修正すること．

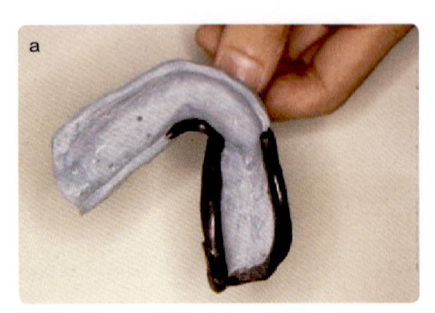

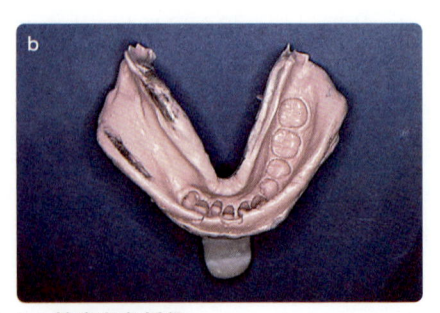

図4-46　a：個人トレーを用いた辺縁形成．b：精密印象採得

- ワセリン
- シリコン印象材

＜操作＞
　個人トレーを口腔内へ試適し，可動粘膜とトレー辺縁の関係，とくに小帯の動きを妨げないかどうか注意し，必要に応じてトレー辺縁を削除，修正する（図4-46）．

（1）筋（圧）形成
　義歯を取り巻く周囲の筋肉の動きを妨害しないように，印象形態にその動きを反映させる必要がある．また印象採得にあたり，印象材の頓路を狭くして，可及的に粘膜の加圧形態を記録したい．このとき行う操作を筋（圧）形成という．
　遊離端欠損部には後方を支える歯がなく，粘膜で咬合圧を負担しなければならない．したがって粘膜が支える力を発揮できる形態に変形している必要がある．よって可及的に加圧された印象形態を採得する．遊離端粘膜部全体に軟化したコンパウンドを盛り上げ，温度調整後口腔内に挿入しコンパウンドの流れる圧で加圧を行う．このとき辺縁部の形態を一緒に整える．軟化したコンパウンドは高温であるため，直に口腔内に挿入すると火傷を与えるおそれがあるので，温水中（40～45℃）にて温度調整した後，口腔内に挿入する．コンパウンドが硬化する前に周囲組織の運動を十分に行わせて筋（圧）形成を行う．

（2）精密印象
　①トレー内面への接着剤の塗布
　・トレーの内面および周縁部に印象材専用の接着剤を薄く塗布する．
　・エアーシリンジを用いて個人トレーの接着剤をよく乾燥させる．綿花やガーゼなどで唾液，プラークをふき取っておく．
　②最終印象材の準備と練和
　・シリコン印象材をキャタリストとベースを等量の長さで紙練板上に出し，石膏スパチュラにて均等に練和する．シリンジにインジェクションタイプ，トレーにレギュラータイプを盛って連合印象とする．レストシートや気泡が入りやすい部位にシリンジを用いてインジェクションタイプを盛る．
　③トレーの口腔内挿入
　・印象材を盛ったトレーを粘膜面に圧接適合させ，手指によりトレーの固定をし，患者自身に機能運動を行わせた後，硬化を待つ．

（3）作業用模型の製作
　精密印象採得に続いて，作業用模型を製作する．印象の柄を切断し，ボクシングを行う．これは石膏模型を二次盛りしないで，一度で注ぎ終えるように製作するため，ボクシングプラスターといわれる軟性の石膏にて印象の裏側を固める．ガムテープを巻いて，一度に石膏を注ぐ．

頓路
⇒ p.49参照

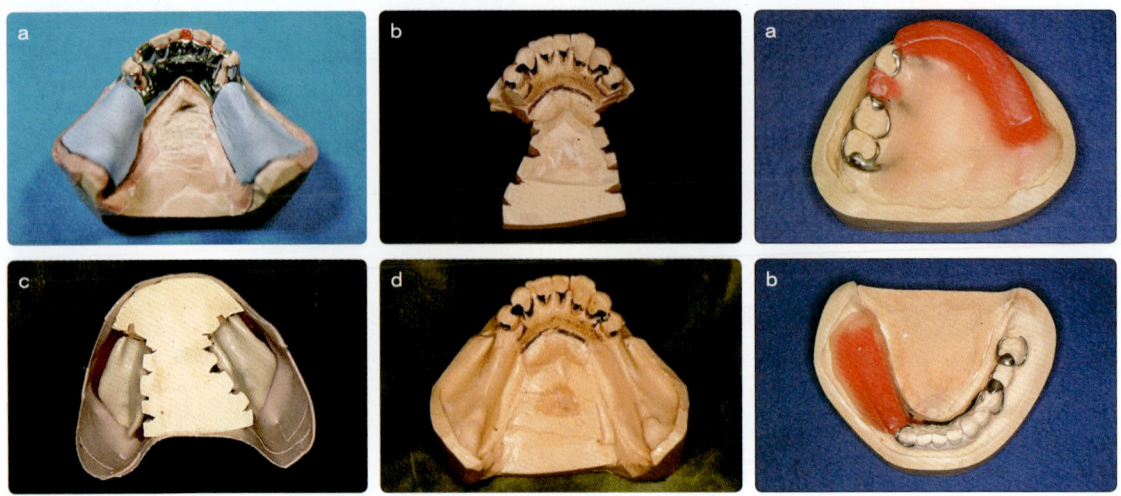

図4-47　a：欠損部のトレーの製作．b：粘膜部は模型をカットしておく．c：オルタードキャスト印象法後の簡単なボクシング．d：オルタードキャスト後の作業用模型

図4-48　a：上顎咬合床．b：下顎咬合床

（4）模型改造印象法（オルタードキャスト印象法）
　粘膜と歯の被圧変位量の差を可及的に小さくする印象法である．主に下顎臼歯部遊離端欠損で行う方法である．メタルフレームにトレーを製作し，粘膜面のみ印象する．作業用模型の欠損部顎堤粘膜部だけ，印象材の流動圧で加圧した状態を再現する（図4-47）．

（5）咬合床の製作
　次の来院に備えて咬合床を製作する．咬合床は，少数歯欠損で顎間関係の記録や咬合器付着が容易な場合は必要ないが，模型の咬合器付着時にずれを生じることが予測される場合は必要である（図4-48）．

5）咬合採得

　咬合採得は頭蓋に対する上顎歯列の位置関係の記録，上下顎の対合関係の記録，歯の欠損によって起こる顔貌変化の改善度合いを知ること，咬合平面および人工歯排列の基準を決定することなどが含まれる．
　部分床義歯の1歯欠損から1歯残存までという適応から上下の模型を咬合器に付着するという作業は，上下の作業用模型間に介在して安定した上下顎関係を維持できる装置が必要になる．これが咬合床である．

- 少数歯欠損の場合は上下の歯の関係が記録できれば咬合器付着まで問題なく行うことができる．
- 少数歯残存の場合は，咬合床を介在させて咬合関係を記録する．この場合，歯の関係を記録するというよりは，総義歯に準じて顎の上下関係を記録するようになる．
- 中くらいの欠損のときは，前後左右で歯が咬合しているときは模型を

メタルフレーム
主要な構成要素を金属で一塊に製作したもの．

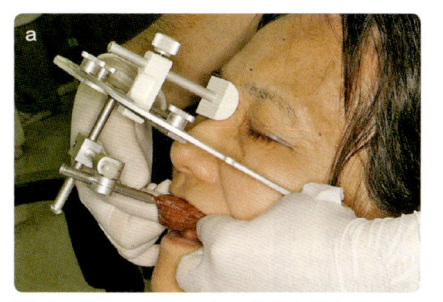

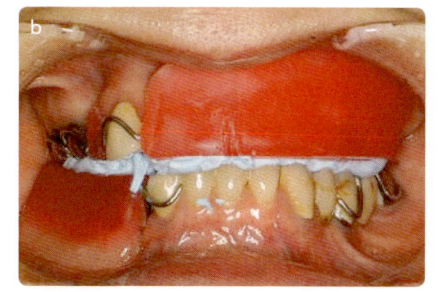

図4-49 a：フェイスボウトランスファー．b：咬合床を使用した咬合間記録

安定して咬合させて，咬合器付着ができるかどうか判断しなければならない．ただし，咬合採得の際，上下の咬合関係のみならず人工歯排列位置の決定や顔貌の改善を図るときは咬合床が役に立つ．

（1）フェイスボウトランスファーおよび顎間関係記録
＜使用器具および材料＞
- エバンス刀
- ワックススパチュラ類
- 咬合床
- 咬合器および顔弓一式
- ウォーターバス

＜材料＞
- モデリングコンパウンド
- 普通石膏
- ワセリン
- 咬合採得用酸化亜鉛ユージノールペースト

＜操作＞
①フェイスボウトランスファー（顔弓記録）（図4-49）
　バイトフォーク表面にあらかじめコンパウンドを軟化してのせ，歯列の圧痕をつける．歯列にワセリンを塗布し，バイトフォーク上の圧痕にユージノールペーストをのせて歯列の位置を記録する．
　顔弓を外耳道およびリファレンスポイントに固定して，上顎歯列の頭蓋に対する位置を記録する．この位置関係を咬合器に移すことをフェイスボウトランスファーという．

②顎間関係記録
　咬合器を用いた義歯製作のために，上顎歯列の頭蓋に対する位置関係を記録した後は，上下顎の咬合関係を記録しなければ咬合器上で上下顎の咬合関係は再現できない．咬合床を用いるかどうかは前項を参考のこと．
　残存歯列に安定した咬合関係が存在すれば中心咬合位で，存在しなければ中心位で下顎位を咬合床上に記録する．また上顎咬合堤の唇面には正中線，スマイルラインなどを印記しておく．人工歯は色，形を患者の希望も

中心咬合位
上下顎の歯が最大面積で接触する上下歯列の位置関係．

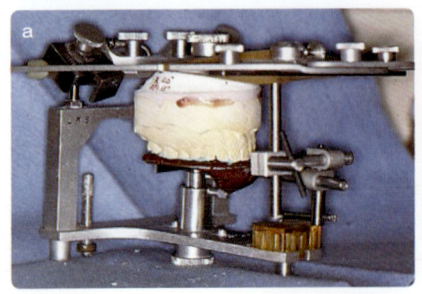

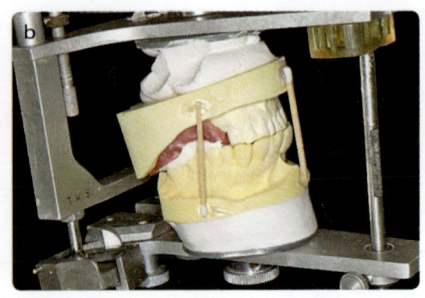

図 4-50　a：上顎模型の咬合器付着．b：咬合床を用いた上下顎間関係記録を介した下顎模型の咬合記付着

交えて決めておく．

6）咬合器付着
＜使用器具および材料＞
- 咬合器一式
- 座金
- 石膏スパチュラ，ラバーボウル

　咬合器とは患者の歯列模型を顔弓や顎間関係記録を介して付着し，上下顎の咬合する位置，顎の動きを近似させて再現しようという器械である．間接法で補綴装置の製作を行うには，必要不可欠なものある（図 4-50）．

7）義歯の設計
＜使用器具および材料＞
- 赤青鉛筆
- サベイヤー
- サベイングキット

　研究用模型であらかじめ仮設計したように，再度サベイングから行う．研究用模型のサベイングは診断のため，作業用模型では部分床義歯の製作のためのサベイングということになる．作業用模型では歯冠形態修正がすでにされているので，鉤腕の位置決定を行う（図 4-51）．

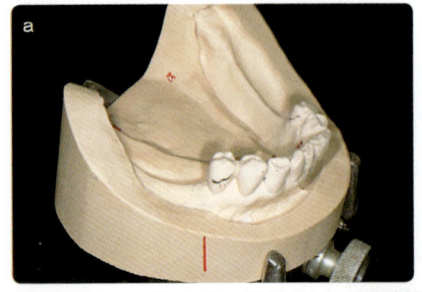

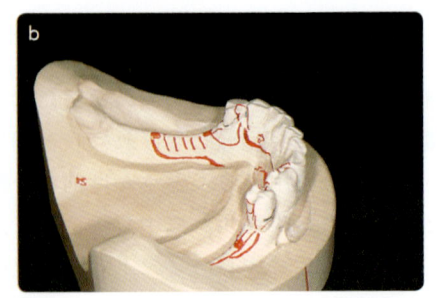

図 4-51　a：サベイング完了．b：設計線の記入

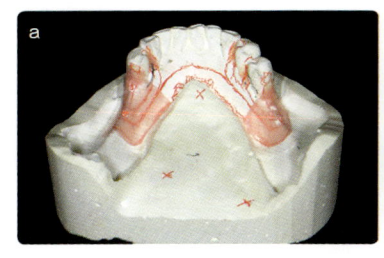

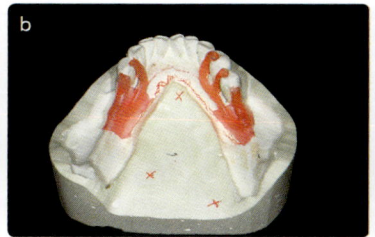

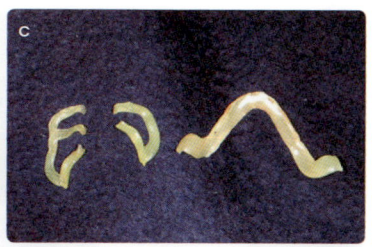

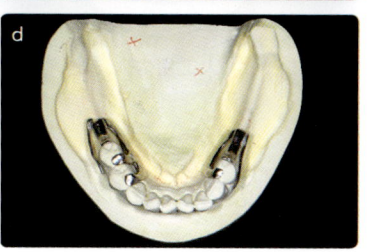

chapter 4　部分床義歯補綴

図4-52　a：ブロックアウトとリリーフ．b：光重合タイプのパターンレジンを圧接成形したところ．c：重合完了したパターン．d：鋳造し，ワイヤークラスプをろう付けし，完成したクラスプ

8）維持装置の製作
＜使用器具および材料＞
- パターンレジンあるいはインレーワックス，レディキャスティングワックスなど
- 鋳造リング
- 埋没材
- アスベストリボン
- ワセリン

サベイング，設計線の記入が終わったら，ブロックアウト，リリーフ（粘膜に接触する部分にはレジンで維持されるようにスペースを空ける）を行う．模型の準備はここまででクラスプの製作を行う．

クラスプパターンの製作には
（1）パターンレジンでパターンを製作する方法（図4-52）
（2）ワックスアップでパターンを製作する方法（図4-53）
がある．どちらも鋳造する鋳型を作るものであるが，耐火模型を作ることを考えるとパターンレジンでクラスプパターンを作るほうが簡単である．

9）人工歯排列，仮床義歯の試適
＜使用器具および材料＞
- 鏡
- ワックススパチュラ

人工歯排列は全部床義歯に準じて行うが，対合歯との関係，残存歯の位置異常，欠損スペースの大きさなどから全部床義歯とは同じように並ばないこともある．ここでは審美性，発音，咬合，舌感などを考慮して排列すべきである．試適時には，咬合関係が咬合器上に正しく再現されているかをよく観察し，調整の範囲かそれとも再度，咬合採得するべきかを判断し

ブロックアウト
義歯の着脱方向に対して生ずる不要なアンダーカットをワックスや石膏で埋めること．

リリーフ
意図的に所定の部位にスペースを設けること．

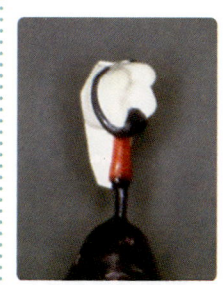

図4-53　耐火埋没材でできた模型上でワックスアップし，模型ごと埋没する（型ごと埋没法）．

仮床義歯
咬合採得を終えた後，咬合堤を修正してろう堤の上に人工歯排列を行った完成義歯の原型．

85

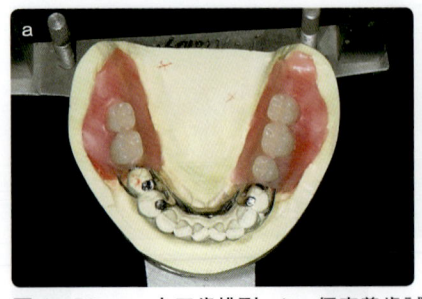

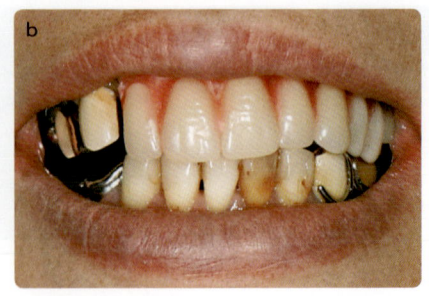

図4-54　a：人工歯排列．b：仮床義歯試適．前歯は必ず行う

適切な対応をしなければならない．また，前歯部を含むときは患者に鏡でよく見てもらい審美性については同意を得ておく．改善点は記録しておき再度試適するか，ラボサイドで修正するかを判断する（図4-54）．

10）義歯完成
（1）歯肉形成
＜使用器具および材料＞
- エバンスナイフ
- ワックススパチュラ類
- パラフィンワックス
- 咬合紙

　人工歯排列の修正が終わったら，義歯研磨面を整える．これを歯肉形成という．前歯部で見える部分は歯頚部の形態を整える．臼歯部および見えない部分に関しては歯肉の形態をはっきり再現するよりは移行的にしたほうが不潔にならない．

（2）埋没
＜使用器具および材料＞
- 普通石膏，硬石膏
- ラバーボウル，石膏スパチュラ
- 筆
- 分離剤（アルギン酸分離剤）
- 雑布
- エバンス刀，石膏刀
- 流し込みレジン用埋没材あるいはフラスコ
- パラフィンワックス

　義歯の構成要素のうち人工歯，クラスプおよび連結子を除いた部分，すなわち義歯床にあたる部分を床用レジンに置き換えるため，石膏中に埋没する操作である．この作業は義歯のクラスプ，義歯床および人工歯の位置関係を狂わないように細心の注意を図ることである．

埋没
仮床義歯の試適後，フラスコに石膏を用いて埋め込む作業を埋没という．鋳造においてはワックスアップした製作物の原型を埋め込むことをいう．

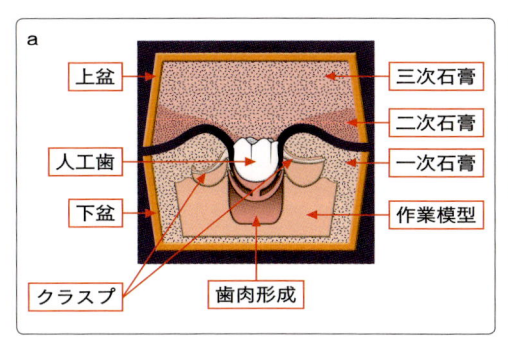

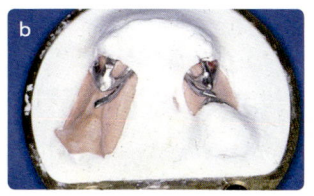

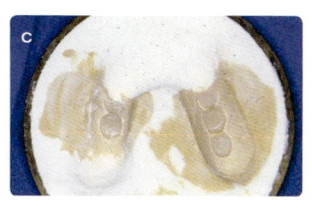

図4-55　a：埋没作業断面図．b：下盆；クラスプとリンガルバーは粘膜との関係が変化しないようにする．c：上盆；人工歯が上盆側へ

（3）重合

加熱重合レジンを用いるか常温重合レジンを用いるかで埋没法は異なる．

①加熱重合レジンの場合

金属製のフラスコを用いて，その中に歯肉形成を終えた作業用模型を石膏で埋没する．加熱してフラスコを開き，上盆，下盆ともワックスをきれいに流す．こうしてできたスペースに粉と液を混ぜて餅状になったレジンを加圧気で填入する．クランプでとめて一定時間，加熱する（図4-55）．

②常温重合レジンの流し込みの場合

歯肉形成を終えた作業用模型のワックス部分にパラフィンワックスを丸めたダクトを立て，石膏でそのダクトを覆うように埋没する．硬化後，温水にしてワックスを取り除き分離材を塗って，冷却後常温重合レジンをダクトから流し込む．プレッシャーポット内で加圧状態にて重合を完了する．

（4）掘り出し，研磨，調整

＜使用器具，材料＞

- 石膏鉗子
- スタンプバー

①掘り出し

レジンの重合終了後，模型にいきなり亀裂が入らないように注意しながら作業用模型の石膏を石膏鉗子，スタンプバーで取り除いていく（図4-56）．

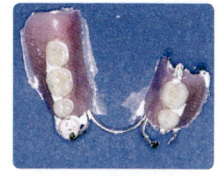

図4-56　掘り出し

②義歯の研磨

重合完了したレジン床義歯は，歯肉形成されたろう義歯が，重合によってアクリリックレジンの義歯床に置換されたものである．歯肉形成の仕上げ，埋没時の気泡の発生に注意すれば，表面のみを仕上げ研磨すれば目的が達せられるはずである．床粘膜面は研磨の対象外であるが，鋭縁や気泡などのある場合，その部分を除去するだけにとどめる．

＜使用器具，材料＞

- レーズ
- テルキジン
- スタンプバー

- ラウンドバー，フィッシャーバー
- マンドレール
- ペーパーコーン(荒，中，細)
- ビックポイント
- フェルトコーン
- ブラシ(軟毛，硬毛)
- バフ(ハード，ソフト)
- ワセリン

＜研磨の順序＞
使用機材によって3段階に分ける．

①荒研磨(成形)
粗いものほど丁寧に行うと仕上げのときに乱反射のないきれいな仕上げになる．700番か702番のフィッシャーバー，または＃5ラウンドバーで歯頸部過剰レジン，気泡，迷入石膏片を削除する．

②中仕上げ(下地)
ペーパーコーンで荒いものから順番に，ワセリンをつけて研磨する．

③最終仕上げ(バフによる仕上げ)
水バフに磨き砂泥をつけ，全体的に研磨する．バフは必ず水で湿らせた状態で使用する．レーズの回転方向の確認と義歯の固定を確実に行う．

11) 口腔内装着

(1) 試適・調整
　完成義歯をよく観察した後，口腔内に試適する．レストシートが適合するまで模型のブロックアウトした部位や余剰レジンを適合試験材にて確認し，当たる部位を削除し，全体が適合するまで行う(図4-57)．レストが適合するころには粘膜面と交互に調整する．レストが適合し義歯床内面が適合したら，咬合調整を行う．

(2) 咬合調整
　人工歯，レストおよび鉤歯が均等な咬合接触になるように咬合調整する．咬合調整によってなくなった隆線や溝は調整が終わったら再形成する(図4-58)．なお，新義歯装着後の調整は，通常3〜5回行い，十分使用できることが確認できたら経過観察に入る．

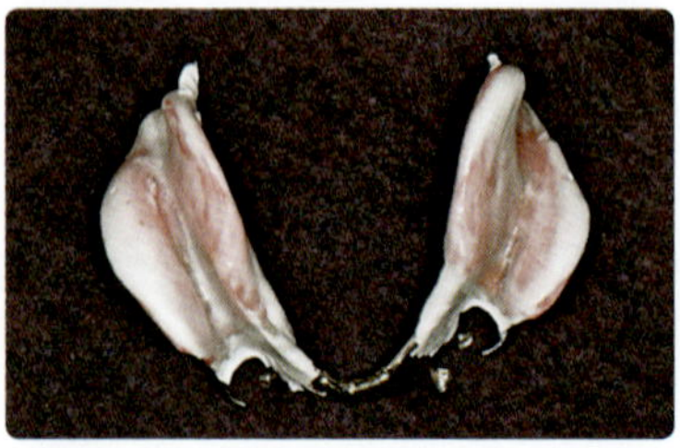

ブロックアウト
⇒ p.85参照

図4-57　適合試験材で適合を確認する．強圧部を削除する

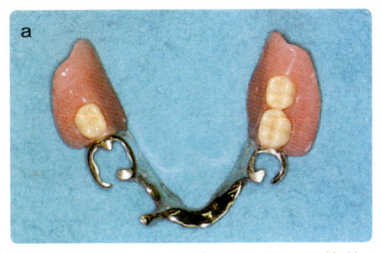

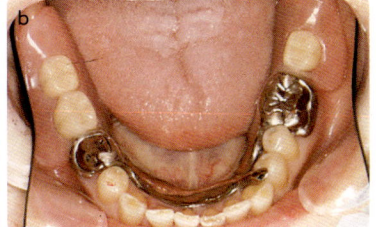

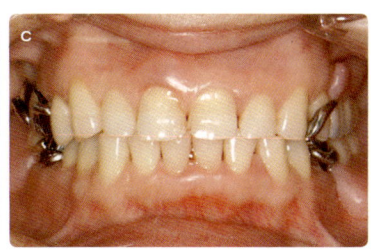

図4-58　a：研磨完了．b, c：装着

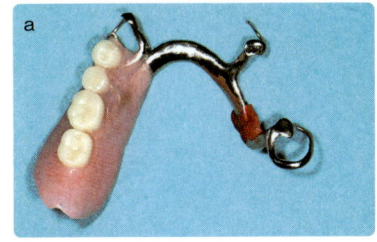

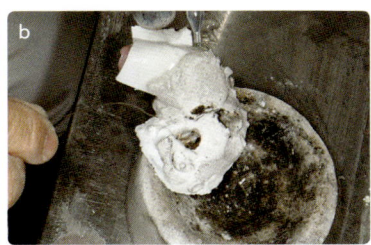

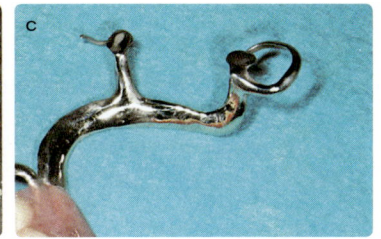

図4-59　a：破折部をパターンレジンで固定．b：埋没材で周囲を固定し，レジン部が燃えないようにアスベストリボンでくるみ，水をかける．c：ろう付け完了

12）義歯の経過観察および補修

（1）経過観察
　部分床義歯は粘膜と残存歯とがともに機能するので，鉤歯が動揺しても，顎堤が退縮しても機能が低下してくる．したがって術者側で機能的に不十分と判断されたときは，状況を患者に説明し，改善策をとるのがひとつの義歯を長く使用できる方法である．患者が問題なく使用できるまでは，間隔を短く，使用できるようになれば6か月ないしは1年で経過観察を行うことが肝要である．もし破損や適合不良が見つかれば補修を行う．

（2）補修
　破損した場合はクラスプ，メタルフレームは交換あるいはろう付け，義歯床は接着修理を行う．
　適合不良の場合，クラスプは少々なら屈曲で適合を図る．義歯床はその程度によって，裏装，改床，再構成ができる．いずれも金属部には適合不良がないものとする（図4-59）．

①裏装（リライン）：義歯床内面の不適合のみで，内面を一層，裏装用レジンを追加することを裏装という．

②改床（リベース）：裏装や修理を繰り返すと，義歯床は徐々に色調が悪化してくる．このような場合は，金属部および人工歯を残して義歯床全体を交換する．この作業を改床という．

③再構成（リコンストラクション）：義歯床の不適合や色調変化，また人工歯の咬耗や破折がみられたとき，金属部の適合が十分であれば，義歯床，人工歯を一度に新しくする．これを再構成という（図4-60）．

リライン，リベース
⇒ p.64参照

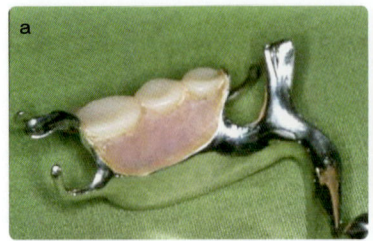

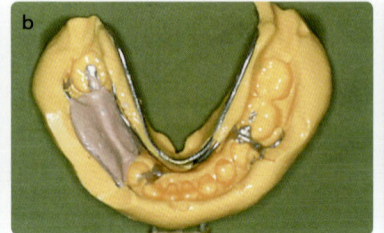

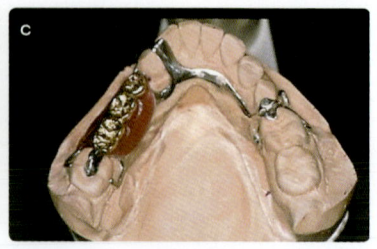

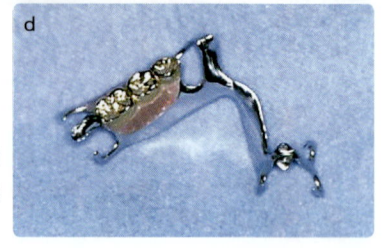

図4-60　a：人工歯の摩耗と義歯床の着色を認める．b：義歯床内面の印象と取り込み印象．c：咬合面メタルアップと歯肉形成．d：義歯再構成完了

復習しよう！

1　ケネディの分類でⅡ級はどれか．
a　両側遊離端欠損
b　片側遊離端欠損
c　中間欠損
d　前歯部欠損

2　フェイスボウトランスファーの目的はどれか．
a　上下顎の咬合関係を記録する．
b　頭蓋に対する上顎歯列の位置関係を記録する．
c　下顎の前方運動を記録する．
d　下顎頭の運動軌跡を記録する．

3　研究用模型の検査（咬合器付着して）でわかることはどれか．すべて選べ．
a　上下顎の被蓋
b　咬合平面
c　上下顎の咬合関係
d　補綴間隙の大きさ

4　片側遊離端義歯の隣接する鉤歯にレストを設計した．このとき義歯の咬合圧負担様式はどれか．
a　粘膜負担義歯
b　歯根膜負担義歯
c　歯根膜歯牙混合負担義歯
d　粘膜歯根膜混合負担義歯

5　大連結子の役割で誤っているのはどれか．
a　同一顎内で左右の義歯を連結する．
b　同一顎内で前歯部と臼歯部を連結する．
c　義歯床とクラスプなどの装置を連結する．
d　メタルフレームと義歯床を連結する．

6　クラスプの具備すべき条件で維持はどれか．
a　義歯の粘膜方向への沈下に抵抗する．
b　義歯の咬合面方向への離脱に抵抗する．
c　義歯の水平的動揺に抵抗する．
d　正しい位置に収まったクラスプは鉤歯に力を及ぼさない．

＜解答＞
1：b
2：b
3：a, b, c, d
4：d
5：d
6：b

chapter 5 クラウン・ブリッジ補綴

学習目標
- □ クラウンの種類とその特徴を説明できる．
- □ 支台築造および支台歯形成が説明できる．
- □ 印象採得，咬合採得，色調選択が説明できる．
- □ プロビジョナルレストレーション装着の目的と製作方法が説明できる．
- □ クラウン・ブリッジの製作方法，試適および装着が説明できる．
- □ ブリッジの構成要素について説明できる．
- □ ポンティック基底面形態の種類とその特徴を説明できる．

5-1 クラウン・ブリッジ補綴の概要

　クラウン・ブリッジ補綴（冠・橋義歯補綴）は，歯冠部の形態異常や実質欠損，もしくは歯の欠損に対して，金属，レジン，陶材などの材料で製作した修復物により，形態と機能を回復する治療方法である．その意義は，歯の実質欠損による咀嚼，発音，嚥下などの機能障害や外観（審美性）不良の回復，改善を目的とし，欠損部分の形態を口腔内に調和するように補うことにある．正しいクラウン・ブリッジ補綴は神経筋機構の保護，全身の健康維持，生活の質（QOL）の向上に有益である．
　クラウン・ブリッジによる歯科補綴治療は，残存歯が補綴装置を強固に支持するため，咬合圧のすべてを歯根膜で受け止める（歯根膜負担様式）．したがって，部分床義歯に比較して装着感がよく，咀嚼機能や発音機能に優れる．

1）クラウン補綴

　クラウンは，全部被覆冠，一部被覆冠，継続歯に分類される．

（1）全部被覆冠

　歯冠全体を被覆する構造のため，保持力が高いが，歯質の削除量が多く，歯に対して侵襲が大きい．
　全部鋳造冠（図5-1）は機械的強度が大きく，適合性と形態再現性に優れているため，臼歯部の歯科補綴治療に高い頻度で使用されている．
　前装鋳造冠は外観に触れる唇・頬面をレジンまたは陶材で前装し，審美

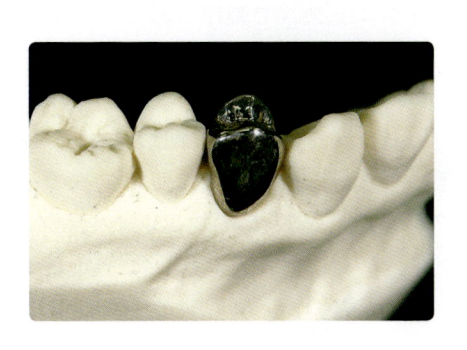

図5-1　全部鋳造冠

QOL（Quality of life）
一人ひとりの人生の内容の質や社会的にみた生活の質のことを指す．すなわち，ある人がどれだけ自分らしい生活を送り，人生に幸福を見いだしているか，ということを尺度としてとらえる概念である．個人の収入や財産を基に算出される生活水準とは分けて考えられる．

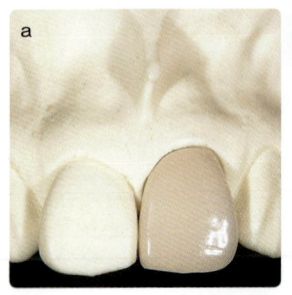

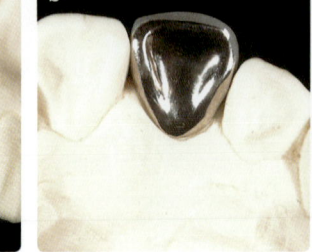

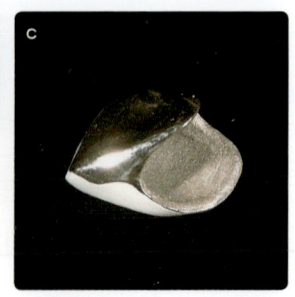

図5-2　レジン前装鋳造冠

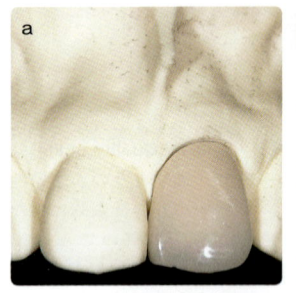

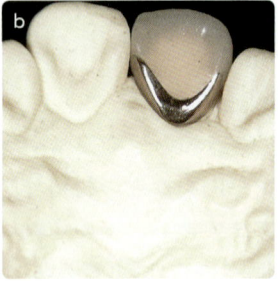

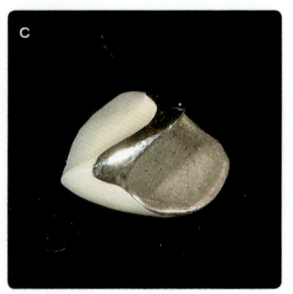

図5-3　陶材焼付鋳造冠

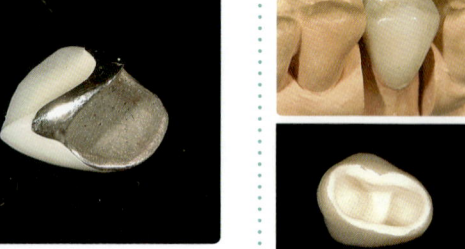

図5-4　レジンジャケット冠

的に回復するもので，主に前歯部や上顎小臼歯部に適応される．前装鋳造冠はレジン前装鋳造冠，陶材焼付鋳造冠(陶材溶着鋳造冠，メタルボンドクラウン，メタルセラミッククラウンともいう)に大別される．レジン前装鋳造冠(図5-2)は，陶材焼付鋳造冠に比較して前装部が破折しにくく，製作法が容易である．一般的にレジン前装鋳造冠はレジンの耐摩耗性と吸水性を改善するために，前装材料に無機質フィラーを添加した硬質レジンを使用しているが，装着後の経時的変色が懸念される．陶材焼付鋳造冠(図5-3)はレジン前装鋳造冠に比較して色調と透明性，硬度，生体親和性に優れ，その応用範囲は広い．

　ジャケット冠は，一般には前歯部もしくは小臼歯部に単独冠として適応され，金属を使用していないので審美性に優れる．ジャケット冠はレジンジャケット冠とオールセラミッククラウンに大別される．レジンジャケット冠は硬質レジンまたはハイブリッド型コンポジットレジン(図5-4)を使用して製作するが，セラミックスで製作されたクラウンに比較すると審美性と耐久性に劣る．また，強度的な理由から一般的にブリッジの支台装置に利用することはない．オールセラミッククラウンは，その原形はポーセレンジャケット冠であったが，製作に熟練した技術が必要なことや破折強度が不十分である理由から最近では臨床で使用することは少ない．現在のオールセラミッククラウンは，製作方法で①耐火模型を用いる方法(In-Ceram)，②ロストワックス法を用いる方法(Dicor, Empressなど)，③CAD/CAMを用いる方法(Procera, GN-1, Cerconなど)(図5-5)，に分類される．

ハイブリッド型コンポジットレジン
粒径の異なるフィラーを混合することによって(超粒子型コンポジットレジンに比較して)，機械的強度を向上させるとともに(従来型コンポジットレジンに比較して)研磨性も向上させたコンポジットレジン．

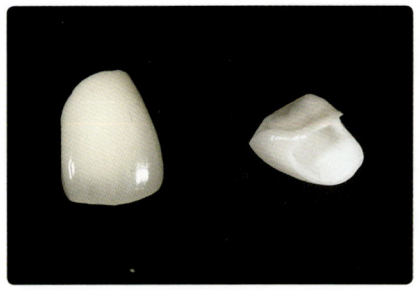

図 5-5　オールセラミッククラウン

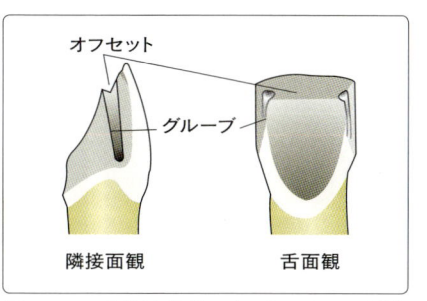

図 5-6　上顎中切歯 3/4 クラウンの形成

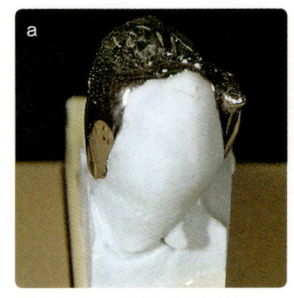

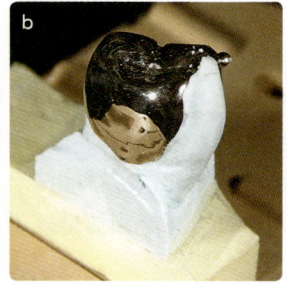

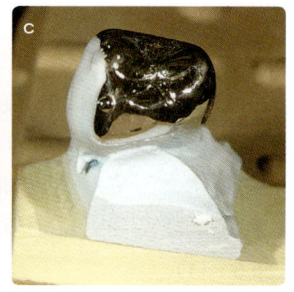

図 5-7　4/5 クラウン

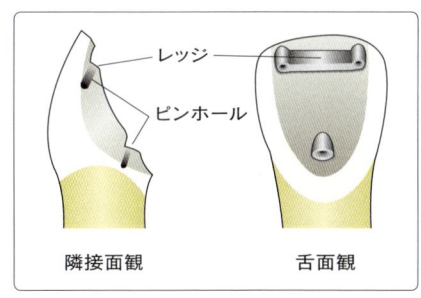

図 5-8　上顎中切歯ピンレッジの形成

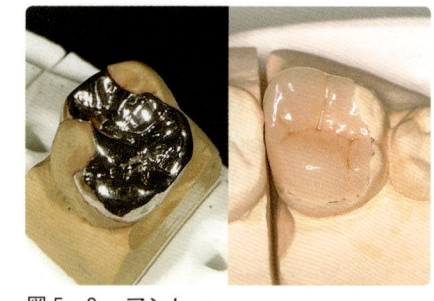

図 5-9　アンレー

　オールセラミッククラウンは全部被覆冠の中でもっとも審美性に優れたクラウンである．また，ブリッジの支台装置にも使用できるシステムがある．

（2）一部被覆冠

　歯の全面を被覆しないクラウンを一部被覆冠（または部分被覆冠）という．歯質の切削量が少ないので全部被覆冠に比較して歯髄に対する為害作用が少ない．この理由から生活歯の場合にブリッジの支台装置として使用されるが，保持力が小さく，二次う蝕になりやすい．一部被覆冠の種類には3/4クラウン，4/5クラウン，7/8クラウン，ピンレッジ，プロキシマルハーフクラウン，アンレー，ラミネートベニアがある（図5-6〜9）．ラミネートベニアは変色歯，形態異常歯の唇側面のエナメル質を削除し，薄いベニア状の修復物を接着性レジンにて歯質に接着するもので，健全歯質をできる限り保存して審美性を回復できる（図5-10）．

オールセラミッククラウン
近年，ジルコニアが臨床応用されるようになってオールセラミックブリッジの適応症が拡大した．

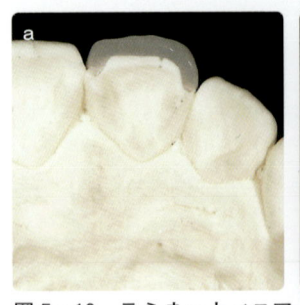

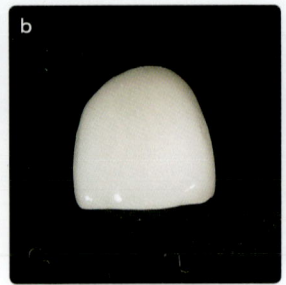

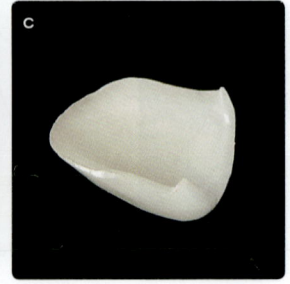

図5-10　ラミネートベニア

（3）継続歯

　根管内に挿入された合釘（ポスト）で保持力を求める．ポストクラウンとも呼ばれ，単根歯に適応されることが多い．製作のための印象採得が一度で済むこと，歯冠の方向を変える自由度が大きいことが利点である．歯冠部に使用する材料とその構造によって，既製陶歯前装金属裏装継続歯，レジン前装金属裏装継続歯，全部陶歯歯冠継続歯，全部レジン歯冠継続歯，陶材焼付継続歯がある（図5-11）．

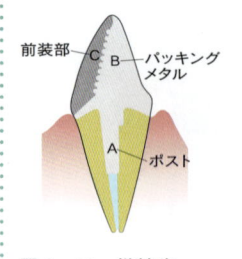

図5-11　継続歯

2）ブリッジ補綴

　ブリッジは，歯列に生じた歯の欠損やその周囲組織の喪失よって生じた生理的，機能的（発音と咀嚼）障害，および審美的障害の回復を図る欠損補綴の一種である．欠損部の状態，残存歯の状態，咬合状態によってブリッジの設計が異なる．ブリッジは，一般的に歯の欠損部分を人工物で補うポンティックと，この両側でポンティックを支える支台装置，ポンティックと支台装置を連結する連結部から構成され，支台歯が支台装置を維持する．ブリッジの種類は維持様式により，固定性ブリッジ，半固定性ブリッジ，可撤性ブリッジに分類される．

　欠損部位と欠損歯数によりブリッジの適否やブリッジの種類（固定性または可撤性）を判定する．固定性ブリッジの治療では，臼歯部欠損では連続2歯欠損までとし，前歯部欠損では犬歯を含まない4歯連続までの欠損を対象とする．そして，ブリッジを維持する両側の支台歯群は，その一方だけが負担過重になってはならない．遊離端欠損の場合は1歯欠損に対して2歯以上の支台歯が必要となる．支台歯の負担能力は歯種（歯根形状），歯槽骨の吸収程度によって異なるため，上記の原則を踏まえ，ブリッジの適応が可能なのか，不可能なのかは総合的な判断が必要である．

　固定性・半固定性ブリッジは，可撤性ブリッジや部分床義歯に比較して清掃性に劣るため，自浄性を有するとともに患者自身がプラークコントロールできるポンティック基底面形態と歯間空隙を付与しなければならない．しかし，歯間乳頭部に間隙をつくり，ポンティック基底面と欠損部粘膜の接触を小さくすることで自浄性や清掃性を高めると，審美性，装着感，

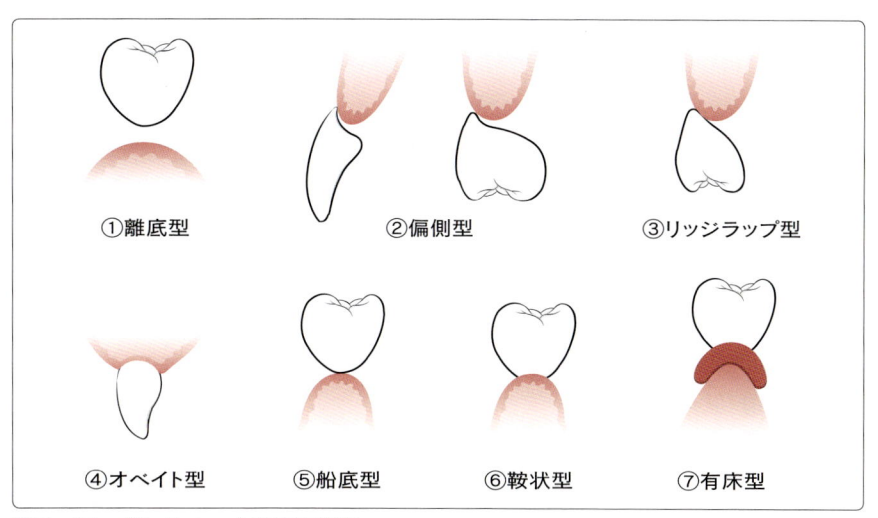

図5-12 ポンティック基底面形態

①離底型　②偏側型　③リッジラップ型
④オベイト型　⑤船底型　⑥鞍状型　⑦有床型

ポンティックの使用できる部位
上顎前歯部：リッジラップ型，オベイト型，（偏側型）．
上顎臼歯部：リッジラップ型，船底型，（偏側型）．
下顎前歯部：船底型，偏側型，リッジラップ型，オベイト型．
下顎臼歯部：船底型，（離底型），（偏側型）．

発音(構音機能)を損なう傾向がある．補綴処置前に行った口腔清掃指導の内容を理解し，十分な自己管理ができる患者に対して適切なポンティックを選択することは容易であるが，プラークコントロールができない患者やブリッジの装着感などに強いこだわりを持つ患者のブリッジ治療は困難である．ポンティック基底面形態は清掃性と自浄性，審美性，装着感，構音機能を考慮し，基底面の形態から7種類に分類されている(図5-12)．

(1)離底型ポンティック（完全自浄型ポンティック）
　ポンティック基底面が顎堤粘膜から2mm以上離れている形態である．基底面に付着したプラークの影響が直接粘膜に及ばないので生物学的為害作用は少ないが，装着感と審美性が劣るため，下顎臼歯部のみに適応される．

(2)偏側型ポンティック
　ポンティック基底面の唇・頬側部は顎堤粘膜と線状に接触する．舌側に向かうに従って徐々に粘膜から離れていく形態である．以前は半自浄型ポンティックとも呼ばれていた．

(3)リッジラップ型ポンティック
　ポンティック基底面と粘膜の接触状態を咬合面から見ると，唇・頬側部の直線と基底面中央の直線で構成されたT字型になっている．審美性と装着感に優れる．

(4)オベイト型ポンティック
　上下顎前歯部のみに適応される．外科的前処置で顎堤粘膜に陥凹部を形成し，凸状のポンティック基底面をこの陥凹部に密着させる．基底面の材料にはセラミックスを使用する．審美性と装着感に優れる．

(5)船底型ポンティック
　ポンティック基底面は船底型(楕円形)で，その先端は顎堤粘膜と点状に接触する．下顎の前臼歯部に適応される．場合によっては，上顎臼歯部に

も応用される．
(6) 鞍状型ポンティック
　ポンティック基底面は顎堤粘膜に鞍状に広く接触し，審美性と装着感に優れる．しかし，自浄性，清掃性に劣り，可撤性ブリッジのみに使用する．
(7) 有床型ポンティック
　ポンティック基底面が床形態を有している．欠損部の萎縮が著しい場合などに可撤性ブリッジの適応を前提として外観の改善を目的に使用される．

5-2　クラウン・ブリッジ補綴の臨床

1) 支台築造および支台歯形成

　機能および審美性回復などの目的で装着される補綴装置の種類は，診察・検査，診断のもとに決定される．そしてそれぞれの補綴装置を装着するために適した形態に歯を削合することが必要で，その診療行為を支台歯形成という（図 5-13）．支台歯形成は補綴装置の種類によってその形態が異なり，装着された補綴装置が長期間口腔内で機能するためには各所要条件を満たすことが重要である．

(1) 支台築造
　支台築造とは支台歯の歯冠部分の欠損を歯科材料を用いて形態回復し，補綴装置が装着できるようにする操作である．支台築造は生活歯で支台歯形成に支障をきたす大きな欠損がある場合や，歯内治療後の失活歯に応用される．とくに歯内治療後は歯冠や根部歯質が大きく失われており，支台歯として十分な強度も不足しているため支台築造が必要となる．

＜支台築造の目的＞
- 薄くて脆弱な歯質を強化し，咬合力による支台歯の破折に抵抗できるだけの歯質強化を図る．
- 支台歯形態を整えてクラウンの保持力を確保し，クラウン歯頸部の適合精度を向上させる．
- ブリッジの各支台歯の平行性が確保できない場合，歯冠部支台の方向を便宜的に変えて平行性を整え，審美性に優れた補綴治療を行う．
- クラウンの厚みの均等化を図る．

図 5-13　支台歯（全部被覆冠）の名称

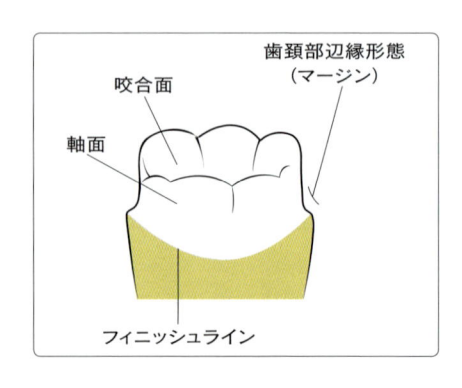

フィニッシュライン
支台歯の未形成部と形成部の境界線をいう．

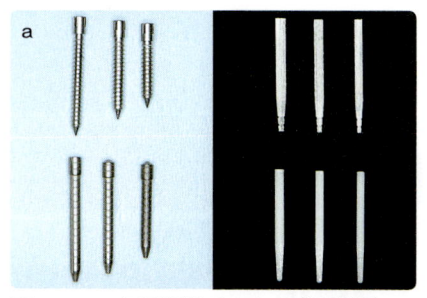

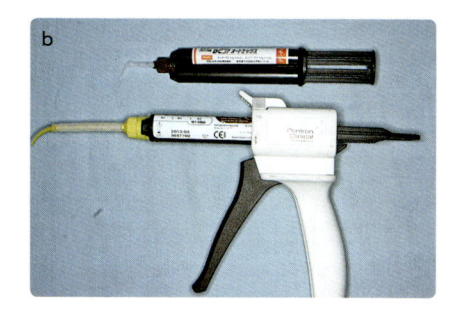

図 5-14 各種既製ポストと成形材料
a:左:金属ポスト,右:ファイバーポスト.b:築造用コンポジットレジン

表 5-1 支台築造に使用される材料

鋳造用金属	銀合金
	金銀パラジウム合金
	金合金
成形材料	セメント
	アマルガム
	コンポジットレジン
既製ポスト	金属ポスト
	ファイバーポスト

　支台築造のための使用材料には金属や成形材料,既製ポストが用いられ,それぞれの適応症を考慮して使用される(図5-14,表5-1).築造体(コア)の使用材料に応じてメタルコア,レジンコアなどと呼ぶ.支台築造法には口腔内で築造操作を行う直接法と印象採得で得られた作業用模型上で築造体を製作し,セメント合着する間接法がある.直接法はその日のうちにチェアサイドで支台築造,支台歯形成,印象採得まで行うこともできるため,患者の来院回数を減らせる利点がある.しかしながら,チェアタイムが間接法に比べて長く,口腔内での操作が煩雑になるといった欠点もある.一方,間接法は直接法に比べてチェアタイムが短く,合着時の防湿操作が行いやすいといった利点がある.欠点としては技工操作が必要なため来院回数が1回増えることである.

　以下に各支台築造法の術式について解説する.

①直接法

　生活歯で欠損があり支台歯形成後,軸面にアンダーカットが存在するような場合は,歯質接着性のあるセメントやコンポジットレジンなどの成形充填材を充填し,支台歯の形態を回復する.

　失活歯においては,図5-15のaのように歯肉縁上に残存歯質が多い場合,必ずしも築造体の維持を根管に求める必要はない.したがって,コンポジットレジンなどの成形材料を築造窩洞内に充填して,支台築造を完了する.

アンダーカット
歯の最大豊隆よりも下方の陥凹している部分.支台歯形成の場合は,歯の軸面に対して凹みの部分.

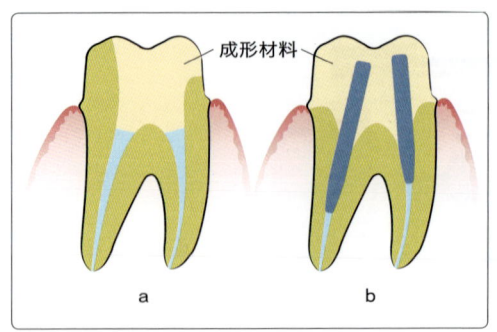

図 5-15　直接法による支台築造（模式図）
a：成形材料のみ．b：成形材料＋既製ポスト（金属ポスト，ファイバーポスト）

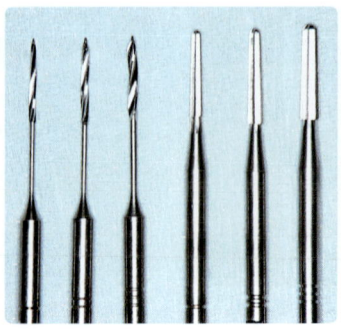

図 5-16　ピーソーリーマー（左3本）と根管形成バー（右3本）：それぞれ1～3号

　一方，図 5-15 の b のように歯肉縁上に健全歯質が少なく築造体の保持を根管に求める必要がある場合は，金属またはファイバーなどの既製ポストを応用した築造を行う．術式は歯質を極力保存するようにダイヤモンドポイントなどを用いて築造窩洞形成を行う．ポスト孔の形成は既製ポスト付属のバーやピーソーリーマー，根管形成バーを使用する（図 5-16）．既製ポストをポスト孔にセメント合着し，その後成形充填材料で支台歯の概形を整えて，支台歯形成を行う．

②間接法
　前述した直接法と同様にポイント，バーを使用して窩洞内にアンダーカットが存在しないように築造窩洞形成を行う．形成が終了したら，寒天・アルジネート印象材やラバー系印象材を用いて築造窩洞の印象採得を行い，作業用模型を製作する．診療終了時には築造窩洞に仮封を行うか，審美性および機能回復の目的で暫間補綴装置を装着する．コンポジットレジンを使用する場合は既製金属ポスト（図 5-17a）やファイバーポスト（図 5-17b）が応用される．メタルコアはワックスアップを作業用模型上で行い，それを鋳造して製作する（図 5-17c）．複数根管の臼歯でそれぞれのポスト孔の方向が平行でない場合は，分割して製作する（図 5-17d）．使用金属に

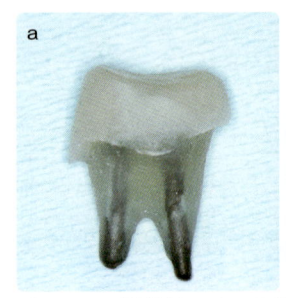

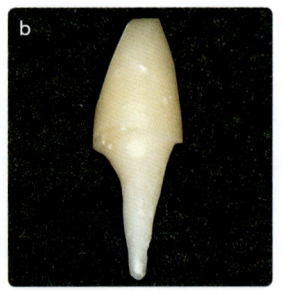

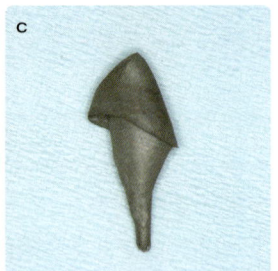

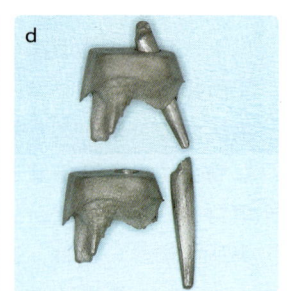

図 5-17　間接法による各種支台築造体
a：コンポジットレジン＋金属既製ポスト（レジンコア）．b：コンポジットレジン＋ファイバー既製ポスト（ファイバーコア）．c：鋳造築造体（メタルコア）．d：鋳造築造体（分割メタルコア）

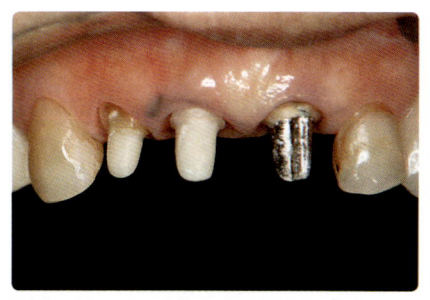

図5-18 ファイバーコア(2|1)とメタルコア(|1)が装着された支台歯

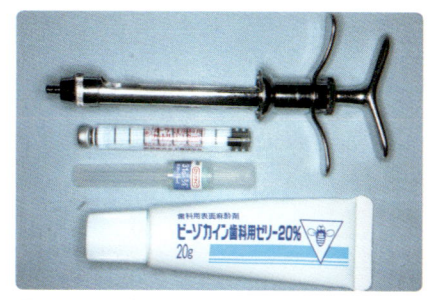

図5-20 生活歯無痛治療のために必要な器具と薬剤
上から歯科麻酔用注射筒，浸潤麻酔用カートリッジ，注射針，表面麻酔薬

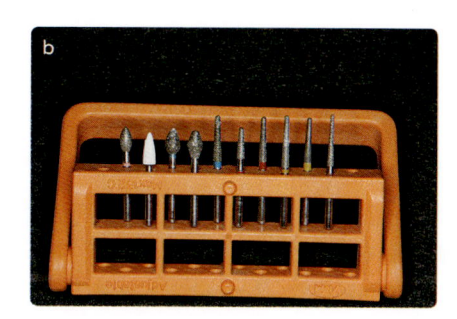

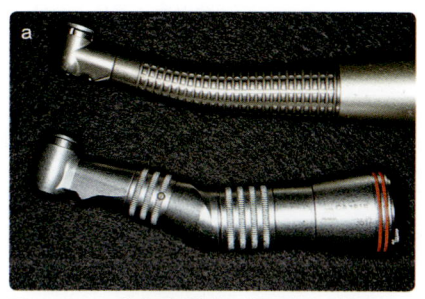

図5-19 支台歯形成に使用する機器
a：エアータービン(上)と5倍速コントラ(下)．b：支台歯形成に用いるポイント類の一例

は銀合金，12％金含有金銀パラジウム合金，金合金などが使用される．

間接法で製作された築造体は合着用セメントシステムを用いて支台歯に合着し，その後支台歯形成を行う(図5-18)．

(2) 支台歯形成

支台歯形成は術者と介助者がフォーハンドテクニックを応用して効率的に行うことが望ましい．支台歯形成は注水下にて高速切削器具のエアータービン(30〜50万回転／分)または5倍速FGコントラ＋マイクロモーター(数千〜20万回転／分)にバー類，ポイント類を装着して行われる(図5-19)．バー類，ポイント類にはそれぞれ適正回転数が設定されている．介助者は補綴装置の種類に応じて支台歯形成用のポイントなどを術者の指示のもと準備する．支台歯形成中の注水は支台歯の切削片によるバーの目詰まり防止・焼き付き防止，摩擦熱による生活歯の歯髄保護の目的で行われる．支台歯となる歯が生活歯の場合，必要に応じて局所麻酔による無痛治療に心がける(図5-20)．支台歯が生活歯か否かはデンタルエックス線写真や歯髄診断装置(図5-21)を用いることで診断できる．

支台歯形成中，介助者はバキュームやスリーウェイシリンジで患者の舌，頰粘膜など軟組織を排除して切削器具でそれらが損傷しないよう，術者ともども十分配慮しなくてはならない．また介助者は，臼歯部などとく

フォーハンドテクニック
その診療行為の流れを十分把握して歯科医師と連携をとりながら器具の受け渡し，バキューム操作，照明操作，スリーウェイシリンジ操作などを効率よく行うこと．また，さまざまな診療行為に伴う介助において必要とされる．

歯髄診断装置
電気的刺激に歯髄が反応することを利用して生活歯か否かを判定する装置．

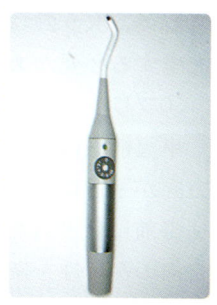

図5-21

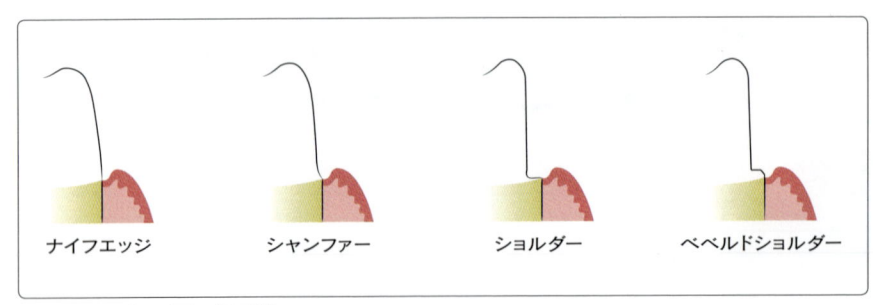

図5-22 歯頸部辺縁形態

に視界の悪い部位のライティングにも配慮が必要である．術者と介助者が連携をとり，安心，安全で効率的な治療を行うことが，患者への精神的，肉体的負担軽減につながる．

①歯頸部辺縁形態（マージン形態）

歯頸部辺縁形態にはナイフエッジ，シャンファー，ショルダー，ベベルドショルダーなどがある（図5-22）．ナイフエッジ，シャンファーは全部鋳造冠に，ショルダーはジャケット冠に，そしてベベルドショルダー*はレジン前装鋳造冠，陶材焼付鋳造冠に適応される．

また，高い審美性を得る目的でフィニッシュライン（図5-13）は歯肉縁下に設定されるため，辺縁歯肉に炎症があると形成中に出血を促し，術野の明示がしにくくなる．また出血のため鮮明なフィニッシュラインが印象面に再現できなくなる．

②一部被覆冠

支台歯形態は全部被覆冠に比べて複雑であるため形成時間が長くなる傾向がある．したがって患者の負担が多くなることから，介助者のさらなる協力が必要である．また，フィニッシュラインは歯肉縁上に設定されることから，歯肉の炎症の有無による操作面での影響は少ないが，全部被覆冠に比べてマージンの延長距離が長いことから，う蝕罹患性の高い患者にはう蝕のリスクが高まる．

③継続歯（図5-11, 23）

維持がポスト部主体で歯冠部と一体化した補綴装置で，主に単根歯に用いられ，ポストクラウンとも呼ばれている．高い適合精度は望めないため，装着後二次う蝕に罹患しやすく，装着後のプラークコントロールには十分配慮する必要がある．

④ブリッジ

単冠補綴に加えてブリッジの支台歯形成で注意すべきは，支台歯の長軸方向が平行になるように形成しなくてはならない点である．そのため印象採得前には平行測定器（図5-24）またはサベイヤー（図5-25）を使用して支台歯の平行性を確認することが必要である．

*このベベルドショルダーは辺縁適合性に優れるものの，審美性に劣ることから，近年ではヘビーシャンファー（ディープシャンファー）が多く適応されている．また，オールセラミッククラウンにもこのヘビーシャンファーが適応される．

継続歯が適応されるときは？
失活歯の場合で支台築造とクラウンのスペースが確保できない場合．たとえば，臼歯部で歯冠高径が少ない場合や前歯部で唇舌的な厚みが薄い場合．

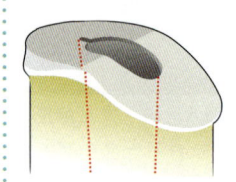

図5-23 継続歯の支台歯形態

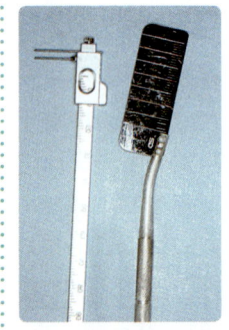

図5-24 平行測定器

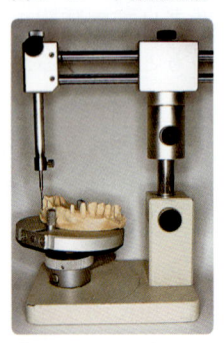

図5-25 サベイヤー

2）印象採得

　クラウン・ブリッジの製作において形成された支台歯および歯列の形態，軟組織を静的状態で模型に再現するための陰型記録の操作を印象採得という．そのためには寸法精度の高い印象材および石膏模型材を使用することが肝要で，その両者が相まって，適合精度の高い補綴装置が製作される．

（1）歯肉圧排

　支台歯形成のフィニッシュラインが歯肉縁下に設定されている場合，それを鮮明に印象するためには，辺縁歯肉を排除して歯肉溝を広げることが必要であり，その操作を歯肉圧排という．全部被覆冠のフィニッシュラインは歯肉縁下に設定されることが多く，歯肉圧排を行う頻度が多い．またこの歯肉圧排を行えば歯肉溝からの出血や滲出液を防ぐことも期待できる．歯肉圧排には機械的圧排法，機械的・化学的圧排法，外科的圧排法がある．

①機械的歯肉圧排（図5-26）

　絹糸，綿糸などの圧排糸を支台歯の歯肉溝に挿入し，圧排する方法である．圧排糸はいくつかの太さがあり，支台歯の歯肉溝の状態に応じて適切なサイズのものを選択する．長さは支台歯の大きさに合わせて適宜切断し使用する．圧排糸は圧排子（ジンパッカー）や探針を用いて隣接面から歯肉溝へ挿入すると比較的操作しやすい．圧排子の操作はできるだけ弱圧で歯肉に機械的刺激が加わらないように行う．

②機械的・化学的歯肉圧排法

　塩化アルミニウム，塩化第二鉄，ミョウバンなどの収斂作用を持った薬剤や止血剤（ボスミン）を浸潤させた圧排糸を用いて，機械的かつ化学的に圧排する方法で，支台歯形成や圧排操作などの歯肉への機械的刺激による出血を止める効果がある．

③外科的歯肉圧排法（図5-27）

　歯肉縁下に形成された支台歯のフィニッシュライン上に歯肉が覆っていて，圧排糸だけでは十分な歯肉圧排効果が得られない場合に，局所麻酔下で外科的にその歯肉を切除・整形する方法である．一般に電気メスを使用

歯肉圧排はその他の場合にも行われる
支台歯形成時における歯頸部辺縁形態の確認や補綴装置の装着時にも，歯肉圧排を行うことがある．

ボスミン
一般名は「エピネフリン」である．高血圧症や心臓疾患などを持つ患者への使用は副作用（動悸，血圧変動など）を起こす危険性があるため，十分注意が必要である．

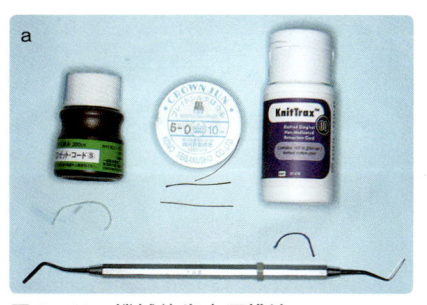

図5-26　機械的歯肉圧排法
a：各種圧排糸（左：止血効果あり）とジンパッカー．b：歯肉圧排の実際

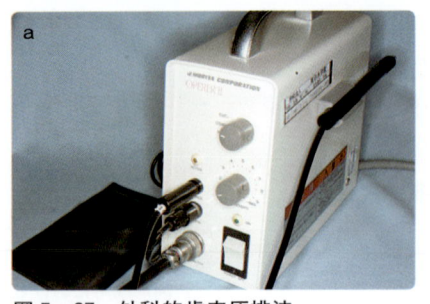

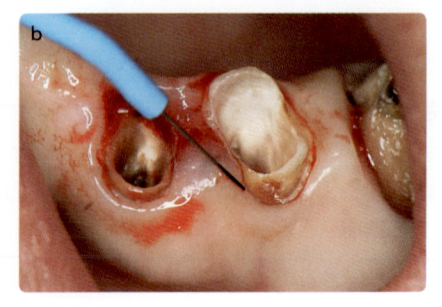

図5-27 外科的歯肉圧排法
a：電気メス本体．b：電気メスによる歯肉圧排．

することが多い．電気メスの使用時には以下の点に注意する．
- 電気メスは高周波電流を利用しており，心臓ペースメーカーに悪影響を及ぼすので，心臓ペースメーカーを装着している患者には使用禁忌である．
- 使用前には必ず電気メス装置のアースを確保する．
- 電気メスは瞬時に軟組織を炭化させることから，術者はハンドピースの固定にはしっかりレストを確保して操作する．
- 電気メスによる歯肉圧排中は歯肉タンパク質の焼け焦げた臭気がするので，介助者はしっかりバキュームを行い，患者に不快感を与えないように心がける．

電気メスによる歯肉圧排を行って間もなくは歯肉が易出血のためブラッシングや歯間ブラシは普段よりも弱圧で行うように患者指導する．

（2）印象法

印象採得には印象材およびトレーが必要である．印象材には疎水性合成ラバー系印象材としてポリサルファイドラバー印象材，シリコーンラバー印象材，ポリエーテルラバー印象材がある．近年，ラバー系印象材ではシリコーンラバー印象材がもっとも使用されている．親水性ハイドロコロイド系印象材には寒天印象材やアルジネート印象材を用いる．それぞれ使用する印象材の特性を理解して使用することが肝要である．

印象用トレーには既製トレーまたは個人トレーを用いる（図5-28）．既製トレーは患者の歯列の大きさに合ったサイズを選択し，使用する．また

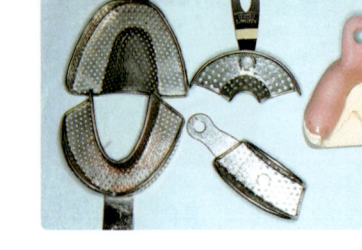

図5-28 印象採得に必要な各種トレー
左から既製トレー（全顎），既製トレー（局部），個人トレー．

心臓ペースメーカー
心臓に対する電気刺激装置で，心臓疾患患者（房室ブロック，洞不全症候群など）の体内に埋め込まれる．携帯電話など電磁波による影響が危惧され，MRI検査は禁忌である．

102

技工操作を伴わないため簡便に印象採得が可能である．一方，個人トレーは事前の概形印象により模型上で製作され，ラバー系印象材に用いられる．材料としてトレー用レジンを使用し，印象撤去時の応力による変形がないように十分な強度を持たせることが必要である．個人トレーには印象材がある程度均一になるようにストッパーが設置されているために，より高精度な印象採得が可能になる．また，既製トレーに比べて印象材が必要量だけで済むため，無駄が少なく経済的でもある．

近年，ハイテク技術を応用し印象材を用いない光学印象法も臨床応用されており，今後のさらなる普及が期待されている．

以下，それぞれの印象法を解説する．

<ハイドロコロイド系印象材による印象法>

ハイドロコロイド系印象材には親水性があるため，疎水性印象材に比べて歯肉溝のような湿潤した部位の印象が容易である．一方，印象採得後の経時的寸法変化が生じやすいため，石膏模型材を注入するタイミングが重要である．

①寒天単一印象法

寒天単一印象には温度調節用ウォーターバス（ボイリングバス，ストレージバス，テンパリングバス），寒天印象用トレー（図5-29），トレー給排水用チューブ，固定液（2％硫酸カリ水溶液），トレー用寒天印象材，シリンジ用寒天印象材および印象用シリンジを用意する．

印象採得の準備として100℃のボイリングバスでゾル化されたトレー用寒天印象材を65℃のストレージバスに移動し保存する．トレーを試適，選択後に給排水チューブにつなぐ．ストレージバスから取り出したトレー用寒天印象材をトレーに適量盛り上げ，45℃のテンパリングバスに5分程度投入する．シリンジ用寒天印象材を印象用シリンジに装填し，術者は支台歯に印象材を注入する．次にテンパリングバスから取り出したトレーを，口腔内に挿入した後，適切な位置に保持する．その後，トレーに給水し寒天を冷却する．寒天がゲル化したら印象が変形しないようにトレーを撤去

光学印象法
口腔内光学スキャナーによって取得した患者の口腔内3D画像データを，デジタル機器（CAD／CAMなど）を活用し，仮想の印象採得，さらには仮想の模型もコンピュータ画面上に再現できる印象システムである．印象材のみならず，石膏模型材も不要になる．

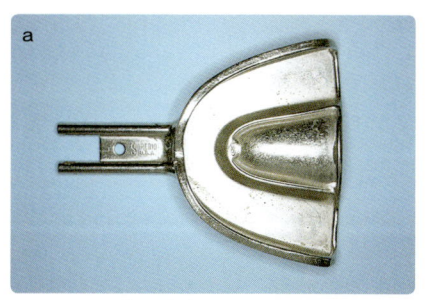

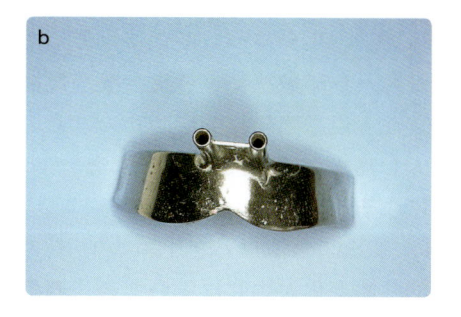

図5-29　寒天印象用トレー
トレーには冷却用のチューブが接続される柄が設けられている．印象材を盛ったトレーを口腔内に挿入したら，チューブから冷却水を循環させて，印象材を硬化（ゲル化）させる（a：トレー上面，b：トレー正面）．

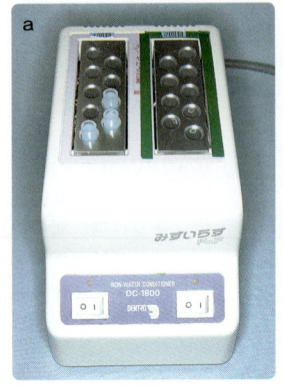

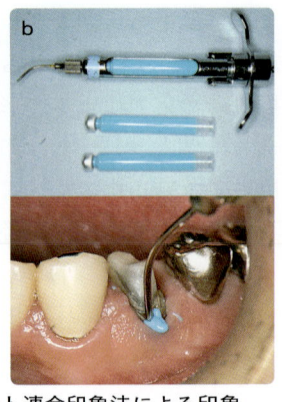

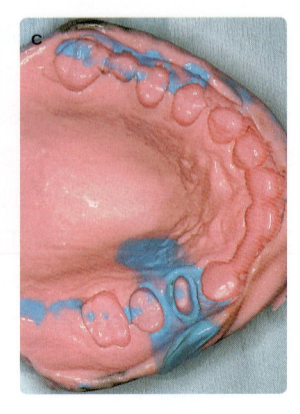

図5-30 寒天・アルジネート連合印象法による印象
a：寒天印象材ドライコンディショナー．b：シリンジによる寒天の注入．c：印象面．

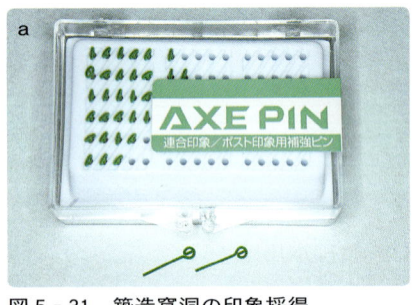

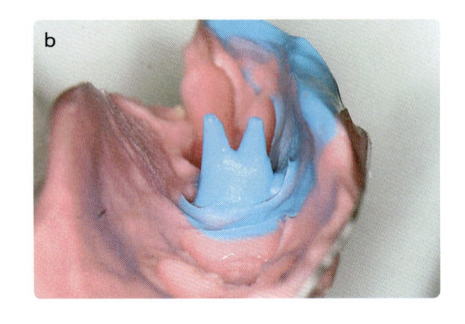

図5-31 築造窩洞の印象採得
a：ポスト部補強用モジュール．b：寒天アルジネート連合印象法による築造窩洞の印象面．

して，印象面に付着した血液や唾液を水道水の流水下で十分洗い流してから，固定液に浸漬する．固定終了後に印象面に残留した固定液を水洗する．

②寒天・アルジネート連合印象採得法（図5-30）

既製トレーを用いたもっとも一般的な精密印象法の一つで，寒天印象材の持つ精密性とアルジネート印象材の持つ経済性を合わせた印象法である．

寒天単一印象と同様に，温度管理されたシリンジタイプの寒天印象材を支台歯に注入し，その後アルジネート印象材を盛った既製トレーを口腔内に挿入し適切な位置で保持，硬化を待つ．硬化後は変形しないように撤去する．この寒天・アルジネート印象法による支台築造窩洞の印象では，ポスト部分に寒天印象材を注入後，素早く変形防止のためのピンやモジュールなどをポスト孔に挿入し補強する（図5-31）．

＜合成ラバー系印象材による印象＞

合成ラバー系印象材による印象法はハイドロコロイド系印象材に比べて，印象採得後の経時的寸法変化が生じにくいため，石膏注入までの時間に余裕がある．

ポリサルファイドラバー印象材は寸法精度が高いが硫黄臭が強く，ポリエーテルラバー印象材は硬化後の印象材が非常に硬く，アンダーカットを

アンダーカット
⇒ p.97参照

有する歯列では，撤去が困難となる場合もある．縮合型シリコーンラバー印象材は硬化遅延材の使用で硬化時間が調整でき，また弾性変形が大きいため硬化後の撤去が容易であるが，経時的寸法変化が比較的大きいといった欠点がある．従来ラバー系印象材は疎水性ではあるものの，近年は物性の改良で親水性が向上している．また，自動練和式の印象システム（図5-32のa）へと移行しているため，手練和による気泡混入の可能性がきわめて少なく，省力化と安定した治療効果が期待できる．

以下合成ラバー系印象材を用いた印象法を解説する．

＜シリコーンラバー印象材による印象法＞

①連合印象法（図5-32）

同じ種類のラバー系印象材で流動性の異なる2種類の印象材を使用し，概形印象（一次印象）と精密印象（二次印象）を2回のステップに分けて行う印象法である．

まず，患者の歯列の大きさに合わせた既製トレーに練和したパテタイプの概形印象材を盛り，その上にビニールシートを被せて，口腔内に挿入し歯列に圧接する．このビニールシートは，支台歯と概形印象材との間に入る精密印象材のスペース確保のために用いる．スペーサーとしてのビニールシートはトレーの大きさよりもやや大きいサイズに調整し使用する．また，パラフィンワックスを歯列に圧接してスペーサーとすることもできる．

印象が硬化後口腔内からトレーを撤去して，スペーサーを除去する．印象面に付着した唾液，血液は水洗し，エアーで乾燥させる．次に，シリンジに入れたインジェクションタイプの精密印象材を支台歯のマージンに気泡が入らないように注入する．一方，介助者は概形印象内に同じインジェクションタイプの印象材を盛り，術者はトレーを素早く歯列に圧接，保持する．所定の硬化時間を待って，トレーを口腔外に撤去して印象面を評価する．

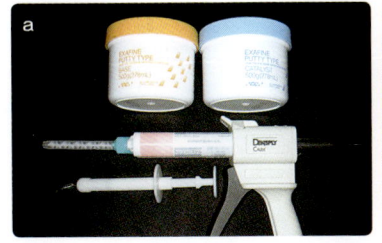

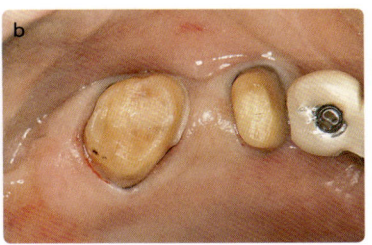

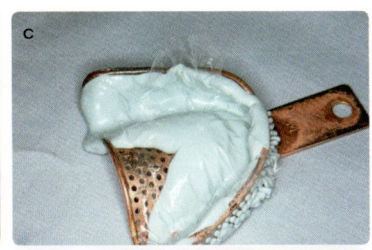

図5-32 連合印象法
a：連合印象に使用する器材．b：印象に先立ち歯肉圧排を行ったブリッジの支台歯．c：スペーサーとしてビニールシートを用いた一次印象．d：二次印象面．

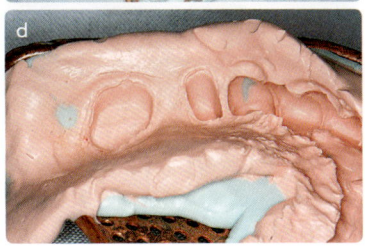

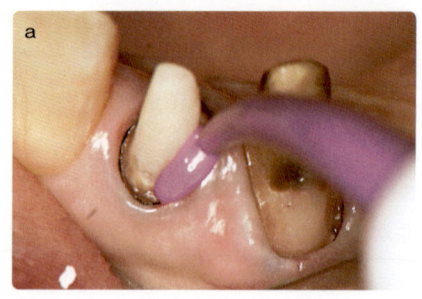

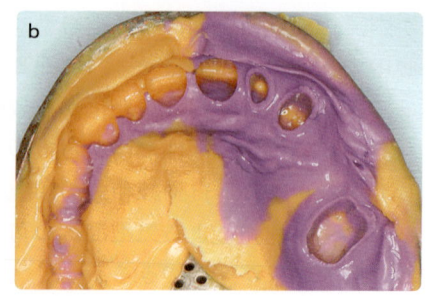

図5-33 二重同時印象法（ダブルミックス印象法）
a：シリンジテクニックで支台歯マージン部分に気泡が入らないように注意する．b：印象面．

②二重同時印象法（ダブルミックス印象法）（図5-33）
　同一種で流動性が異なるラバー系印象材を介助者の協力のもとに同時に練和し，歯列に圧接する印象法である．連合印象法に比べて，短時間に印象が採れるのが利点である．
　術式としては介助者が既製トレーに練和したパテタイプの印象材を盛り，その上にインジェクションタイプ印象材をのせる．このときにパテタイプの印象材には歯列相応の凹みを付与してインジェクションタイプの印象材のスペースを確保する．術者はこの操作の間，シリンジに入れたインジェクションタイプの精密印象材を支台歯のマージンに気泡が入らないように注入し，介助者からトレーを受け取り素早く歯列に圧接，保持する．印象材が硬化後，トレーを撤去し印象面を評価する．
　ラバー系印象材を用いた築造窩洞形成や歯冠継続歯の印象には，上記の①，②のいずれかが用いられる．その際，ポスト孔の印象にはその先端部分に気泡が生じないようにレンツロ（図5-34）やシリンジを用いて細部に印象材を注入する．

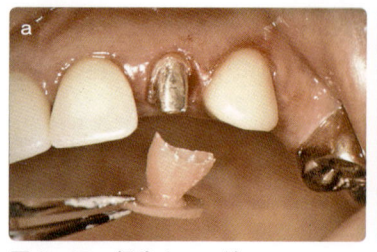

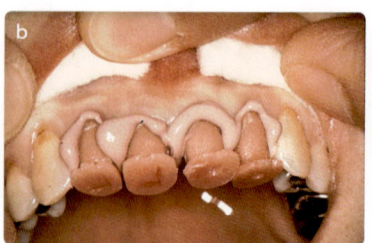

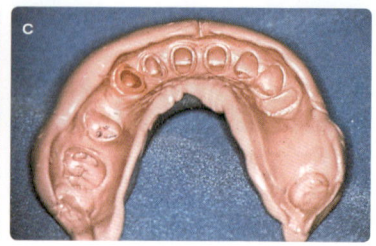

③個歯トレー法（図5-35）
　個歯トレーは，アルジネート印象材による概形印象で製作した模型上で各支台歯に製作しておく．この個歯トレー法では，歯肉縁下に設定した支台歯のフィニッシュラインを歯肉圧排なしに鮮明に印象することができ，

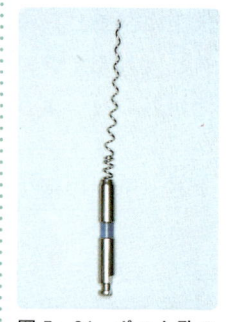

図5-34 ポスト孔の印象に用いるレンツロ

図5-35 個歯トレー法
a：模型上で製作した個歯トレーは口腔内で適合調整を行う．b：個歯トレーにインジェクションタイプの印象材を満たして位置がずれないように支台歯に適合させる．c：その後，個人トレーを歯列に圧接し，硬化後撤去した印象面．

印象材の厚みを最少にできるためより寸法精度が高まる．また，支台歯が多数の症例にも適している．しかしながら，個歯トレー辺縁を支台歯のマージンに適合させるための調整には時間を要することと，印象操作が煩雑であるといったデメリットもある．

個歯トレーには銅板で製作したカッパーバンド個歯トレー（図5‐36）とレジンで製作したレジン個歯トレーがある．カッパーバンド個歯トレーには銅と化学的に接着するポリサルファイドラバー印象材を使用する．レジン個歯トレーには印象材との接着に印象材付属の接着剤を使用する．

3）咬合採得

印象採得で得られた上下顎模型を用いてクラウン・ブリッジの補綴装置を製作する際には，患者固有の上下顎咬合関係を咬合器に再現しなくてはならない．咬合採得とはそのために上顎に対する下顎の咬合関係を三次元的に記録する治療行為で，その位置は患者に咬合異常がない場合は咬頭嵌合位（中心咬合位）で設定する．咬合の記録には咬合採得材としてワックス，印象用石膏，シリコーンラバー印象材，コンパウンド，酸化亜鉛ユージノールペースト，などが使用される．咬合採得材は咬合採得後，上下顎模型を咬合器に装着するまでの時間，変形が少なく破損しない材料が好ましい．

実際の咬合採得時には上下歯列間に咬合採得材を介在させ，術者が患者の下顎を静かに閉口させて，中心咬合位に誘導する．この場合，患者に十分な練習をさせてから咬合採得を行うことが肝要である．患者は不慣れであり，しかも緊張していると誤った咬合位をとってしまうことがあるので術者は注意を払わなくてはならない．また欠損が多くなるほど中心咬合位の再現性は失われるので術者の経験が求められる．中心咬合位のほか，必要に応じて側方咬合位，前方咬合位の記録も採る．臨床で多く用いられている方法を以下に解説する．

（1）ワックスを用いた咬合採得（図5‐37）

ワックスは経済的で操作性がよいため臨床で広く使用されており，なか

カッパーバンド個歯トレー
銅板で製作した個歯トレー．①歯列印象用トレー，②常温重合レジン，③カッパーバンド，④印象材，⑤歯肉

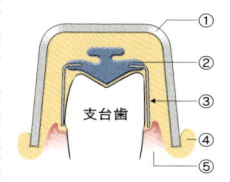

図5‐36

咬頭嵌合位
⇒ p.29参照

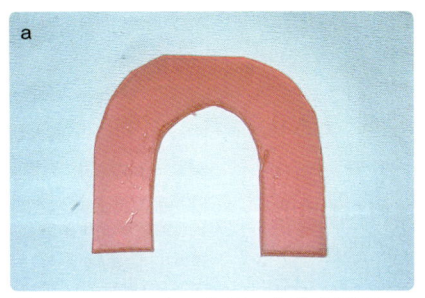

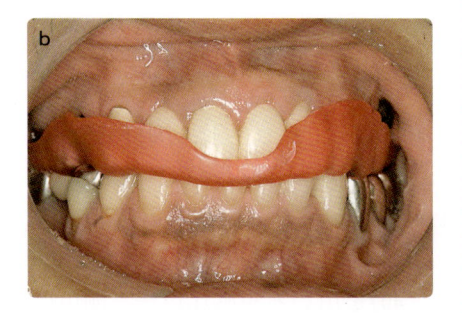

図5‐37　ワックスを用いた咬合採得
a：パラフィンワックスを歯列に合わせてU字型にカットして使用する．b：十分に軟化したパラフィンワックスを歯列にのせて咬合させる．

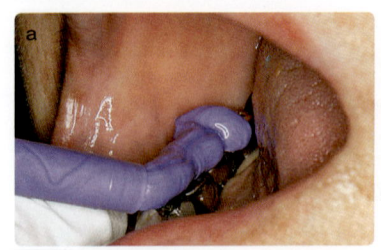

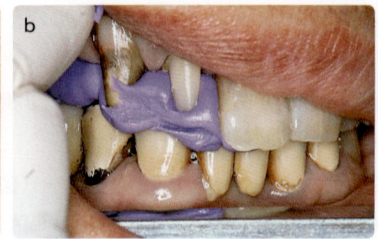

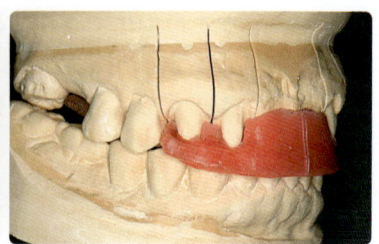

図5-38 シリコンラバー印象材を用いた咬合採得
a：患者には開口状態を保ってもらい咬合面に印象材をのせる．b：一般の印象材よりも硬化時間が短いので操作は手際よく行い，咬合させる．

図5-39 咬合床を用いた前歯ブリッジ作製のための咬合採得

でもパラフィンワックスが多く用いられている．
　術式はパラフィンワックスを歯列に沿ったU字形にカットする．幅は咬合面の頰舌的幅径よりも大きくする．一度，患者の歯列に試適しワックスをガスバーナー，温水などで軟化した後に歯列上に置き，患者に咬合させる．ワックスが硬化したことを確認したら，開口させてワックスが変形しないように注意深く歯列から撤去する．

（2）シリコーンラバー印象材を用いた咬合採得（図5-38）
　近年，オートミックス用のシリコーンラバー系の咬合採得材が提供されている．ワックスに比べて精度が高く硬化後は変形しにくいが，高価ではある．
　術式は患者に開口状態を維持してもらい，下顎歯列上にミキシングチップから自動練和され出てきた印象材をのせる．注意事項は咬合面が濡れていると印象材が咬合面から外れやすいため，十分エアーで乾燥させておくことと，硬化時間が比較的短いので患者を素早く誘導して咬合させることである．

（3）咬合床を用いた咬合採得（図5-39）
　クラウン・ブリッジ治療における多数歯欠損症例では咬合支持する歯が少ないことから，前述した咬合採得法では安定した咬合採得が行えない．そのような場合は，作業用模型上で製作した咬合床を用いて咬合採得を行うことがある．

4）色調選択（シェードテイキング）

　レジン前装鋳造冠，レジンジャケット冠，陶材焼付鋳造冠などによる補綴治療の場合は，歯冠色材料の色調選択が必要である．近年，患者の審美性に対する意識の向上から，患者の好みや隣接歯，残存歯に調和した色調の補綴装置が求められており，色調選択は非常に重要である．色調選択にはシェードガイド（図5-40）を用いる視感比色法と測色機器（図5-41）を用いる測色法があり，歯科医師と歯科技工士が複数で行うことが推奨される．シェードガイドを用いる方法は術者の経験や主観，環境に左右されや

シェードガイド
色見本のことで，A系統（赤茶色），B系統（赤黄色），C系統（灰色），D系統（赤灰色）の計16色のVITAのシェードガイドが多く用いられている．

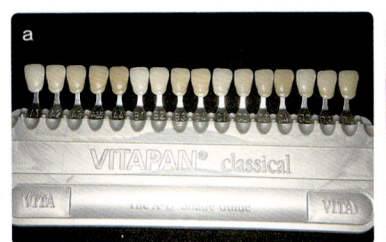

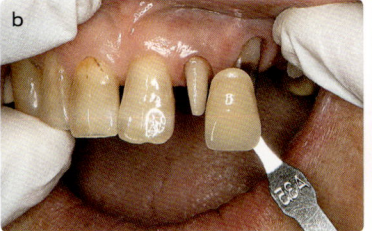

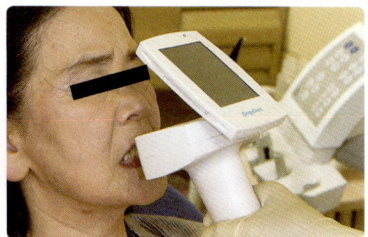

図5-40 シェードガイド(a)と色調選択の実際(b)

図5-41 測色機器(分光光度計)

すい．もちろん，患者の同意も必要であるため，患者本人にも鏡を見て確認してもらう．色調選択は北側の窓から入る自然光のもと行うのが望ましい環境とされているが，いつでもこのような環境で色調選択が行えるとは限らない．つねに同一な条件下で色調選択を行う方法として測色機器を用いる方法もある．

5）プロビジョナルレストレーション（暫間補綴装置）の製作と装着
（1）製作法

　支台歯形成が終了し，補綴装置が装着されるまでの間，プロビジョナルレストレーションが装着される．その装着の目的は①支台歯（生活歯）の外来刺激からの保護，②歯質破損の防止，③支台歯の汚染防止，④口腔機能の回復，⑤審美性の確保，⑥歯周組織の保護，⑦歯列の保全，⑧最終補綴装置の設計判断である．

　プロビジョナルレストレーションの製作法は直接法と間接法の2つに分類される．以下，その代表的な製作法について解説する．

＜直接法＞

　この方法はチェアサイドで行う方法である．一度の来院で応急的に装着できるメリットはあるが，チェアタイムが長くなるといったデメリットもある．

　①既製冠（ポリカーボネートクラウン）を用いる方法（図5-42）

　既製冠にはポリカーボネートクラウンが日常臨床で多く用いられてい

> **プロビジョナルレストレーション**
> 以前はこの暫間補綴装置をテンポラリーレストレーションと呼んでいたが，近年では歯周組織とのさらなる調和を図り，また最終補綴装置の詳細な形態を決定する目的も含めてプロビジョナルレストレーションと呼んでいる．

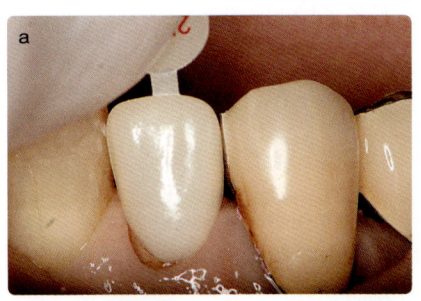

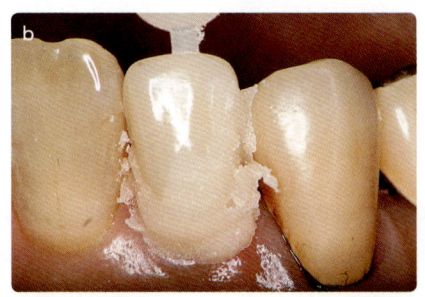

図5-42 既製冠（ポリカーボネートクラウン）を用いた製作法
a：支台歯に一番近いサイズを選択し，必要に応じて調整する．b：内面に常温重合レジンを満たして支台歯に圧接し，硬化後，形態修正，咬合調整して仮着する．

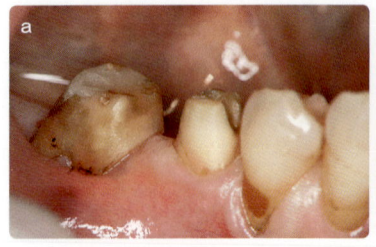

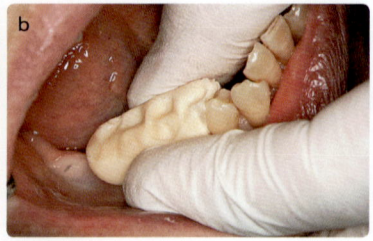

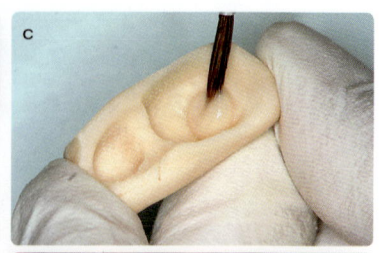

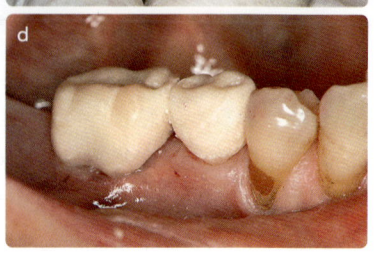

図5-43 常温レジン練和法による製作法
a：支台歯形成終了．b：練和した常温重合レジンを支台歯に圧接し概形を製作する．c：筆積み法で内面にレジンを流し込み，再度支台歯に圧接し硬化させる．d：形態修正，咬合調整，研磨後に仮着する．

る．支台歯形成後に支台歯のサイズに合った既製冠を選択し，口腔内に試適，調整後，内面に常温重合レジンを筆積み法にて流し込み，支台歯に圧接する．隣接歯の鼓形空隙などのアンダーカットに入り込んだ余剰レジンは硬化前にできるだけ探針などで除去しておく．レジンの完全硬化まで支台歯に圧接したまま放置すると重合収縮により，既製冠の撤去が困難となることから，余剰部分のレジンが餅状になったタイミングで着脱を数回繰り返す．この操作によって完全硬化後でも撤去が容易になるが，硬化前にレジンが変形しないよう注意する．硬化後は形態修正，咬合調整，研磨後，仮着用セメントを用いて仮着する．この方法は単独歯の症例に用いられることが多い．

②常温重合レジン練和法（図5-43）

支台歯形成終了後，常温重合レジンを練和して餅状になった状態で支台歯に圧接する．さらに対合歯列と咬合させて，ある程度の咬合面形態を付与しておく．レジンの初期硬化が開始したら撤去して口腔外にて完全硬化を待つ．その際にレジンを冷水中に保存すると重合収縮が比較的抑制できるため，変形が少ない．その後，余剰部分を削合し，支台歯に試適し元の位置に戻ることを確認する．さらに適合性をよくするために，レジン内面に筆積み法にてレジンを流し込み，再度支台歯に圧接する．

それ以後の操作は既製冠同様に行い，形態修正，咬合調整，研磨後に支台歯に仮着する．

③印象法（図5-44）

支台歯形成前または補綴装置除去前に歯列の印象採得（アルジネート印象またはシリコーン印象）を行い，保存しておく．支台歯形成後に当該歯の印象材内面に常温重合レジンを筆積み法で流し込み，位置がずれないように印象トレーを歯列に圧接する．初期硬化が始まったら印象トレーを口腔内から撤去して硬化を待つ．完全硬化後，レジンを印象材から外して形態修

筆積み法
⇒p.112参照

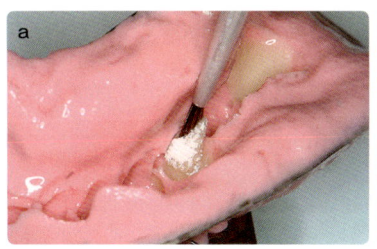

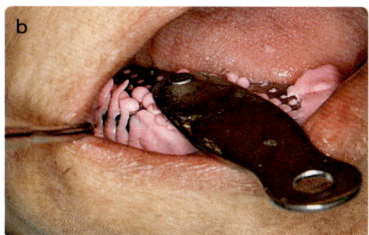

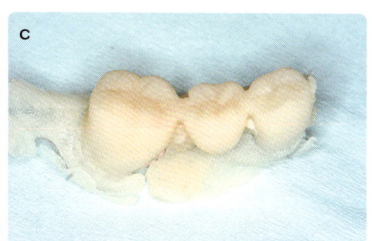

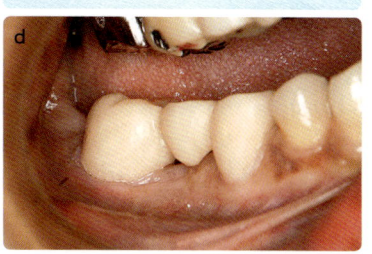

図5-44 直接法の印象法による製作法
a：除去前に採った概形印象内面に常温重合レジンを筆積み法で流し込む．
b：印象用トレーを歯列に圧接する．c：レジン硬化後印象用トレー，レジンを撤去する．d：形態修正，咬合調整，研磨後に仮着する．

正，咬合調整，研磨後に支台歯に仮着する．
　なお，②，③の方法は連結冠やブリッジなど多数歯に及ぶ症例に用いられることが多い．
＜間接法＞
　この方法は一般的には歯科技工士に依頼し，患者の次回来院時に合わせて製作しておくもので，患者の来院回数は増えるデメリットはあるがチェアタイムは短くなる．
　①印象法（図5-45）
　直接法同様に支台歯形成前または補綴装置除去前の歯列の印象採得を行い，石膏模型を製作する．プロビジョナルレストレーションを製作予定の歯に欠損部分がある場合は，必要に応じてワックスアップを行い形態回復しておく．その状態を印象採得した後に石膏模型上で支台歯形成を行う．石膏模型にはワセリンなどの分離材を塗布してから，プロビジョナルレストレーションを製作する部位の印象内面に混和したレジン泥を流し込み，石膏模型に圧接し所定の位置で硬化を待つ．硬化後は石膏模型からプロビ

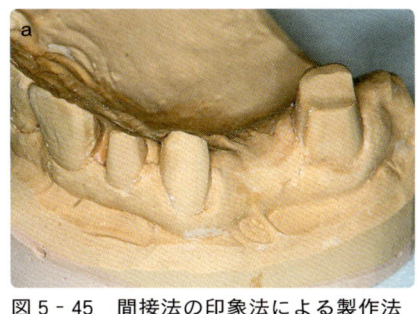

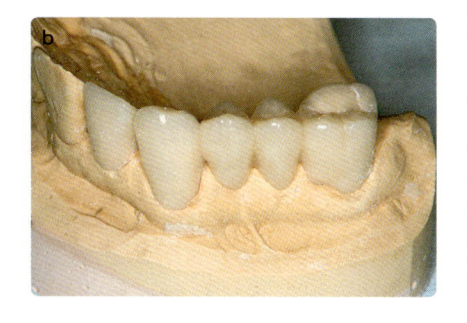

図5-45 間接法の印象法による製作法
a：支台歯形成を想定して模型を調整する．b：模型上で完成したプロビジョナルレストレーション．口腔内での支台歯形成後に常温重合レジンを用いて内面の適合を図る．

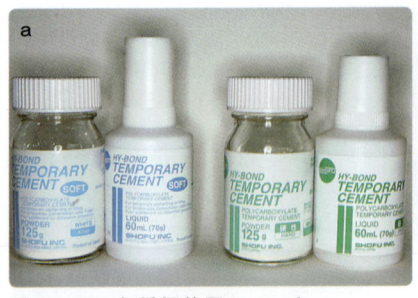

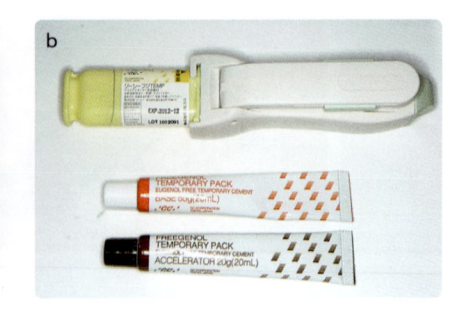

図5-46　各種仮着用セメント
a：カルボキシレート系（左：ソフト，右：ハード）．維持力はハードがソフトよりも強い．
b：上：グラスアイオノマー系，下：非ユージノール系．

ジョナルレストレーションを取り出して形態修正，研磨を行い完成する．技工サイドで行った模型上での支台歯形成と実際の支台歯形成は形態が異なるため，口腔内では再度プロビジョナルレストレーションの内面とマージンの調整が必要となる．この方法は連結冠やブリッジなど多数歯に及ぶ症例に用いられることが多い．

　②筆積み法
　支台歯形成後の石膏模型に常温重合レジンを筆積み法で築盛し，レジン硬化後に石膏模型から取り出して，形態修正，研磨して製作する方法である．支台築造体を間接法にて作業用模型で製作する場合，この方法を用いてプロビジョナルレストレーションも同時に製作することもある．

（2）仮着
　プロビジョナルレストレーションの支台歯への装着には仮着用セメントが用いられる（図5-46）．仮着用セメントは酸化亜鉛ユージノール系，非ユージノール系，カルボキシレート系，グラスアイオノマー系に分類される．各製品で維持力が異なるため，支台歯の状況，プロビジョナルレストレーションの仮着期間などに応じて適宜術者が選択する．

【クラウン技工】
　各補綴装置の技工操作に関しては図5-47に記載した．
　近年，CAD/CAMの技術が歯科領域に導入され，従来煩雑だった技工操作をコンピュータの支援のもとに省力化することが可能となった．ワックスパターンのデーターをコンピュータで読み取り，その形状データーをもとに金属，レジン，セラミックなどのブロックから加工機でインレー，クラウン，ブリッジを削り出すといったシステムである．この技術によって，安定した品質の補綴装置が製作できる（図5-48）．また，従来法では使用できなかったチタン，ジルコニアを用いた補綴装置の製作が可能になった．

筆積み法
レジンのモノマーを筆に染込ませてからその筆先にポリマーレジン泥として操作する方法．

ジルコニア
酸化ジルコニウム（ZrO_2）を一般にジルコニアと呼んでいる．高融点，低熱伝導率，高強度，高耐食性のセラミックで，クラウンやブリッジのメタルフレームの代わりに用いることも可能である．

chapter 5　クラウン・ブリッジ補綴

```
                    ┌──────────────┐
                    │ 作業用模型製作 │
                    │  咬合器装着   │
                    └──────┬───────┘
        ┌──────────────────┼──────────────────┐
        ▼                  ▼                  ▼
```

・ワックスパターン採得
・ワックスパターンの埋没
・鋳造
・鋳造体の熱処理，取り出し，酸処理
・作業用模型上での適合確認
・試適，調整
・研磨
・完成

[全部金属冠，一部被覆冠]

・メタルコーピングのための
　ワックスパターン採得
・ワックスパターンの埋没
・鋳造
・鋳造体の熱処理，取り出し，酸処理
・作業用模型上での適合確認
・試適，調整
・研磨
・オペークレジンの塗布，重合
・デンティン色レジンの築盛，重合
・エナメル色レジンの築盛，重合
・研磨
・完成

[レジン前装鋳造冠，継続歯]

・メタルコーピングのための
　ワックスパターン採得
・ワックスパターンの埋没
・鋳造
・鋳造体の熱処理，取り出し，酸処理
・作業用模型上での適合確認
・試適，調整
・フッ化水素酸処理・ディギャッシング処理
・オペーク陶材の築盛，焼成
・歯冠色陶材の築盛，焼成
・形態修正
・グレージング（つや焼き）
・研磨
・完成

[陶材焼付鋳造冠]

図5-47　各種クラウン製作のための技工操作

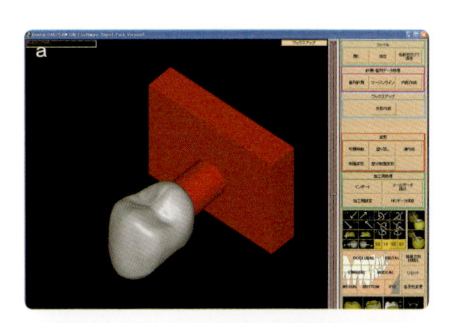

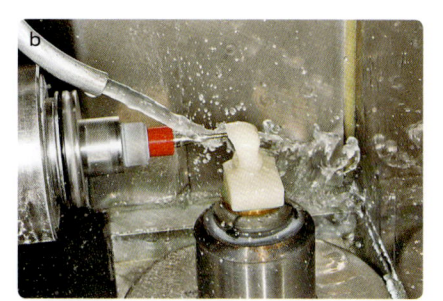

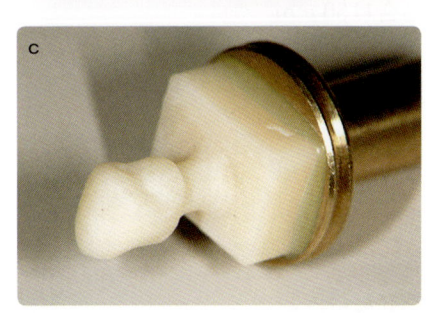

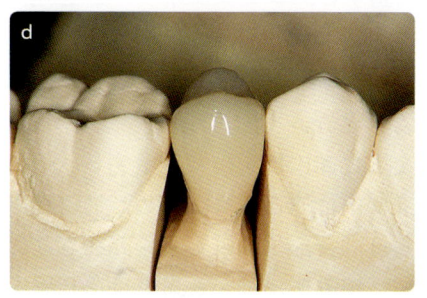

図5-48　CAD/CAMシステムを用いたセラミッククラウンの製作
a：コンピュータ画面上に設計されたクラウン．b：データをもとにセラミックブロックからクラウンを削り出す．c：加工終了．d：形態修正，研磨を行い，完成．

CAD/CAM
Computer-Aided Design(コンピュータ支援による設計)/Computer-Aided Manufacturing(コンピュータ支援による製作)の略．

113

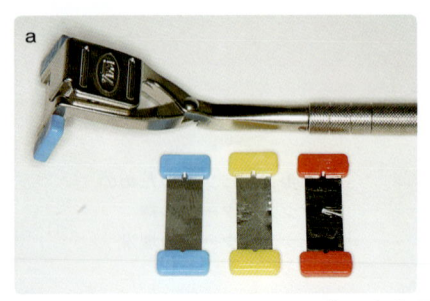

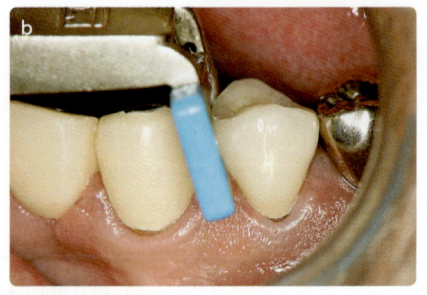

図5-49 コンタクトゲージ一式(a)と歯間離開度の検査(b)
厚みは青50μm, 黄110μm, 赤150μmの3種類がある.

6) 試適およびろう付用コアの採得
(1) 試適
　試適とは作業用模型上で製作した補綴装置を口腔内で適切に装着できるように調整する操作である．確認項目は支台歯との適合状態，形態，審美的・機能的回復である．印象採得，模型材の寸法精度，鋳造収縮などさまざまな製作工程の中には，補綴装置の適合精度を悪くする要因が潜んでいる．そのため補綴装置を支台歯に試適し，形態の不備や不適合があれば調整することが必要である．

　補綴装置の試適に先立ちプロビジョナルレストレーションをクラウンリムーバーなどで撤去し，仮着用セメントを支台歯から除去する．仮着セメントは超音波スケーラーを用いると効率的に除去できるが，生活歯の場合は疼痛を伴う場合もあるので，ハンドインスツルメントで慎重に除去する．以下，その調整項目に関して具体的に解説する．

　①隣接面コンタクトポイントの調整(図5-49)
　補綴装置内面を観察して明らかな不適合箇所(クラウン鋳造時に生じた気泡など)が確認できた場合は，隣接面の調整前にカーボランダムポイントまたはスチールバーなどで削合調整しておく必要がある．

　隣接面はコンタクトゲージやデンタルフロスを用いて適正な接触強さ(離開度)になるように調整する．コンタクトゲージを用いる場合は50μmのコンタクトゲージが入り，110μmのコンタクトゲージが入らないように調整する．150μmが入る場合は食片圧入の原因となることから，補綴装置の修正が必要となる．

　術式はまず補綴装置を支台歯に指圧にて装着する．接触圧が強すぎる場合は補綴装置が完全に支台歯に適合しないため，補綴装置の隣接面コンタクトポイントを削合する．削合部位は咬合紙を介在させて接触部位を印記し把握することができる．接触圧が強いと患者は違和感を訴えるため，調整後は必ず患者の感覚を確認することが重要である．

　②補綴装置内面の調整
　補綴装置と支台歯のマージンが一致していれば適合状態は良好である．

鋳造収縮
金属を鋳造し，冷却後に生じる鋳造体の体積変化．

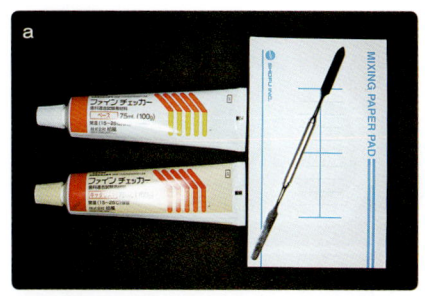

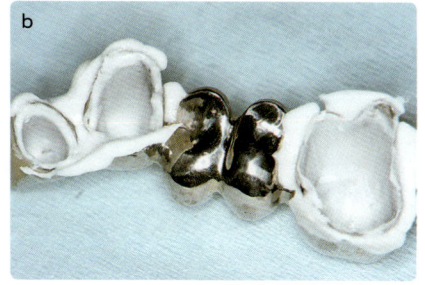

図5-50 ホワイトシリコーン適合試験材(a)とブリッジの適合状態の確認(b)

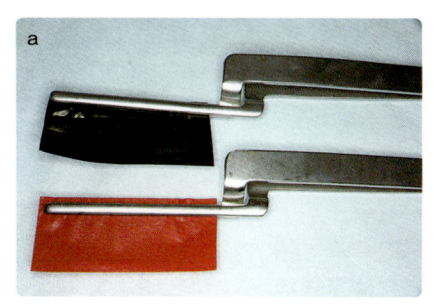

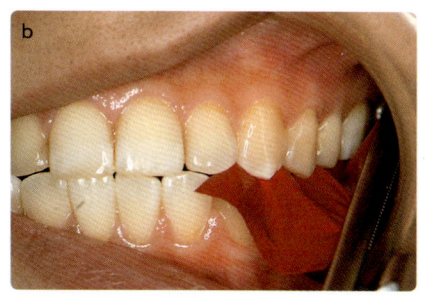

図5-51 咬合紙を用いた咬合調整．咬合紙と咬合紙ホルダー

良好な適合状態とは臨床的にセメントラインが100μm以下である．適合状態は探針を用いて段差を触知したり，ホワイトシリコーンの適合試験材（フィットチェッカー：GC，ファインチェッカー：Shofu）で確認する（図5-50）．

ホワイトシリコーン適合試験材を用いる場合は，その厚みから適合状態が確認できる．ホワイトシリコーンが薄く補綴装置の内面が露出している箇所が不適合部位であり，そこを色鉛筆などで印記し，選択的に削合する．良好な適合が得られるまでこの操作を繰り返す．

③咬合調整および形態修正

補綴装置により適切な咬合機能を回復するためには咬合調整が必要である．口腔内に補綴装置を試適し，中心咬合位において咬合紙を咬合させる（図5-51）．補綴装置咬合面に咬合紙の印記がなく対合歯と咬合していないと判断した場合は，咬合面材料と同様の材料で修正するか再製する必要がある．咬合が高い場合は咬合紙で印記された部位をカーボランダムポイントなどで削合し，調整する．咬頭嵌合位での調整後は側方咬合位，前方咬合位で適切な咬合様式になるように調整する．

補綴装置の形態は残存歯，顔貌，咬合平面に調和したものでなくてはならないため，咬合と合わせて調整が必要となる．

④審美性

審美材料を用いて製作したレジン前装鋳造冠，陶材焼付鋳造冠などの場

セメントライン
補綴装置のマージンと支台歯のフィニッシュラインとの間に生じるセメントスペース．

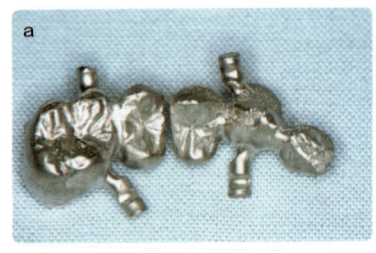

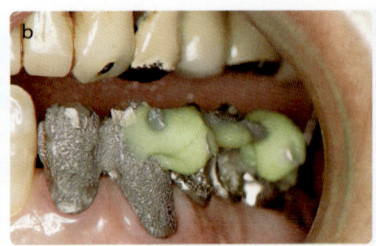

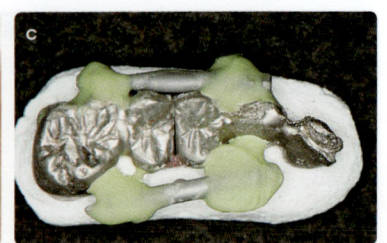

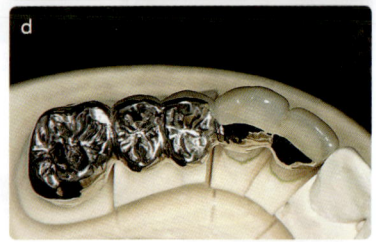

図5-52 ろう付け用コアの採得の術式
a：ブリッジのメタルフレームを2ピースで製作する．b：口腔内でろう付け専用レジンを用いて2つのメタルフレームを固定する．c：ろう付け用埋没材で固定して，ろう付けを行う．d：ろう付け後，メタルフレームを試適して良好な適合が確認できたらブリッジを完成する．

合，シェードテイキング時の技工指示通りに色調が再現されているかを試適前に確認しておく．最終的にはその色調(シェード)が隣接歯または顔貌に調和しているかを口腔内で確認し，さらに患者にも鏡で口腔内の状況を観察してもらう．もしも患者が同意しない場合は再度色調選択し，修正を行う．

⑤ブリッジ

ブリッジの試適はクラウンに準じて行うほか，ポンティック部分の試適・調整が必要となる．すなわち，清掃性の維持，咀嚼・発音機能の回復，審美性の確保，舌感の確認を行う．

(2) ろう付け用コアの採得(図5-52)

ブリッジや連結冠の症例など複数歯に及ぶ補綴装置は一塊鋳造法(ワンピースキャスト法)，またはろう付け法によって製作される．ワンピースキャスト法はすべての補綴装置を一塊としてワックスアップして鋳造するものである．一方，ろう付け法はワックスアップをツーピース以上に分けて行い，それぞれを鋳造する．そして口腔内でろう付け用コアを採得後，ろう付けにてそれぞれの補綴装置を一塊とする方法である．ろう付け用コアを採得する材料には石膏，レジンなどが使用される．

ブリッジなど複数歯の補綴装置をワンピースキャスト法で製作した場合，口腔内で調整を繰り返しても良好な適合状態が得られない場合がある．そのような場合には，補綴装置の一部を切断，分割してそれぞれのピースで良好な適合状態が得られた後に，ろう付け法にて再度ワンピースの補綴装置を製作し，再度口腔内にて試適を行う．

支台装置がレジン前装鋳造冠または陶材焼付鋳造冠の場合，それぞれの技工操作へと進み補綴装置を完成させる．

連結冠
動揺歯の固定などを目的に単冠を連結して製作した補綴装置．

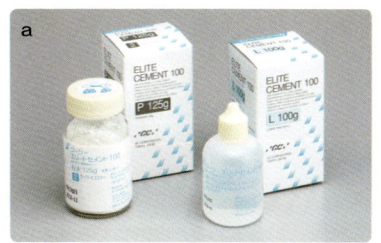

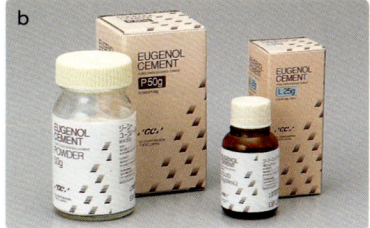

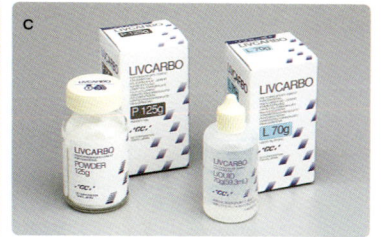

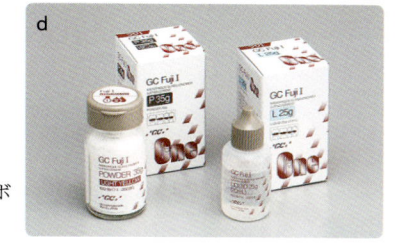

図5-53 合着用セメント
a：リン酸亜鉛セメント．b：酸化亜鉛ユージノールセメント．c：カルボキシレートセメント．d：グラスアイオノマーセメント．

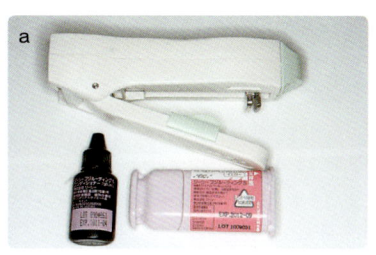

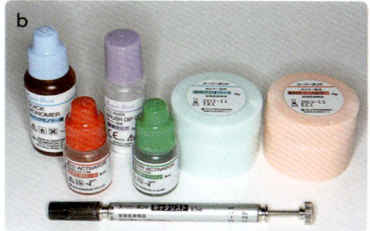

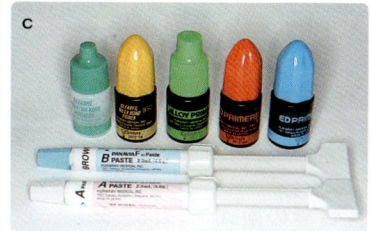

図5-54 合着用セメント
a：レジン強化型グラスアイオノマーセメント．b：MMA系レジンセメント．c：コンポジットレジン系レジンセメント．

7）装着（仮着と合着）

（1）仮着
　前歯部の審美性を重視した補綴装置を装着する場合，その色調や形態の最終判断に患者は時間を必要とすることがある．また，多数歯に及ぶ補綴症例では，咬合機能回復の評価にも一定期間の観察が必要である．そのような場合，補綴装置の仮着を行い，予後良好と判断した後に合着する．

（2）合着
　補綴装置を長期間口腔内で機能させるためには，合着用セメントの選択および正しい合着術式が重要となる．合着用セメントには①リン酸亜鉛セメント，②酸化亜鉛ユージノールセメント，③カルボキシレートセメント，④グラスアイオノマーセメント，⑤レジン添加型グラスアイオノマーセメント，⑥接着性レジンセメントがあり，それぞれの特徴，操作法，物性などを考慮し，症例に適したセメントを選択して使用することが肝要である（図5-53，54）．

> **酸化亜鉛ユージノールセメント**
> 現在は合着用セメントとして使用される頻度は少なく，むしろ裏装，覆髄，仮着に使用されることが多い．

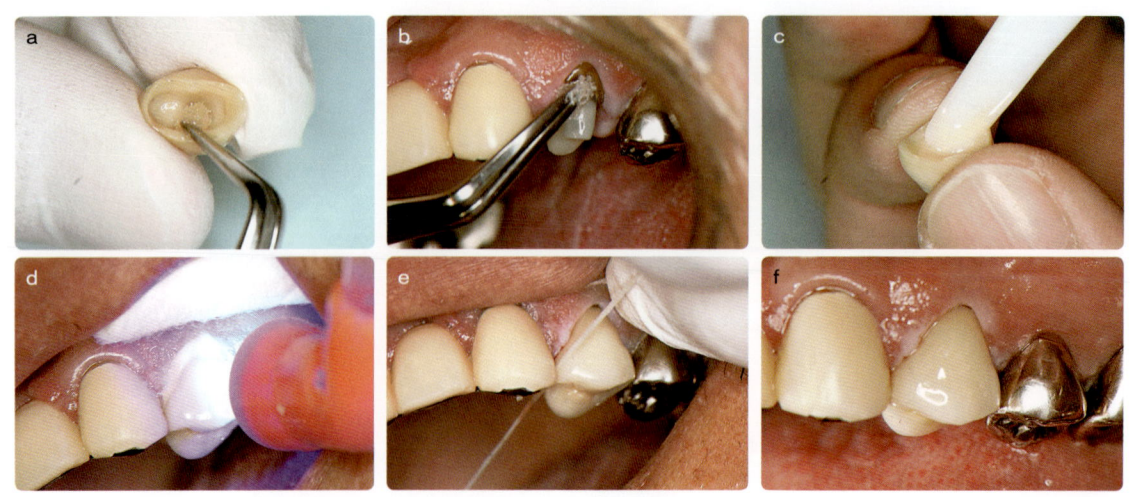

図5-55 接着性レジンセメントによるレジンジャケット冠の接着
a：クラウンの内面処理（シランカップリング処理）．b：支台歯表面処理（歯面用接着プライマー）．c：接着性レジンセメントを練和しクラウン内面を満たす．d：光照射器でセメントを重合硬化させる．e：仮重合の状態で重合をいったん止めると余剰セメントの除去が容易である．f：最終重合にて接着完了（辺縁歯肉には接着プライマーによる一時的な反応がみられる）．

＜合着の術式＞（図5-55）

- 支台歯表面に付着した仮着剤および血液などを除去する．
- ロールワッテなどで防湿し，支台歯表面を乾燥させる．
- 介助者は術者の指示で各種セメント練和の術式に従い練和を開始する．
- 練和したセメントを気泡が混入しないように補綴装置内面に入れる．
- 補綴装置を術者に渡し，支台歯に指圧で圧接する．患者に咬ませることで補綴装置が所定の位置に納まる．
- セメントが硬化した後，余剰セメントを探針などで除去する．歯肉溝，隣接面およびブリッジのポンティック基底面にセメントが取り残こされやすいため注意する．隣接面で硬化したセメント除去にはデンタルフロスの使用が有効である．セメント除去後は再度，咬合を確認して合着操作が適正に行われたかを確認する．

参考文献

1）豊田静夫，羽賀通夫，甘利光治，松浦智二（編）．歯科衛生士教育マニュアル歯科補綴学．東京：クインテッセンス出版，2005：52-73．
2）石橋寛二，川添堯彬，川和忠治，福島俊士，三浦宏之，矢谷博文（編著）．第4版クラウンブリッジ補綴学．東京：医歯薬出版，2009：45-62, 95-152．
3）石橋寛二，佐藤博信，越智守生（編）．カラーアトラスハンドブック クラウンブリッジ臨床ヒント集．東京：クインテッセンス出版，2004：98-158．

復習しよう！

1 金属冠について正しいのはどれか．2つ選べ（'92）．
a 失活歯だけに使用される．
b 美観が優れている．
c 大臼歯に用いられる．
d 鋳造によって製作される．

2 ブリッジ（橋義歯）について正しいのはどれか．2つ選べ（'96）．
a 多数歯欠損に応用できる．
b 支台装置間に平行性が必要である．
c 歯根膜支持である．
d 歯槽形態を修復できる．

3 前装鋳造冠の装着時に必要でないものはどれか（'98）．
a シェードガイド
b コンタクトゲージ
c フィットチェッカー
d カーボランダムポイント

4 25歳の男性．全部鋳造冠仮着後に食べ物が隣在歯との間に挟まると訴えて来院した．まず準備するのはどれか（'09）．
a マトリックス
b コンタクトゲージ
c スプレッダー
d クラウンリムーバー

5 補綴装置と支台歯の正しい組合せはどれか．
a 3/4クラウン ―― 上顎第一小臼歯
b 4/5クラウン ―― 下顎第一大臼歯
c アンレー ―― 下顎中切歯
d 陶材焼付鋳造冠 ―― 上顎犬歯

6 支台築造法について正しいのはどれか．
a 築造窩洞形成を行うときにはレンツロを用いる．
b 支台築造の直接法で製作可能なものにはレジンコア，メタルコアがある．
c 支台築造の間接法では技工操作が必要になる．
d 成形（充填）材料を用いられるのは間接法のみである．

＜解答＞
1：c, d
2：b, c
3：a
4：b
5：d
6：c

chapter 6　歯科インプラント補綴

学習目標
- □骨内インプラントシステムを説明できる．
- □歯科インプラント治療の利点と欠点が説明できる．
- □歯科インプラント治療の適応症と禁忌症を説明できる．
- □歯科インプラント治療の流れが説明できる．
- □1回法と2回法の違いが説明できる．
- □一次手術と二次手術の内容が説明できる．
- □ピックアップ印象法とトランスファー印象法の違いが説明できる．
- □歯科インプラント治療でのメインテナンスの内容とその重要性が説明できる．

6-1　歯科インプラント治療の概要

　歯科インプラント治療は，歯の欠損に対する補綴処置の一治療法である．その欠損様式を選ばず，1歯欠損から無歯顎症例にまで対応するものである．歯科インプラント治療が予知性の高い（予後の判断が可能）な治療法として確立されたことで歯科医療は大きく変わった．インプラント治療のなかった時代での歯科医療は，治療という内容であったものの歯を切削する，根管治療をすることによって，二次う蝕を招いたり，根尖病巣を発症させたりすることで歯の寿命を縮めていた．さらには，ブリッジや部分床義歯の支台装置のように大きな咬合力の負担を強いられ，破折，動揺などで抜歯に至り，最終的に全部床義歯となる症例が多い（図6-1）．
　しかし，インプラント治療が導入されることで，う蝕により充填処置が行われた歯が，二次う蝕，さらには，根管治療により根尖病巣が発症する

図6-1　歯科インプラント治療のない時代の歯科医療．最終ゴールは「全部床義歯」

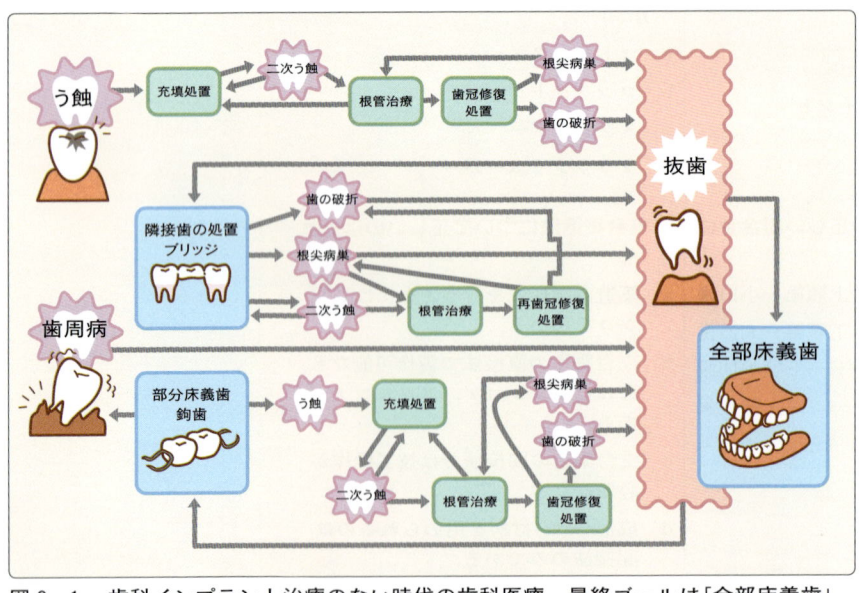

図6-1（永原國央編：歯科インプラント治療ガイドブック，クインテッセンス出版，2008より引用）

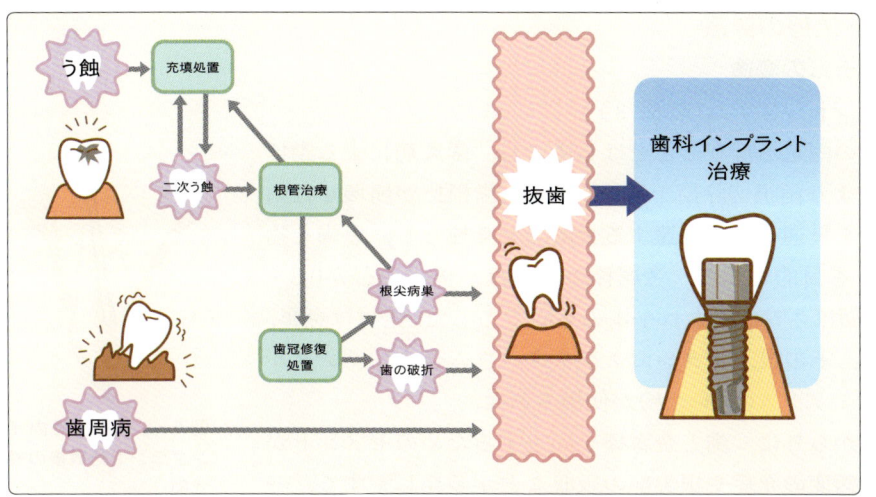

図6-2 歯科インプラント治療が欠損補綴治療の一選択肢としてある今日の歯科医療．治療内容の様子は大きく変わった．

図6-2（永原國央編：歯科インプラント治療ガイドブック，クインテッセンス出版，2008より引用）

場合と，歯周病により動揺がひどくなった場合に，やむを得ず1歯を抜歯する症例はあるものの，ブリッジ，部分床義歯ではなくインプラント義歯を応用することで，隣接歯に対する負担がなくなり，それ以上の歯の喪失が発症しにくくなる．このことで，歯科インプラント治療は，歯科医療においてパラダイムシフトを起こしたといわれている（図6-2）．ただし，そこには欠点も存在し，①治療期間が長い，②手術が必要である，③全身疾患があることで禁忌となる，④保険治療外であることで治療費が高い，というものが挙げられる（表6-1）．

パラダイムシフト
その時代や分野において当然のことと考えられていた認識や思想，社会全体の価値観などが革命的にもしくは劇的に変化すること．

表6-1 インプラントの成功基準

その1
<患者側の条件>
　①全身的に健康である．
　②顎位の変異がなく，顎関節運動が正常である．
　③咬合異常がない．
　④歯ぎしり，くいしばりなどの悪習癖がない．
　⑤口腔内の清掃が十分にできる．
　⑥インプラント治療を十分に理解して協力が得られる．
　⑦治療に十分時間をかけられる．
　⑧費用に関してまったく問題がない．
<歯科医師側の条件>
　①インプラント治療に関する十分な知識と技術を備えている．
　②最良の治療を行うために努力する．
　③充実した治療設備と機材が備えられている．
　④患者に対して十分な説明を怠らない．
　⑤歯科医師同様，スタッフも治療内容に精通している．
　⑥金銭的に問題がなく生活が安定している．

その2
　①インプラント義歯が動かない．
　②咬合痛がない．
　③インプラント周囲溝から病的滲出液，排膿がない．
　④インプラント周囲歯肉に発赤，腫脹，圧痛がない．
　⑤エックス線的に，上部構造物を装着して1年目の骨吸収が0.6mm以下で，その後1年間で0.05mm以下の骨吸収である．

1）歯科インプラント治療の変遷

（1）インプラントシステムの変遷

①歯内骨内インプラントシステム（図6-3）

金属棒を使用して歯の固定を行うことをはじめとし，歯周病による動揺歯の固定や根尖病巣により歯根切除術を行い，歯冠-歯根比が崩壊した歯の固定のために，根管を貫通し骨内に達する金属棒を支柱とし，患歯を物理的に安定させることを目的とした．金属棒の形態は，先端直径が0.8～1.3 mm の円柱状で，表面はネジ山または平滑のものであった．素材は金属，当初は Co-Cr-Mo 合金，その後，チタンおよびチタニウム合金，タンタルが使用され，後にセラミックス（アルミナ）が使用された．

本治療法は，根尖部から外に，歯と金属棒を固定するためのセメントが漏出し，数年後に根尖病変の発症や根尖部の吸収などが多発しやすく，一時的には歯の固定が十分に行え，有効であるが，長期的に予後不良症例が多く，応用されなくなった．

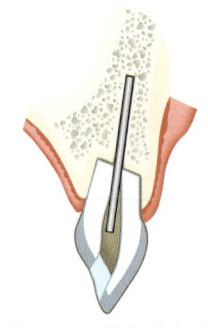

図6-3 歯内骨内インプラント処置後の模式図

②骨膜下インプラントシステム（図6-4）

部分欠損や無歯顎の顎骨骨面上に2～4本の支柱と一体になったメタルフレームを設置し，顎堤粘膜から突き出した支柱を活用し，歯冠補綴あるいは義歯の安定を図る方法である．

外科的侵襲がきわめて大きく，手術，操作が煩雑なうえ，術後にはフレーム部の露出やフレームの動揺による骨吸収などのトラブルが生じ，また術後管理も困難であったため，1980年代に臨床応用は少なくなった．

③骨内インプラントシステム（表6-2）

部分欠損や無歯顎の顎骨内にインプラント体を植立し，その上に上部構造物（補綴装置）を装着する方法である．現在もっとも信頼され臨床応用されている歯科インプラント治療は，この骨内インプラント法である．本治療法は，その植立術式による分類と形態による分類がある．

④1回法と2回法

これは，インプラント体とアバットメントの連結様式による分類である．1回法インプラントシステムはインプラント体とアバットメントは最初から連結されていて一体化しているもので，2回法インプラントシステムはインプラント体とアバットメントが分かれているものである．

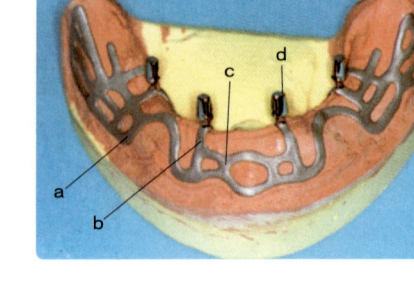

図6-4 骨膜下インプラントシステム
a, c：メタルフレーム，b：ネック，d：支柱

表6-2 骨内インプラントシステムの形状による分類

①ピン型
1965年に Scialom J. により，顎骨内に3本のピンを3方向に埋入し，それを1本の支台として歯冠を作るというピン型のインプラントを応用した治療法である．ピンの埋入が煩雑で，上部構造物を天然歯と連結しなくてはいけないことなどで応用されていない．

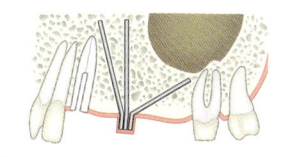

②ブレード型
ブレード，すなわち板状のインプラント体を顎骨内に埋入し上部構造物は隣接している天然歯と連結するという治療法である．日本ではこのブレード型インプラントシステムを足がかりとして，骨内インプラント治療が始まった．1歯の補綴のために近遠心的に大きなスペースが必要で，上部構造物は天然歯と連結する必要性があるため臨床応用されていない．

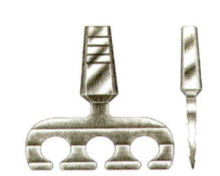

③円柱型（シリンダー型）
円柱状のインプラント体を，歯根と見立てて顎骨に埋入し上部構造物を製作する．当初はブレード型と同様，隣接する天然歯と上部構造物を連結する必要性があった．しかし，単独植立可能なシステムも開発され臨床応用されていたが，インプラント頸部の骨吸収が著しく，インプラント周囲炎を発症しやすいことで現在ほとんど使用されていない．

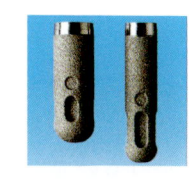

④ネジ型
1978年に Brånemark らにより骨接合型，骨内インプラントシステムとして発表されたのがネジ型である．円柱型と比較してインプラント頸部の骨吸収は少なくもっとも予知性の高いインプラントシステムで，現在もほとんどのインプラント体がこのネジ型の形状である．

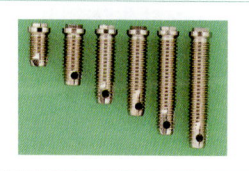

現在まで臨床応用されてきたブローネマルク（Brånemark）インプラントシステムは当初より2回法システムで，一次手術でインプラント体の埋入を行い，二次手術でアバットメントの連結を行うもので，現在臨床応用されているインプラントシステムがこの方式を採用している（図6-5）．

一次手術
⇒ p.129参照

二次手術
⇒ p.133参照

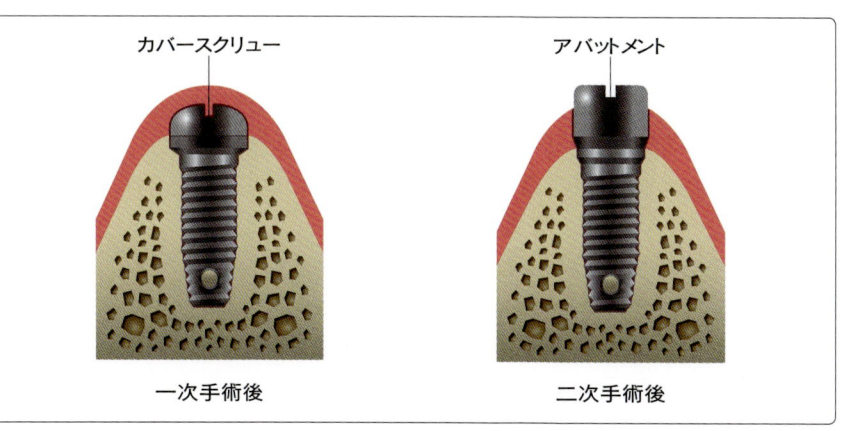

図6-5 一次手術後は，インプラント体は歯肉下にある．二次手術後には，アバットメントが連結される．

（2）インプラント材料の変遷

骨内インプラントの材質としては，金属（プラチナ，金，Cr-Co-Mo合金，ステンレススチール，タンタル，ニッケルチタン，チタンおよびチタン合金），セラミックス（人工サファイア，ジルコニア），陶材，プラスチック，生体活性ガラス，リン酸系アパタイト（HAP）などがあり，これらのインプラント素材はバイオマテリアル（Bio-materials）と総称されていたが，①金属は腐食する，②物性的に不十分，③周囲組織との親和性が悪いことで，単独植立による補綴処置が困難であり，天然歯と連結して咬合機能回復を行わなければならず，また長期的に感染，動揺，圧下といった問題が起こるため使用されなくなった．

1981年には，Adell R. らのBrånemark P-I. のグループにより，骨接合型インプラントシステムが世界に向けて広がり始めた．これは，純チタン（チタン合金）を素材とするスレッドタイプ（ネジ型）のインプラント体を骨組織内に埋入し，免荷期間（加重をかけない期間）をおき骨組織と接合（接触）させるというものである．

チタンは生体親和性に優れた生体不活性材料に分類されるもので，体液，空気などに触れていることで表面に酸化皮膜（TiO_2）が形成される．この酸化皮膜はセラミックスと同様な性格を持っており，生体内でまったく変化しない皮膜（不動態膜）として存在する．この不動態膜があることで，金属の生体に対する為害作用を起こす原因となる金属イオンの溶出がまったく起こらない．そのためにチタンは生体親和性に優れ，骨組織内に埋入した場合，周囲骨組織と骨接合（オッセオインテグレーション：Osseointegration）状態を形成する．さらに，不動態膜が存在することで親水性に富み，カルシウムイオン，リンイオンの吸着が起こりやすく，骨組織形成の場として最適な条件がそろうことにより，咬合圧が加わっても骨組織は正常なリモデリング（骨代謝）が行え，骨接合を破壊されることなく維持される．

（3）インプラント体の表面性状の変遷

1980年代初頭に市場に製品として販売されていたチタンあるいはチタン合金を素材とするインプラントシステムは，①Brånemark System，②Core-Vent（Spectra）System，③IMZ Implant System，④ITI Implant Systemであった．その表面性状は①，②が機械研磨表面（machine surface），③，④はプラズマスプレーコーティングという粗面であった．

機械研磨は骨接合獲得には十分ではなく，同じインプラントサイズでさらに表面積を増やし，より骨接合の獲得に有利な表面性状の研究が進み，現在臨床応用されているインプラント体表面は粗面加工（酸エッチング処理，ブラスト処理，TiO_2コーティング，HAコーティングなど）されている．

バイオマテリアル
生体内に一時的あるいは永久的に埋入させる人工的に作られた材料と生体組織．

オッセオインテグレーション
チタンあるいはチタン合金を生体骨組織内に埋入させたときに骨組織との間で形成される状態で，チタンあるいはチタン合金は骨組織と限りなく接触した状態を示す．

表6-3　骨接合タイプにインプラント体の条件
①材質は生体内不活性であるチタン，チタン合金．
②生体内で表面に酸化被膜(不動態膜)が形成される．
③不動態膜が形成され親水性に優れている
④インプラント体表面からの骨組織の形成は起こらない．
⑤周囲から形成されてくる骨組織の妨げにならない．
⑥母床骨から形成された骨組織と何も介さずに接触する．
⑦インプラント体全体の表面積の30～40％が骨接合する(機械研磨の場合)．
⑧60～90N/cm^{2}の回転力に抵抗する．

表6-4　骨接合を獲得するためのインプラント体埋入時の条件
①周囲骨組織とインプラント体との間に隙間がない．
②インプラント体は初期固定されて動かない．
③インプラント体表面が汚染されていない(ケースから取り出したら何にも触れないようにして骨窩洞内に埋入する)．
④ドリリングによる周囲骨組織に火傷がない．
⑤手術部位の汚染，術後感染がない．
⑥創傷治癒を妨げる全身的疾患がない．

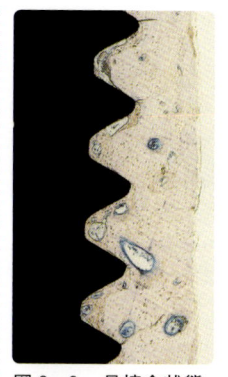

図6-6　骨接合状態

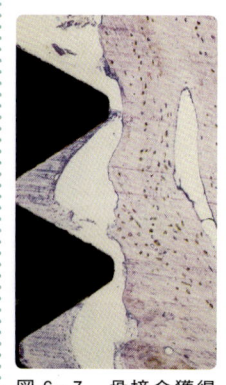

図6-7　骨接合獲得失敗状態

2）骨接合型インプラントシステムの概念

(1) 骨接合とは

　チタンあるいはチタン合金を骨組織内にドリリングすることで骨窩洞を形成し植立すると，周囲骨組織は骨窩洞部に対する治癒機転が起こり骨組織の吸収と添加(骨のリモデリング)が行われる．この治癒過程が終了した時点においてインプラント体と骨組織との界面は介在するものがない状態で接触している．
　しかし，表6-3，4のような条件が満たされない場合には，骨接合タイプのインプラント体を埋入しても骨接合が獲得できない(図6-6，7)．

(2) 骨接合型インプラントシステムの基本構造

＜1回法＞
　1回法インプラントシステムはインプラント体とアバットメントは最初から連結されていて一体化しているものである(図6-8)．そのため基本構造物としては，①インプラント体と②上部構造物の2つである．

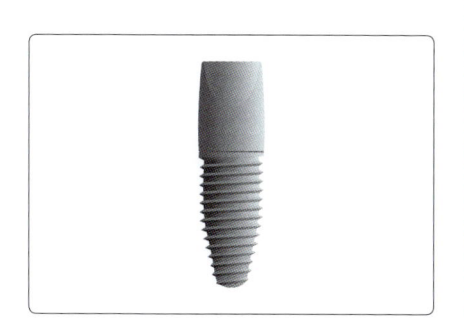

図6-8　1回法インプラント体

＜2回法＞
　2回法インプラントシステムはインプラント体とアバットメントが分かれているものである（図6-9）．そのため基本構造物としては，①インプラント体，②アバットメント，そして，③上部構造物と3つとなる．アバットメントとインプラント体はアバットメントスクリューにて固定される．

6-2　歯科インプラント補綴の臨床

1）診察・検査
（1）全身的検査
　歯科インプラント治療は手術を必要とする治療法である．また，インプラント体を顎骨に埋入後骨接合を獲得することが不可欠である．さらに，長期間のメインテナンスにおいて骨接合を維持しインプラント周囲炎を予防しなくてはいけない．このような処置であることから，これらを妨げる，あるいは手術を行うことに対して問題のある全身疾患を持った症例は，歯科インプラント治療の禁忌症となる．

　医療面接ではこれまでの既往歴，現在の健康状態を聞き，最近健康診断や人間ドックなどでの検査結果で注意を受けたことがあるかなどを聴取し，ある場合は詳しく調べる．また，閉経後の女性の場合は骨粗鬆症の可能性が大きくなるため，骨密度の検査を必ず事前に行う必要がある．

　全身疾患が影響して問題を起こすのは，以下の4つのケースである．

①手術中
　口腔外科での小手術に対するリスクと同じで，高血圧，心不全，出血性素因（透析患者も含む），神経質，ヒステリーなどでは，手術中のショック（疼痛性ショック，心因性ショック），止血困難，出血多量などの発症が考えられる．

②手術創の治癒
　全身的な免疫疾患（HIV感染症，膠原病など），糖尿病に代表される代謝性疾患などが挙げられる．また，慢性腎不全に伴う透析も大きなリスクファクターとなりうる．さらに喫煙も大きな影響を与える．

③骨接合が獲得できない
　これは②の治癒不全を起こす疾患と，骨疾患である骨粗鬆症は，骨接合を獲得するのに大きな妨げとなる．骨粗鬆症関連では，ビスフォスフォネート（BP）製剤の投与を受けている患者は，歯科インプラント治療が禁忌症と考える．また，透析患者では骨密度が低下している症例も多く存在しているため，十分な注意が必要である．

④メインテナンスでの早期脱落
　これには②，③に関する疾患がかかわってくる．すなわち，骨接合維持，感染防止を行うことがインプラント体の早期脱落を予防する．メインテナンスでの全身疾患の管理は長期に及ぶため，手術時は健康であっても時間

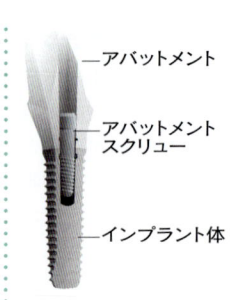

図6-9　2回法インプラント体（セメント固定用アバットメント）

ビスフォスフォネート製剤
骨粗鬆症の治療薬で，破骨細胞の活性化を低下させ，骨密度低下を予防する作用がある．

表6-5　局所的検査項目

（1）残存歯の咬合状態
　①欠損形式および歯の位置異常（傾斜，捻転など）
　③上下顎の歯の咬合状態
　④咬合平面の偏向状態
　⑤早期接触，咬頭干渉
　⑥咬合様式（アンテリアルガイダンス）
（2）インプラント治療に必要な咬合検査
　①上下顎の対向関係，挺出歯（クリアランス，デンチャースペース）
　②欠損形式および歯の位置異常（傾斜，捻転など），欠損部の近遠心的距離
　③アンテリアルカップリング（上下顎前歯部に中心咬合位で10μmのスペースが存在する）

の経過に伴い罹患することが考えられ，患者自身に健康診断，人間ドックでの検査結果を持参させチェックを行う．喫煙に関しては，多くの研究から歯周病のリスクファクターとして示されており，インプラント治療の長期経過の中でもインプラント周囲炎の悪化を招く因子とされているため，継続的な禁煙指導を行う．

(2) 局所的検査

　局所的検査はおおむね補綴処置，あるいは一般歯科治療の検査に準ずるようなもので，口腔内での残存歯の状態（充填物，補綴装置，う蝕，歯周病，その他の病変など）と顎運動状態の検査を行う．表6-5に検査項目を示す．

2）画像検査

(1) パノラマエックス線検査（図6-10）

　もっとも普及しているエックス線検査装置である．顎顔面領域の骨組織の状態を1枚のエックス線写真に規格的画像として映し出すことができる．さらに，デジタル撮影装置が普及しており，それまであったエック

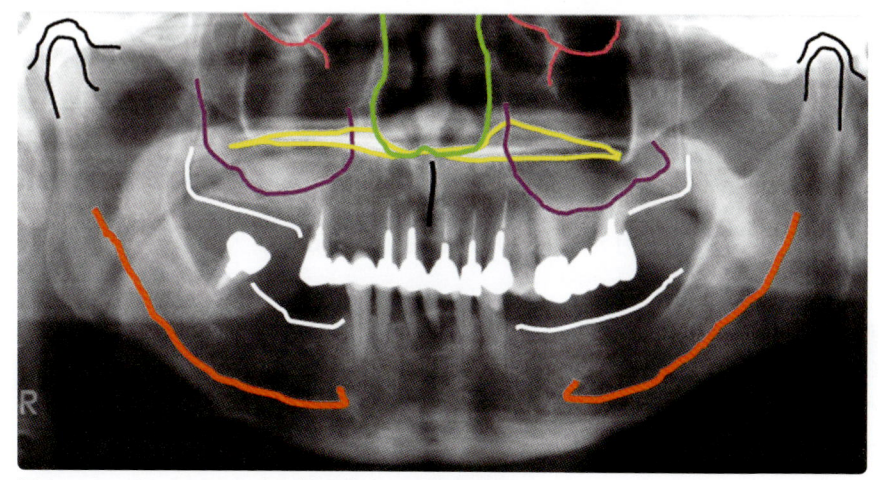

図6-10　パノラマエックス線写真上での確認事項

・眼窩
・眼窩下孔
・口蓋
・梨状孔
・正中口蓋縫合
・歯槽突起
・上顎洞底線
・関節突起
・下顎管
・オトガイ孔

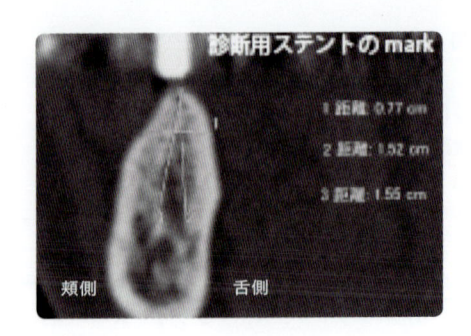

図6-11 デンタルCT画像（下顎右側第二小臼歯部）

線フィルムの現像による画像の不鮮明化がなくなり，一定の鮮明な画像が得られるようになった．

パノラマエックス線写真では，残存歯，顎骨内病変，下顎管，上顎洞などの状態が把握でき，さらに，インプラント体埋入部位の垂直的骨量の評価および隣接歯歯根との位置関係の把握が可能である．

しかし，画像は二次元的なものであり垂直的距離の診断には役立つものの，水平的分析はまったくできず，インプラント体埋入手術をパノラマエックス線画像のみの診断で行うことは危険性が高く，手術中の偶発事故につながる．

インプラント治療のメインテナンスでは，①規格的撮影が可能であること，②ある一定レベルの鮮明な画像を得ることができる（デジタル撮影のみ）ことから，骨組織の経時的変化を診断するのには有用な検査方法である．

（2）CT検査

CT検査はインプラント治療には必須の検査機器であり，安全・安心な歯科インプラント治療を行ううえで，必ず診断用ステントを装着し撮影する必要性がある（図6-11）．

3）診断に基づく治療計画の立案とインフォームドコンセント

治療計画の立案では，まず，残存歯の治療を行う．つまり，①う蝕歯の治療，②根尖病巣の治療，③不良補綴物の治療，④一時的咬合回復のための治療，⑤歯周病の治療といった項目がなされる．この残存歯の治療においては，保存不可能であるために抜歯が必要となるものもある．また，顎骨内の病変があった場合は，抜歯などの処置を含め，早期に行う必要性がある．というのも，骨組織の治癒には3か月から6か月の期間が必要となるからである．

歯科インプラント治療は「補綴主導型インプラント治療」という考え方に基づき行われる．それは，咬合をどのように回復するかを決め，そのためにはどの部位にインプラント体を埋入していくかを計画する．すなわち，患者との間でどのような最終補綴装置にするかを決め，模型上で診断用ワックスアップを行い患者にその形態を見せ同意を得る．それをもとに診

CT
Computed Tomography
コンピュータを使った断層撮影検査である．身体の断面撮影を行い，断層画像を集積し，コンピュータを使い画像処理を行うことで病変の描写，多断面再合成，三次元画像などを得ることができる．

断用ステント（診断用ガイド）を製作する．この診断用ステントには最終補綴物の外形が示されているとともに，その中にはインプラント体の埋入部位と埋入方向を示すマークが挿入されている．それを口腔内に装着した状態でパノラマエックス線およびCT検査を行う．そのことでインプラント体の埋入予定部位に骨があるかないかが診断できる．

　骨がある場合，これは，レギュラーサイズ（直径4mm）で上顎は13mm，下顎は10mmの長径のものを埋入し，インプラント体周囲に1mmの健康な骨組織が残存するだけの骨量があるということである．また，下顎管，上顎洞底，鼻腔底に2mmの骨組織の残存が可能な状態も要求される．

　このような条件以外の場合は，何らかの方法で骨組織を増やす処置（骨造成術）などを治療計画に入れる必要がある．

　さらに，全身的検査（肝機能，腎機能，心肺機能，骨縁量，種々感染症など）の結果と喫煙の有無を踏まえ，最終的インフォームドコンセントを行う．先にも述べた①手術中の偶発事故，②手術後の治癒不全，③骨接合が獲得できない，④メインテナンスでの早期脱落などに影響を及ぼす疾患が判明したときは，内科を受診させ治療が必要な場合は治療を行い正常な状態になってからインプラント治療に入る．治療が不可能であるような場合（完治が難しい全身疾患，患者自身が治そうと努力しない場合，治療期間が長期に及ぶ全身疾患）にはそのリスクを十分に説明し患者の同意を得る必要がある．また，全身的疾患，高齢，患者の要望などで低侵襲性治療を選択する場合もある．

　インフォームドコンセントは，これらのことを踏まえ最善の治療計画を呈示する．しかし，患者との同意が得られず義歯あるいはブリッジ等の補綴処置を患者が希望する場合は，その希望に合わせることが重要であり，強制的にインプラント治療を行うことをしてはいけない．

4）一次手術

　インプラント体の顎骨内への埋入手術のことを一次手術という．ただし，2回法インプラントシステムのみであり，1回法インプラントシステムではインプラント体埋入手術あるいはインプラント手術と呼ぶ．

（1）一次手術までの準備

　一次手術までの準備としては，前述したように全身的検査（血液検査，尿検査，心電図，骨密度検査など），局所的検査（口腔内検査，残存歯検査，咬合検査，歯周病検査など）を行い，治療が必要な場合は治療を行い，診断用ステントを製作し，口腔内に装着した状態でパノラマエックス線検査およびCT検査を行う．その結果をもとにインフォームドコンセントを確立し，手術内容などに関する同意書を作成し，署名，捺印が終了している状態とする．この同意書作成にあたっては，以下のような内容を説明し，同意を得る必要性がある．

骨造成術
骨量が不足している部位に骨組織の再生を目的として行う処置．

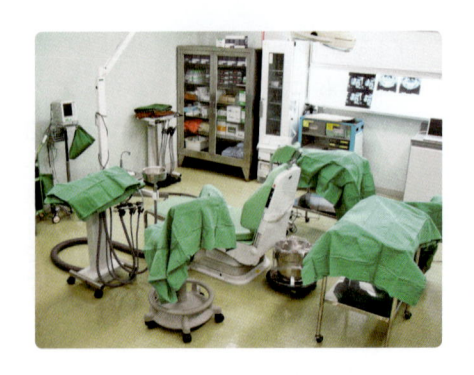

図6-12　手術室の準備

　①手術時の麻酔方法
　②手術時の粘膜切開(図示)
　③ドリリング方法
　④インプラント体埋入時の状況(初期固定の確保と初期固定が得られなかった際の対処方法)
　⑤手術時の偶発事項(術中出血,神経麻痺,インプラント体迷入など)
　⑥手術後の出血,腫脹
　⑦術後経過(投薬などを含む)

　また,手術当日までには術者,アシスタントの間で手術内容の最終確認を行う.この際は,術式の確認,発注した機材の確認を行う.

(2)一次手術直前の準備
　①手術室と手術機材の準備(図6-12)
　手術室の準備を行う.清潔域,不潔域の区別をはっきりさせて,手術野で使用する器具,機材は滅菌状態で準備をする.一次手術,骨造成手術は無菌状態の生体内での手術操作であるため,とくに注意が必要である.二次手術に関しては,埋入されているインプラント体の一部を口腔内という不潔領域に露出させる手術であるため,歯科治療でいう抜歯処置程度の清潔さで行う.

　手術室は周囲の一般治療のチェアから隔離された場所で行うことが必要となる.できれば,空調も落下菌を少なくするための配慮がされていることが望ましい.

　②患者の準備
　手術当日は,患者来院時に全身状態の確認を行う.風邪(咳,鼻水,喉の痛み,発熱),疲労困憊(原因,脈拍,血圧,発熱),下痢(原因,回数,食事内容,脈拍,血圧,発熱),嘔吐(原因,回数,食事内容,脈拍,血圧,発熱)などを訴える場合には,状態によっては手術を延期するべきである.

　患者の体調に問題がない場合は,口腔内清掃を行う.これは,手術後患者自身がブラッシングを行うことで手術創にブラシが当たったり,縫合糸を引っかけたりすることで痛み,出血の原因,ひいては感染を起こし治癒

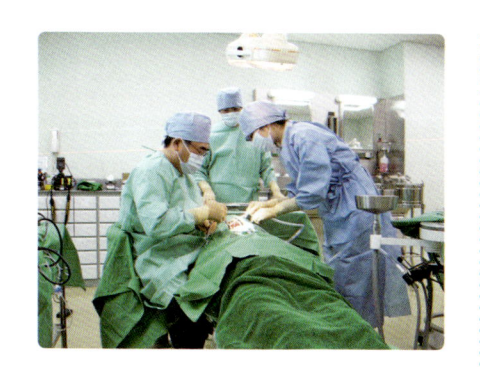

図6-13 手術時の術者の状態

不全を招くことがあるため，手術前にいったん汚れをクリーンアップしておくことが重要となる．当然，手術時の口腔内消毒が行き届きやすくするためにプラークを除去しておくことは重要である．

さらに，口腔内写真撮影も治療記録を残しておき，あとで患者への説明などに使用し，治療計画の確認と患者のクレームへの対応に重要となる．撮影は5枚法を基準とする．欠損部位，対合歯，隣接歯などがはっきりとわかるものでなくてはいけない．

(3) 一次手術の手順

①手術器具の準備

清潔域は緑の覆い布の領域として，この中の機材は滅菌されているものであり，準備にあたっては，滅菌されたゴム手袋を使用するか，滅菌された鉗子を使って準備をする．術者は，マスク，帽子を着用し，手洗いをした後，滅菌ガウンと滅菌手袋を着用する(図6-13)．二次手術時は，滅菌手袋のみで処置を行っても問題ない．

②手術

- 局所麻酔
- 粘膜切開(外科用ステントを装着させ切開線を決める)
- 粘膜骨膜弁の形成(粘膜骨膜弁の剥離)
- 外科用ステント装着にてドリリング
- インプラント体の埋入(初期固定の確認)
- 洗浄
- 縫合

(4) 手術直後のケア

術後は手術による炎症性反応を起こし疼痛と腫脹が起こる．この炎症を速やかに治め感染などを引き起こさないようする．

①投薬

一般的に内服により抗菌薬，消炎鎮痛薬を投与する．抗菌薬は1日3回の毎食後投与あるいは1日4回の毎食後と就寝前の投与を行う．これは手術の大きさ(埋入本数，骨造成手術，自家骨採取手術などに関係する)および

手術時間により1日の投与回数および投与日数を決める．

　消炎鎮痛薬も術後疼痛と炎症を抑えるために手術直後に投与する．内服の場合には効果が現れるのに30分程度は必要であるため，局所麻酔の効果が残っているうちに投与を行う．消炎鎮痛薬の効果はおおよそ6～8時間程度(ロキソプロフェンナトリウムの場合)あるため，局所麻酔の効力がなくなって術後のもっとも大きな痛みがくるときを難なくクリアーすることができる．

　②手術部位の冷却
　手術部位の冷却は術後炎症を少なくするうえでは効果があるものの，極端な冷却は手術創の循環不全を招来し治癒不全を起こす．そのため水に濡らしたタオルで手術後2～3時間までに限って行う．湿布などの使用は不可である．

　③術後の安静
　手術日は抜歯などの処置と同様，入浴，飲酒の禁止をしっかりと患者に伝える．また，インプラント治療に必要となる注意事項は，術後3週間は柔らかい食事を摂取してもらうように指導する．また，手術部位に装着していた義歯なども3週間使用させないようにする．

　④術後経過観察と抜糸
　手術翌日は来院してもらい手術創の状態と全身状態の観察を行うことで，出血，炎症，感染，投薬効果，投薬による副作用などを把握する．また，良好に治癒している場合は，術後7日目に抜糸を行う．

＜待時埋入＞
　抜歯後一般的には3～4か月ほど抜歯創の治癒を待って一次手術を行う．この処置を待時埋入という．抜歯窩が治癒して骨組織により満たされていることでインプラント体の埋入窩が正確に形成され，確実な初期固定が得られる．また，抜歯窩の粘膜も治癒していることで手術創は一次閉鎖が可能で手術後の治癒も問題ない．

＜即時埋入＞
　待時埋入に対して抜歯と同時に一次手術を行う処置方法を即時埋入という．治療期間を短縮できるが，抜歯窩はインプラント体のサイズと一致していないためインプラント体と周囲骨組織の間に大きいスペースができることと，抜歯窩は歯肉の欠損があるため一次閉鎖が不可能となることなどから骨接合獲得には不利な要素が存在する．

5）免荷期間

(1) 免荷期間とは
　一次手術後埋入したインプラント体に荷重を与えない期間のことをいう．骨接合獲得には重要な期間であり，一般的には上顎で4～6か月，下顎では2～3か月とされている．

（2）即時負荷とは

一次手術時に上部構造物を装着し荷重を与える処置方法で，治療期間の短縮，即時の審美修復が可能であり，患者にとって大きなメリットがある．しかし，骨接合獲得には不利な要素となるため，インプラント体の脱落原因となり，予後が左右されることが懸念される．

6）二次手術

二次手術とは頭出しともいわれ，一次手術時にインプラント体に装着されているカバースクリューを外し，アバットメント（ヒーリングアバットメント，ジンジバールフォーマー）を連結する処置である．この処置により歯肉貫通部が形成される．これによりこの後の印象採得を行いやすくする．

二次手術時に，角化歯肉（付着歯肉）の幅が十分に確保できていない症例において，角化歯肉形成術，口腔前庭拡張術などを行う．

7）印象採得

二次手術後アバットメントが連結され歯肉貫通部が形成されることで，インプラント体と上部構造物の連結部（プラットフォーム）が容易に口腔内より明示できる．印象採得では，インプラント体プラットフォームとヘックスに印象用コーピングを適合させることが重要である．

印象採得には以下の2つがある．

（1）オープントレー法（ピックアップ印象法）

インプラント治療において基本的な印象採得法はピックアップ印象法である．その理由は，多くのインプラント体と残存歯のバリエーションに対応可能であり，印象の精密さに優れているからである．しかし，その手技は複雑であるということと，患者に大きな開口域を要求しなくてはいけない．

＜ピックアップ印象採得の手技＞（図6-14）

①ヒーリングアバットメントの除去
②印象用コーピングをコーピングスクリューにて各インプラント体に固定する．
③エックス線写真撮影（デンタルエックス線写真）：各インプラント体に確実に印象用コーピングが連結されているかを確認する．
④オープントレーを試適：コーピングスクリューが確実にトレーから出てくることを確認する．
⑤シリコン印象材による印象採得
⑥コーピングスクリューをインプラント体から除去
⑦印象材ごとトレーを口腔内より撤去

（2）クローズドトレー法（トランスファー印象法）

ピックアップ印象法の欠点である操作の複雑性，開口量が必要というこ

角化歯肉
付着歯肉とも呼ばれ，歯の周囲には3～5mm以上の幅の角化歯肉を必要とする．

ヘックス
回転防止装置のことで，三角形，四角形，六角形などの形状のものがインプラント体プラットフォームに作られている．

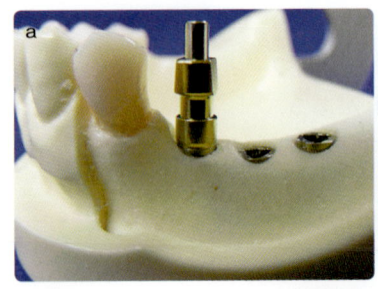

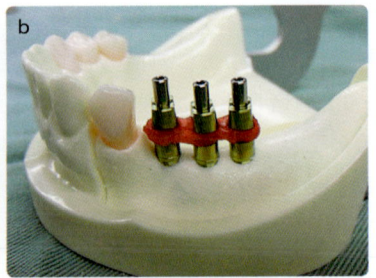

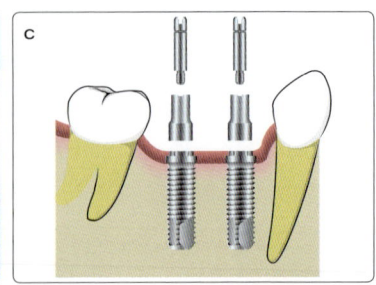

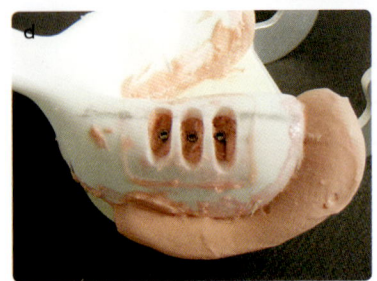

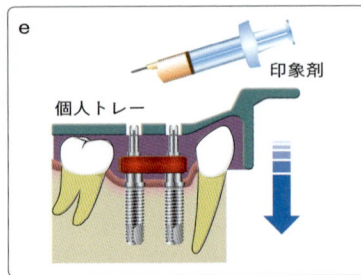

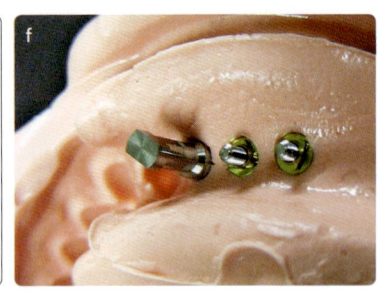

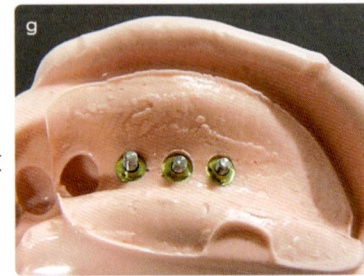

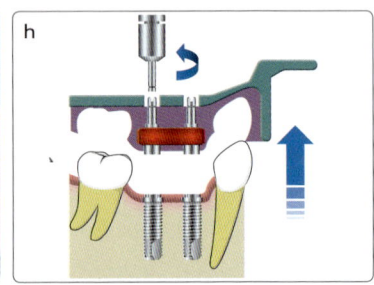

図6-14 ピックアップ印象法（永原國央 編：チェアーサイドのデンタルインプラント．永末書店，京都，2002より引用）
a：印象用コーピングをスクリューにて固定．b：複数本あった場合はデンタルフロスとパターンレジンで連結する．c：印象用コーピングの模式図．d：オープントレーで印象採得．e：ピックアップ印象採得時の模式図．f：印象材内部の印象用コーピングにインプラントダミーをスクリューで固定する．g：コーピングを固定しているスクリューを除去し印象を口腔内から撤去する．h：ピックアップ印象撤去時の模式図．

とをカバーすることを目的として生まれたのがトランスファー印象法である．ピックアップ印象法と比較すると精密さには欠けるものの，中間歯欠損で2から3歯までの症例であれば，コンポーネントが少ないことで手技が簡単であり，患者への処置による苦痛の負担が軽減できる．

＜トランスファー印象採得の手技＞（図6-15）
　①ヒーリングアバットメントを除去する．
　②印象用コーピングを各インプラント体に固定
　③エックス線写真撮影（デンタルエックス線写真）：各インプラント体に確実に印象用コーピングが連結されているかを確認する．
　④クローズトレーの試適
　⑤シリコン印象材による印象採得
　⑥印象材ごとトレーを口腔内より撤去
　⑦印象面に口腔内に残っている印象用コーピングを戻す．

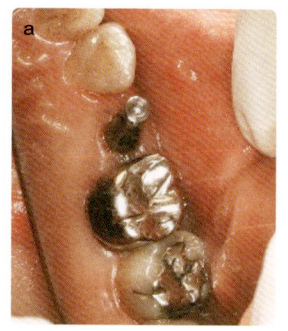

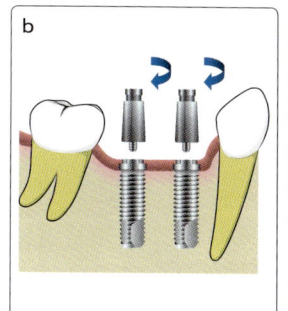

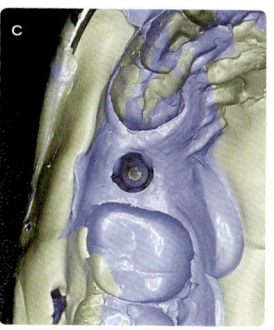

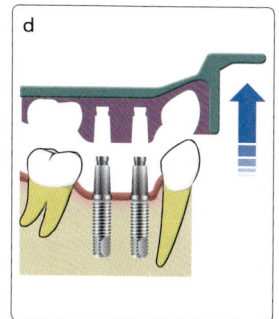

図6-15 トランスファー印象法（永原國央 編：チェアーサイドのデンタルインプラント．永末書店，京都，2002より引用）
a, b：印象用コーピングの装着．c：トランスファー印象撤去時．d：トランスファー印象撤去時の模式図．

8）上部構造物
（1）上部構造物の種類
①陶材
　生体親和性に優れた材料の一つであり，患者固有の色調，形態などの付与の再現性が高く，もっとも優れている．陶材のみの設計ではその強度からシングルスタンド（単独植立）でセメント合着のものが望ましい．ブリッジ，連結構造体については，物理的強度のある陶材焼付鋳造冠で製作することが望ましい．

②レジン
　生体親和性，物理的強度は陶材よりも劣るものの，加工性に優れた材料である．咬合圧を緩衝する意味では良いが，摩耗が早いため長期の咬合安定性にかける．

③金属
　使用金属の組成，延性，展性，加工性などについてよく吟味して使用することが必要である．Hard Gold（Type Ⅲ・Ⅳ）は長期的にみて，咬合圧などに対する変形も少なく，しかも生理的な咬合様式の変化に伴った適度の咬耗や摩耗を生じるため，インプラント上部構造の材料として最適である．また，チタンがフィクスチャー，アバットメントの材料の主流であるため，その上部構造にはイオン化傾向の近い貴金属（金，プラチナ）が対親和性の面からも優れている．

（2）固定式
＜シングルスタンドタイプ＞
　一般的インプラント義歯の上部構造物である．1本のインプラント体に1本の上部構造物を装着させる．

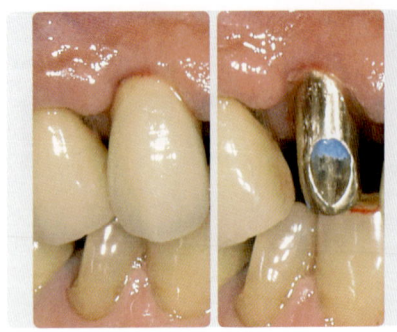

図6-16　セメント固定　　　　図6-17　ネジ固定

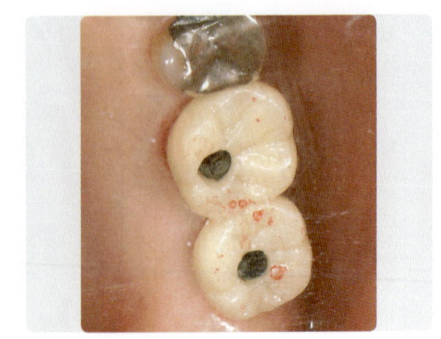

①セメント固定（図6-16）
　アバットメントをネジでインプラント体に固定し，その上に上部構造物を普通のクラウン・ブリッジのようにセメント固定するものである．審美的にはネジ固定のようなアクセスホールがないことで良好であるが，上部構造物を外したいときに外すのが困難になる．

②ネジ固定（図6-17）
　アバットメントと上部構造物が一体化しており，インプラント体に直接あるいはアバットメントを介してネジで固定する方法で，アクセスホールがあることで審美的には問題であるが，ネジを緩めればいつでもインプラント体から容易に上部構造物を取り外すことが可能である．

＜ボーンアンカーブリッジ＞（図6-18）
　無歯顎の症例に対して前歯部から小臼歯部にかけて4～6本のインプラント体を埋入し，それを支台としてメタルフレームを製作する．上部構造物はメタルフレーム上に製作するため，一般的に遠心部に上部構造物を延長し，大臼歯部までの咬合を確立させる．

（3）可撤式
　無歯顎の症例に対して2本ないしは4本のインプラント体を埋入し，そのインプラント体にアタッチメントを装着させることで，義歯の維持，安定を増し，咀嚼，会話などの機能回復を図る治療法である．

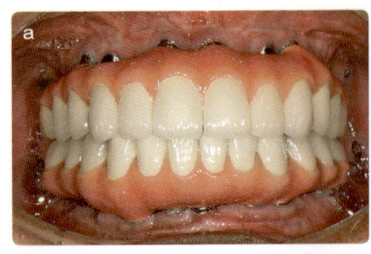

図6-18　ボーンアンカードブリッジ

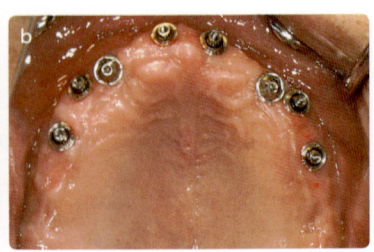

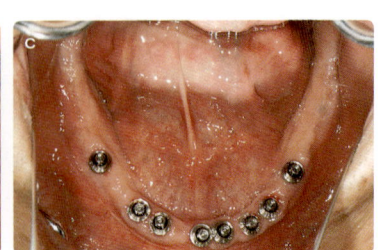

9）メインテナンス

　歯科インプラント治療でもっとも重要とされるところで，しかも，長期間行わなくてはならないものである．たとえば，歯科インプラント治療の患者数がもっとも多い年代である50歳代の場合，治療期間は残存歯などの処置，咬合治療などで1年かかったとして，その後，最終検査・診断，全身的検査とCTによる画像検査を経て一次手術から始まり二次手術を行い，最終上部構造物を装着するのに4〜5か月で治療は終了する．そうなるとその後のメインテナンスは，日本人の平均寿命（男性80歳，女性86歳）から考えると男性で約25年，女性で約30年となる．

　その内容はインプラント体を支えている骨組織および歯肉軟組織を健康に保つことである．そのことが骨組織の吸収を抑え，長期間口腔内で機能し続けるインプラント義歯となる．

　メインテナンスにおける患者への教育内容を以下に示す．

①インプラント義歯はう蝕にはならないが，歯周病には天然歯よりも弱い．
②歯周病はサイレントディジーズ（静かに進行する病気）である．
③インプラント義歯には歯根膜がないため噛む感覚が鈍いため，噛みすぎに注意する．
④禁煙に心がける．

（1）インプラント周囲炎

　インプラント周囲の歯肉および骨組織の病変をインプラント周囲炎という．インプラント周囲炎により歯肉の炎症および骨の吸収が起こる．その原因は上部構造物あるいはインプラント頸部に付着するプラーク，または歯石と上部構造物に加わる多大な荷重，すなわち過剰な咬合圧である．

　インプラント周囲炎は天然歯でいう歯周炎であるが，その炎症の波及には大きな違いがある．それを左右しているのが生物学的幅径（biologic width）である．天然歯では口腔内から歯肉溝部，上皮付着部，線維性付着部となっているが，インプラント義歯の場合は，インプラント周囲溝部，上皮付着部だけで線維性付着部というもっとも強固な歯と軟組織の付着部，インプラント義歯ではインプラント体と軟組織の付着部がない．そのため容易に外部からの感染や歯肉部の炎症が広がり易くなっているので，炎症あるいは感染を十分コントロールしておかなければならない．

（2）プラークコントロール

　天然歯と同様プラークコントロールを行わないと歯肉の炎症そして骨の吸収が起こる．

　天然歯と同様に染め出しを行い，PCRを計測し評価を行う．歯ブラシは一般的なものでよいが，歯間ブラシ（サイズも重要），スーパーフロス（図6-19）を積極的に使用させ，隣接歯との間のプラークをうまく除去するように指導する．また，上部構造物の形態などでタフトブラシ

生物学的幅径
口腔内と生体内との境界部のことを示す．この生物学的幅径が破壊されると生体内に口腔内より細菌などが侵入し，感染が起こる．

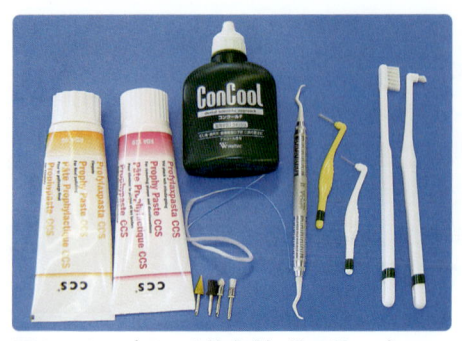

図6-19 プラーク染色剤，洗口液，フロス，ラバーカップ，プラスチックスケーラー，歯間ブラシ，歯ブラシ，タフトブラシ

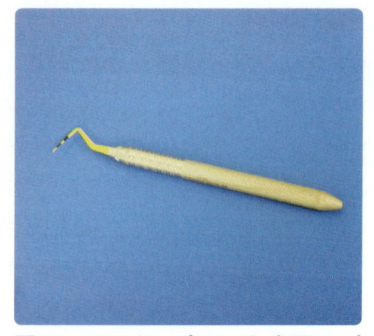

図6-20 インプラント専用のプラスチックプローブ

(図6-19)などの使用も指導する．

インプラント周囲組織の検査は，歯肉の発赤，腫脹，圧痛を診るとともに，インプラント周囲溝の深さの計測を行う．天然歯ではステンレス製のポケットプローブなどを使用するが，インプラント体に直接接するためチタン製あるいはプラスチック製のポケットプローブを用いる(図6-20)．

(3)咬合調整

中間歯欠損の場合は，歯根膜のある天然歯と歯根膜のないインプラント義歯とを意識し，軽く咬合したときには天然歯のみの接触，強く咬合したときにインプラント義歯も咬合する状態に調整する．しかし，遊離端欠損，無歯顎の場合は，フルバランスで調整を行うようになる．

また，クレンチング，歯ぎしり(ブラキシズム)などの悪習癖(パラファンクション)がある場合は，患者に対し大きなリスクがあることを説明し，ナイトガードの装着を指導する．

(4)エックス線検査

症状がなくても定期的(1年に1回)にパノラマエックス線検査を行い，インプラント体周囲の骨レベル検査と同時に残存歯の状態も確認する．当然，症状がある場合は，その必要性に応じてデンタルエックス線あるいはパノラマエックス線写真撮影を行う．

これは，一般的な考え方として，パノラマエックス線写真は規格写真(被写体と管球の方向とフィルムの位置を一定にできる)として撮影可能であるため，経時的変化を観察するうえで重要であり，メインテナンスでは不可欠である．しかし，デンタルエックス線写真は規格的撮影が難しいため，経時的変化がつかみにくいので，パノラマエックス線写真で異常があった際に，デンタルエックス線写真を追加するという考え方である．

chapter 6　歯科インプラント補綴

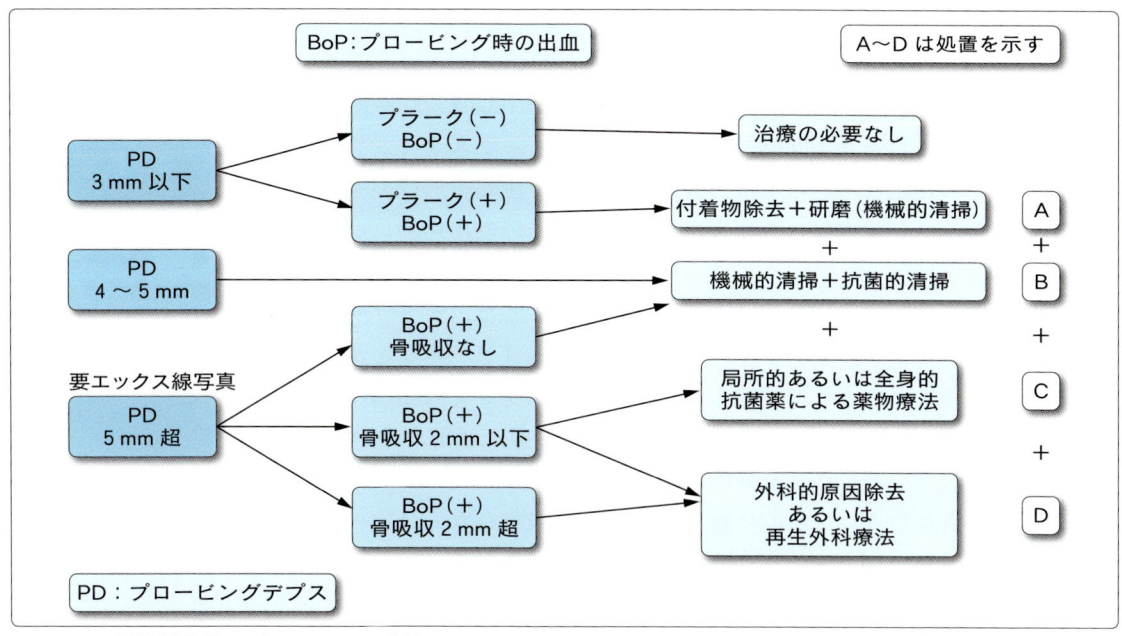

```
BoP：プロービング時の出血                    A～D は処置を示す

            ┌─ プラーク(－) ──→ 治療の必要なし
PD 3 mm 以下─┤
            └─ プラーク(＋) ──→ 付着物除去＋研磨(機械的清掃)     A
               BoP(＋)                                      ＋
PD 4～5 mm ──────────────────→ 機械的清掃＋抗菌的清掃          B
                                      ＋                    ＋
要エックス線写真  ┌─ BoP(＋) 骨吸収なし ─┐                    C
PD 5 mm 超 ────┤─ BoP(＋) 骨吸収2mm以下─→ 局所的あるいは全身的  ＋
               │                       抗菌薬による薬物療法   D
               └─ BoP(＋) 骨吸収2mm超 ─→ 外科的原因除去
                                       あるいは再生外科療法

PD：プロービングデプス
```

図 6-21　累積防御的メインテナンス療法(CIST)

（5）累積防御的メインテナンス療法(図 6-21)

　CIST といわれインプラント義歯のメインテナンスのグローバルスタンダード(global standard)である．

　CIST の検査項目は，① PD プロービングデプス(ポケットの深さ)，② BoP プロービング時の出血(＋，－)，③プラークの付着(＋，－)，骨吸収(エックス線検査が必要)で，表に当てはめ診断を行う．

　A の処置は，プラークの付着は，プラスチックスケーラー(図 6-22)による搔爬で付着物を除去する．研磨とはラバーカップと非摩耗性の研磨材を使いインプラント体表面に付着したものを除去することである(図 6-19)．さらに，エアーフローでインプラント体に傷がつかないパウダー「PERIO」が使用できるので，これを用い付着物を除去する(図 6-23)．

　B の処置は，機械的清掃に関しては A の処置と同様である．抗菌的清

CIST
Cumulative Interceptive Supportive Therapy

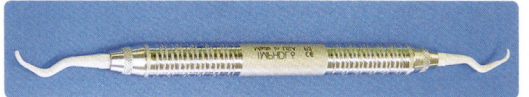

図 6-22　プラスチックスケーラー

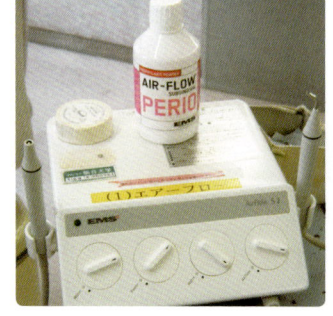

図 6-23　エアーフローと PERIO

掃は，グルクロン酸クロルヘキシジンを用い，含嗽剤としては0.1〜0.2％の溶液を10ml口に含み約30秒間クチュクチュうがいをさせる．ポケットの洗浄としては0.2％クロルヘキシジンゲルあるいは0.2％洗浄溶液を使い，2〜3回／1日を4週間継続して行う．ただし，グルクロン酸クロルヘキシジンの使用にあたっては，長期使用により歯石の形成促進，歯および舌の着色，味覚障害などの報告があるため，その使用期間には注意を要する．

　Cの処置で，局所的な抗菌薬による薬物療法としては，テトラサイクリン，ドキシサイクリン，ミノサイクリン，メトロニダゾールなどが歯周ポケットに応用するものとして挙げられるが，インプラント周囲溝に対しても応用可能なものである．全身的投与は，局所の炎症状態を十分に検査し，頰部への炎症の波及による腫脹，疼痛，発熱がひどく全身的影響が発現している場合に行う．一般的には歯性感染症に投与される合成ペニシリン系，セフェム系，ニューキノロン系抗菌薬が投与される．

　Dの処置で，外科的原因の除去では歯肉骨膜弁を剝離してインプラント体を露出させ病巣の搔爬を直視下にて行う．問題になるのはインプラント体表面の不良肉芽の搔爬である．それは，インプラント体が粗面のものが多いことで完全に取り切れないことがある．以前は，インプラント体表面を機械的に研磨していたが，確実な除去が難しいため実際は行われない場合が多いが，インプラント体表面に残した不良肉芽が原因で予後不良となることが多い．そのため，最近はEr-YAG（エルビウム・ヤグ）レーザーを用いて病巣とインプラント体表面の蒸散を行うことで確実な処置として確立された（図6-24）．同時にGBRによる再生療法を行い（図6-25），骨組織をもとのレベルまで回復されることが可能となった（図6-26, 27）．

　このCIST表ではBの処置が必要な場合は，AおよびBを行うことを意味している．もしD処置が必要という結果であれば，A，B，Cに加えてDを行うということである．

6-3　歯科インプラント治療での偶発事故

　歯科治療における偶発事故は，インレー，クラウンなどの誤嚥から始まり，小手術時の局所麻酔による疼痛性ショック，埋伏智歯抜歯時の出血，下歯槽神経麻痺などが挙げられる．この項では，歯科インプラント治療特有の偶発事故について取り上げ，手術時の偶発事故と処置およびメインテナンス時の偶発事故に分けて，それを防ぐ方法も併せて記載する．

1）手術時の偶発事故

　歯科インプラント治療部位としては下顎の臼歯部がもっとも多く，ドリリング時に下歯槽神経を傷つけてしまうことで下歯槽神経の麻痺が起こる．そのため，術前の検査・診断の際にパノラマエックス線検査，CT検

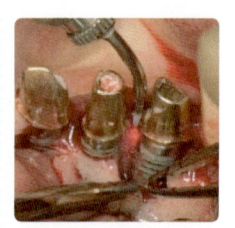

図6-24　歯肉弁を剝離し，感染物を完全に除去する．

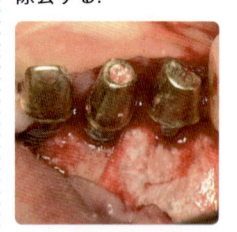

図6-25　メンブレンにて骨欠損部を被覆する．

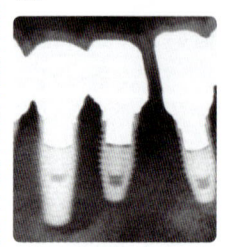

図6-26　インプラント周囲炎によって骨吸収を起こしている（術前）．

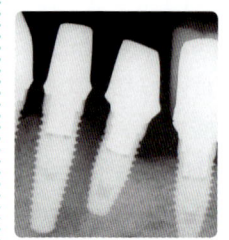

図6-27　インプラント周囲の感染物を除去し，メンブレンにて骨組織が再生してきた状態示すエックス線写真．

査などを行い，下歯槽神経管（下顎管）の位置を把握する．また，ドリルのサイズも把握しておく必要がある．これは，10mmの長さのインプラント体を埋入するのに，ドリルの10mmのマークのところまで進めていき骨窩洞を形成するが，実際には11.5〜12mm程度のところまでドリルの先端が進んでいるということである．このことを理解して術者はドリリングを行う．

　上顎での偶発事故は上顎洞内へのインプラント体の迷入である．ここでのポイントも術前の検査・診断の際にパノラマエックス線検査，CT検査などを行い上顎洞の位置を把握しておくことである．また，ドリルの長さに加え上顎の骨質を把握する．

　次に問題なのが手術時の出血である．これは，多くの小手術で問題となる．とくにインプラント治療では，顎骨内にドリリングしていきドリルが骨の外に飛び出してしまった場合，飛び出した部位で血管を傷つけるとドリルした骨窩洞からの出血として認められるが，インプラント体を埋入すると止血してしまうのである．しかし，実際傷つけた血管からは出血が続いており，徐々に周囲組織内に出血が貯留し周囲を圧迫していく．外へ腫れる場合は頬部の腫脹として現れ視覚的にわかるが，口（腔）底，咽頭部への腫脹は気道を閉塞するような腫脹となり，気がついたときには呼吸困難を起こし，死に至ることがある．これを防ぐには局所解剖を十分把握しておくこと，顎骨内から外部に飛び出す（パーフォレーション）ようなドリリングをしないことである．骨窩洞からの出血がひどい場合は出血部位を確認し，止血を行うことが必要になる．

2）処置およびメインテナンス時の偶発事故

　もっとも頻回に起こるのがハンドドライバー，カバースクリュー，アバットメントなどの細かな機材を誤嚥させてしまうことである．ドライバーなどはフロスなどをつけて誤嚥防止をすること，その他のものは座位で処置を行い，顔の角度を工夫する必要がある．

6-4　骨造成（増生）手術

　Bone augmentation（ボーン・アウグメンテーション）という用語が，インプラント体の埋入に骨量が不十分な部位に行われる処置名として使われているが，日本語には骨造成と骨増生との2つの用語が使われている．骨造成は，骨増量，骨増大，骨補填という内容が含まれており，どちらかというと手技（手術）的に増やすという意味合いが強い場合に用いる．骨増生は，骨増殖という内容を含み，生体，細胞といったレベルで骨組織を増やす意味合いが強い場合に用いる．現在臨床に応用されている手技はおおむね骨造成という用語で表現されるものであるため，本項では骨造成を用いる．

　骨造成の必要性は，診断用ステントを装着しCT検査を行った結果骨量

不足の診断に至った症例に行う．骨量不足は，水平的なもの(頬舌的)と垂直的なもの(上下的)とに分けられる．水平的，垂直的な骨量不足に対して行われる処置として，骨組織誘導再生療法(GBR)と自家骨移植(ブロック状，顆粒状)とがある．そのほかに骨延長術，上顎洞底挙上術(サイナスリフト)などがある．

GBR
Guided Bone Regeneration

6-5 軟組織のマネージメント

　天然歯においても角化歯肉(付着歯肉)の幅は，歯周病の予後を大きく左右する．インプラント治療でも同様であり，インプラント義歯部の周囲に十分な角化歯肉を作っておかないと予後不良，すなわち，インプラント周囲炎が進行し易くなってしまう．そのために角化歯肉(付着歯肉)形成術あるいは口腔前庭拡張術を行う．

1) 角化歯肉(付着歯肉)形成術

　角化歯肉形成術としての手技には，遊離歯肉移植術，遊離結合組織移植術などがある．

2) 口腔前庭拡張術

　口腔前庭拡張術は角化歯肉形成術と同様に，角化歯肉(付着歯肉)の幅の増大を目的として行う手術である．可動粘膜部と付着歯肉部の境界部に切開を入れ，部分層弁で剥離してアンカースーチャーを行い，1週間ほどパックをしておくと角化歯肉が形成される．

6-6 低侵襲性治療

　本治療のコンセプトは大きく2つに分けられる．1つは，これまでに述べた骨量の不足しているところには骨造成手術を行うのではなく，既存の骨量に対して短いインプラント体を埋入する方法とガイディッドサージェリー(ガイドを作って手術を行う)で，フラップレスサージェリー(歯肉粘膜の切開・剥離しないで手術を行う)という処置方法を応用し，手術侵襲を小さくして手術後の腫脹，疼痛を軽減するものである．

参考文献

1) 永原國央(編). 卒後研修医・若い歯科医師のために 歯科インプラント治療ガイドブック. 東京：クインテッセンス出版, 2008：141-42.

復習しよう！

1 現在臨床で応用されているインプラントシステムはどれか.
a 骨内インプラントシステム
b 骨膜下インプラントシステム
c 歯内骨内インプラントシステム
d 粘膜内インプラントシステム

2 骨接合型のインプラント体として使われている材料はどれか.
a チタン合金
b コバルトクロム合金
c ニッケルチタン合金
d アルミナセラミックス

3 骨接合獲得に必要な条件はどれか.
a 骨の火傷
b 術後感染
c 骨粗鬆症
d 初期固定

4 手術時の偶発事故に関係する全身疾患はどれか.
a 糖尿病
b 心疾患
c 骨粗鬆症
d リウマチ性関節炎

5 1回法と2回法の違いはどれか.
a インプラント体と周囲骨組織の関係
b アバットメントと上部構造物の関係
c インプラント体と上部構造物の関係
d アバットメントとインプラント体との関係

6 一次手術時に必要な器具はどれか.
a 個人トレー
b 診断用ステント
c 外科用ステント
d アバットメント

7 二次手術の目的はどれか.
a 骨造成
b 骨接合獲得
c 上部構造物作製
d アバットメントの連結

8 メインテナンスで行うことは何か.
a 骨量の評価
b 全身疾患の検査
c 骨組織誘導再生療法
d プラークコントロール

＜解答＞
1：a
2：a
3：d
4：b
5：d
6：c
7：d
8：d

chapter 7 特殊な補綴装置

学習目標
- 特別な義歯を列挙できる．
- 形態別分類を列挙できる．
- 上顎顎義歯の特徴を概説できる．
- 下顎顎義歯の特徴を概説できる．
- 発音・嚥下補助装置を概説できる．

7-1 特別な名称の義歯

1）目的別の分類

一般的な義歯は，永続的な使用を前提に義歯床用レジンを用いて製作される．ここでは，それ以外の義歯について概要を解説する．

（1）即時義歯

残存歯の抜去前に印象採得を行い，作業用模型に対して抜歯後の形態変化を想定した修正を行い，製作された義歯のことである．抜歯後，直ちに装着されるので即時義歯と呼ばれる．装着後早期にリラインが必要になる．図7-1に示す症例では，前歯部の抜去が必要なため，抜歯に先立ち印象採得，咬合採得を行い，抜歯後を想定した義歯を製作し，抜歯時に義歯を装着することとなる．

（2）暫間義歯

最終的な補綴処置が施されるまでの期間，審美性や咀嚼・発音機能を保

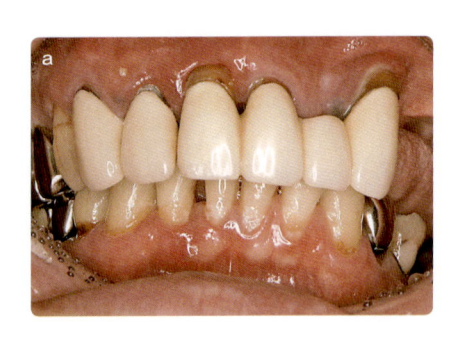

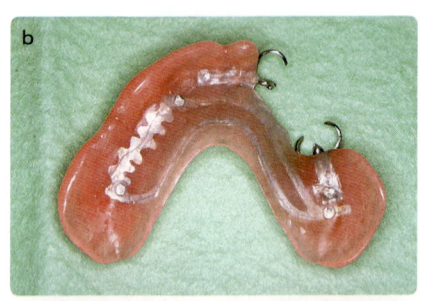

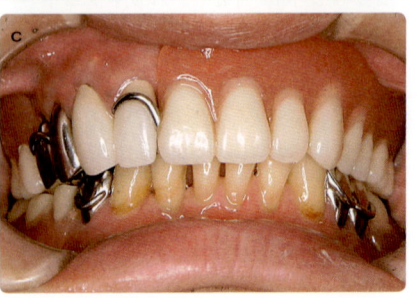

即時義歯
印象採得，咬合採得を行ったら，次の来院時には抜歯と義歯の装着を行う．したがって，ろう義歯の試適はできない．

暫間義歯
まず暫間義歯を装着して審美性や咀嚼機能を確保した状態で，歯周治療や歯冠補綴を行う場合などに用いられる．

図7-1 即時義歯．a：抜歯前，b：即時義歯，c：即時義歯装着

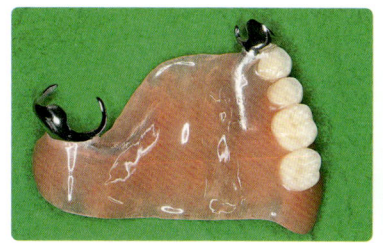

図7-2　暫間義歯 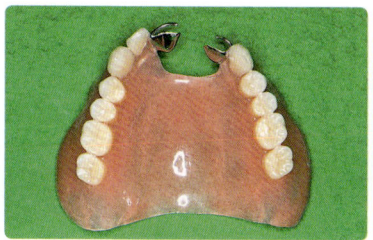　　　　図7-3　移行義歯 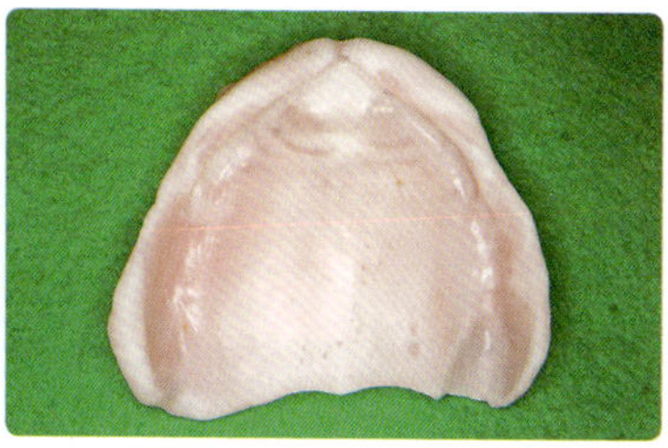　　　　図7-4　治療用義歯

持または回復，あるいは診断目的で比較的短期間の使用を前提として製作される義歯のことである．図7-2に示す症例では，まず義歯を製作し，咬合位と咀嚼機能の確保を行ったうえで，前歯部から右側臼歯部の治療を進めることになる．

(3) 移行義歯

比較的早期に抜歯が予想される場合，それによる義歯の修正を前提として設計された義歯のことである．使用中の義歯に修正を加えて利用することもある．図7-3に示す症例では，前歯部の抜去に備えた増歯の行いやすい，全部床義歯の移行を考えた設計がなされている．

(4) 治療用義歯

最終義歯の製作に先立ち，粘膜や咬合の治療を目的として装着される義歯である．使用中の義歯に修正を加えて利用することもある．図7-4にみられるように，粘膜調整材を義歯床内面に塗布し，これを使用させ，床下粘膜への圧分散を図ることで病的粘膜の治癒を促す．

2) 形態別の分類

(1) オーバーデンチャー

歯根あるいはインプラントを被覆する形態の可撤性義歯のことである．歯冠部を切除した根面には，根面板(コーピング)や根面アタッチメントが装着され，義歯の維持・支持・安定に活用されるとともに，歯根膜感覚の保持や顎堤吸収の抑制ができる(図7-5，6)．

歯根膜感覚
歯根膜には粘膜より高感度の圧受容器があるため，感覚の保持に有効である．

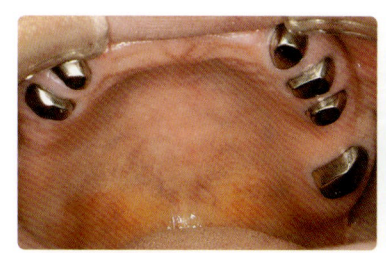

図7-5　根面板 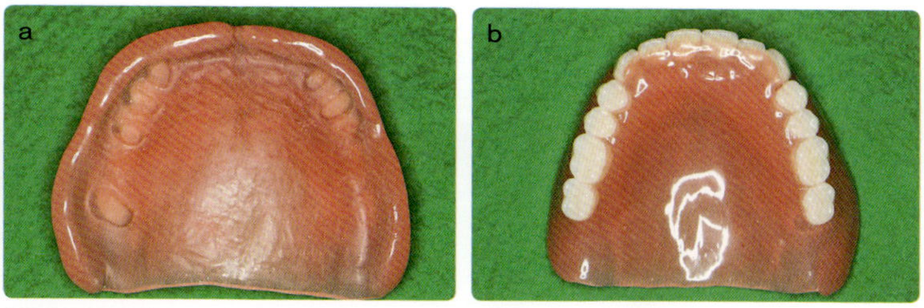　　　　図7-6　オーバーデンチャー．a：粘膜面．b：研磨面

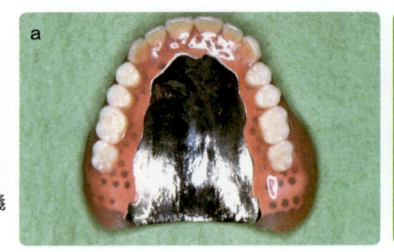

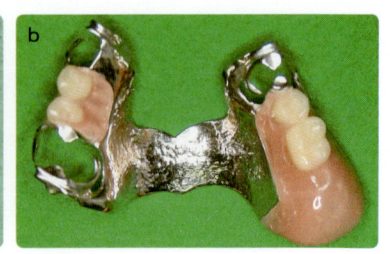

図7-7　金属床義歯．a：全部床義歯．b：部分床義歯

（2）金属床義歯
　義歯の主要な構成要素に金属を使用して強度，装着感，設計の自由度などを高めた義歯のことである（図7-7）．全部床義歯においては，義歯床粘膜面の一部または全部を金属で製作する．金属床の製作法としては鋳造と圧印がある．

（3）インプラント義歯
　顎骨内に人工歯根を埋入し，この人工歯根を支持とする義歯をインプラント義歯という．近年になって著しく進歩・発展した治療法であり，人工歯根の材料，手術法，義歯の製作法，術後の指導法などに専門的知識，技術を要する．

7-2　顎・顔面補綴

　顎・顔面補綴とは，先天性（奇形）や後天性（外傷，腫瘍摘出）によって生じた顎・顔面および周囲組織の実質欠損を補綴的に修復する治療法である．

1）上顎顎義歯
　上顎の顎補綴においては，上顎の欠損部の鼻腔や上顎洞との交通の有無によって対処法が大きく異なる．両者間に交通路がない場合は，通常の全部床義歯に準じた治療法で対応できる．一方，交通路がある場合には，鼻咽腔閉鎖不全の状態を呈しているため，開放部を栓塞子（オブチュレーター）で閉鎖する必要がある．栓塞子は，一般に開口部が小さい場合には充実型，大きな場合には，顎義歯の軽量化と清掃性を考慮して天蓋開放型とする（図7-8）．栓塞子で開口部を閉鎖することで口腔を陰圧にすることが可能となり，発音機能や嚥下機能に劇的な改善をもたらす．

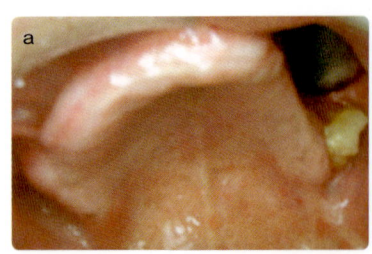

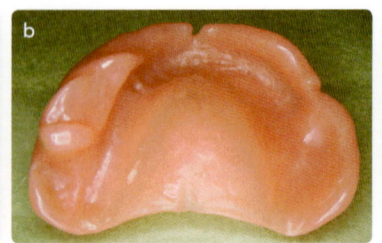

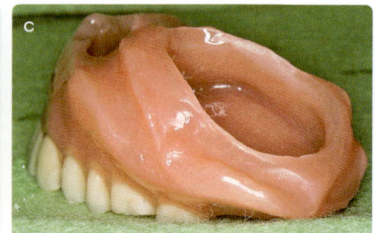

図7-8　a：上顎洞穿孔．b：オブチュレーターの充実型．c：天蓋開放型

金属床義歯
レジン床義歯においては強度保持のため，最低1.5mmの義歯床の厚さが必要であるのに対して，金属床においては1/2～1/3程度まで減ずることができる．

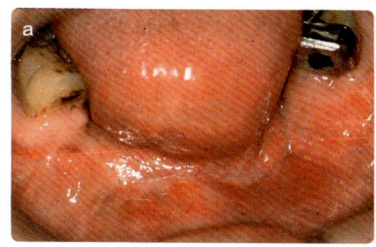

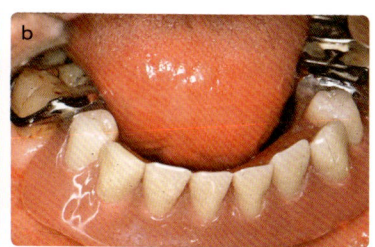

図7-9　a：下顎骨区域切除後の残存顎堤．b：顎義歯装着

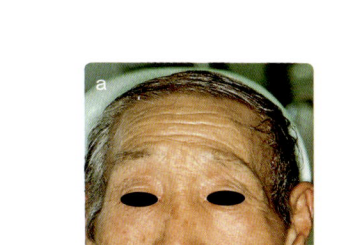

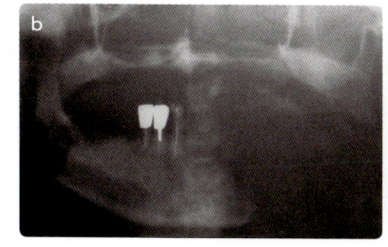

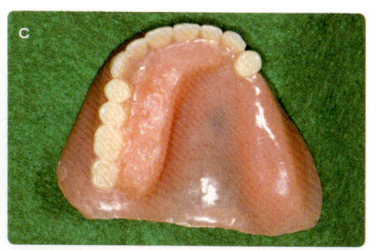

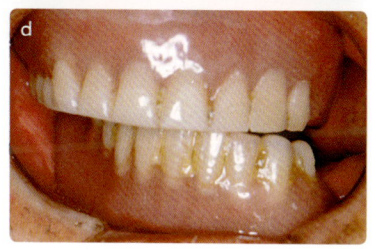

図7-10　a：左側下顎骨切除．b：エックス線写真．c：パラタルランプ．d：不安定な咬合

2）下顎顎義歯

　下顎の顎補綴においては，下顎骨の連続性の有無と舌への侵入の有無によって対処法が大きく異なる．歯槽骨部の切除にとどまり，下顎の連続性が保たれている場合には，切除部粘膜への咬合圧負担はさせられないが，下顎位の変異がないために比較的良好な形態と機能の回復が期待できる（図7-9）．

　一方，下顎骨の連続性が断たれた場合，健側の下顎骨は患側に大きく変異し，さらに，一側の顎関節を中心とした下顎運動が生じるため，定まった咀嚼するための下顎位が得られにくい（図7-10）．変位した下顎骨との咬合接触を確保するために，上顎義歯にパラタルランプを設けて咬合接触部を確保するとともに，咀嚼時の下顎の回転を抑制する必要がある．

3）顔面補綴

　顔面部に欠損が生じた場合，欠損部を補うのが顔面補綴である．義眼のように顔面部のみの補綴は医科領域での対応となるが，欠損が鼻腔や上顎洞を通じて口腔と交通し，口腔内の顎補綴装置と顔面部を補う顔面補綴装置との両者が必要な場合には歯科での対応となる．

7-3 発音・嚥下機能の補助装置

上述の顎・顔面補綴装置は，形態回復によって機能も回復する装置であるのに対して，ここで取り上げる装置は，機能の回復を目的として製作される装置である．

1）スピーチエイド
軟口蓋の欠損による鼻咽腔閉鎖不全を改善する装置で，口蓋床，維持装置，バルブによって構成される．

2）パラタルリフト
脳梗塞などによる軟口蓋の挙上不全によって引き起こされた鼻咽腔閉鎖不全を改善する装置で，口蓋床，維持装置，圧子によって構成される．

3）嚥下補助床
種々の要因によって舌の挙上に障害が発生した場合に適用される装置で，厚めの口蓋床を製作したり，義歯床口蓋部を厚くしたりすることで，舌が口蓋相当分に接触しやすくすることで，嚥下機能を賦活化する装置である．

4）口蓋閉鎖床
口蓋裂に対する手術後に残存した口蓋部の瘻孔を閉鎖する装置であり，鼻咽腔閉鎖不全を解消することで，機能回復を図る装置である．

復習しよう！

1 レジン床義歯と比較して金属床義歯が優れている点はどれか．2つ選べ．
a 咀嚼しやすい．
b 食片圧入が少ない．
c 破折しにくい．
d 温度感覚を得やすい．

2 抜歯前に印象採得を行い，抜歯時に装着される義歯はどれか．
a 暫間義歯
b 移行義歯
c 即時義歯
d 治療用義歯

〈解答〉
1：c, d
2：c

chapter 8 患者指導

学習目標
- □ 補綴処置前の患者指導が説明できる．
- □ 補綴処置中の患者指導が説明できる．
- □ 補綴処置後の患者指導が説明できる．
- □ 全部床義歯治療における患者指導が説明できる．
- □ 部分床義歯治療における患者指導が説明できる．
- □ クラウン・ブリッジ治療における患者指導が説明できる．
- □ インプラント治療における患者指導が説明できる．

8-1 補綴処置前・処置中・処置後の患者指導

1）補綴処置前の患者指導

　患者は何らかの訴えがあって来院する．この訴えを「主訴」という．最初にこの主訴をしっかり聞くことが大切である．ついで現在の口腔内状態を正しく把握する．そのために口腔内の診察，研究用模型・エックス線写真・口腔内写真など診断に必要な資料採取を行う．さらに病歴聴取を行い，現病歴，現症，既往歴，家族歴，社会的背景など診断に必要な情報を聞き出す．これらの情報をもとに，診断を下し，治療方針を決め，診療計画を立案し患者に説明する．その際，使用する薬剤や材料についても説明する必要がある．

主訴→現状→模　　型→状況の説明→原因について患者に考えさせる．
　　　　　　　エックス線写真
治療方針・使用材料についての説明→理解→再発防止
口腔清掃の向上

　そして，なぜこのような状態になったのかを患者自身に考えさせることが必要である．患者自身に原因があることは診療前にしっかりと認識させ，以後改善してくれるよう努力してもらう．これをないがしろにすると，せっかく治療をしても予後不良となり治療が無駄になることがある．

　指導に際しては，ここの患者に理解してもらうために，わかりやすい言葉を使い，指導用模型，PC（写真，図，動画）などを用いたり，患者自身の口腔内からプラークを採取して，顕微鏡を見せたりし，できるだけ具体的にわかりやすく説明して，強烈な動機づけを行う．

2）補綴処置中の患者指導

　術中の指導でもっとも大切なのは，患者とできるだけ対話し，治療に対する励まし，安心感を与え勇気づけることである．一般に歯科の診療期間

は医科のそれに比べ長いケースが多い．診療のたびに明確な進展がみられない場合，治療の途中で患者が来院しなくなることも珍しくはない．歯科医師の了解のもと，治療内容や進展状況などを説明することは非常に大切である．

- 患者との対話－治療に対する励まし，安心感を与える，勇気づける．
- 治療の内容については主治医の了解のもとに説明を行う（補佐役の範囲を越えないこと）．

3）補綴処置後の患者指導

治療終了後，補綴装置と生体との間には種々の問題が生じやすい．補綴装置はあくまで人工物であり，これを装着することで機能改善・回復，審美性の向上（美しくなる）を図ることができるが，自浄性や清掃性が向上するとは限らない．ときには，補綴装置を装着することで口腔内を清潔に保つことが困難になる場合もある．したがって，まず補綴装置装着後は口腔内をいかに清潔に保つかを指導する必要がある．口腔清掃の指導は，二次的な障害の発生を防止する重要なものである．補綴装置の取り扱い方とホームケアの重要性を十分に認識してもらう必要がある．

- 補綴装置と生体との間には種々の問題が生じやすい．
- 人工物を装着⇒美しくなる≠清潔になる
  　　　　　　　　清潔に保つ指導を行う必要がある
- 二次的な障害の発生防止：補綴装置の取り扱い方とホームケアの重要性

8-2　全部床義歯

1）補綴処置前の患者指導

義歯製作前には義歯による機能の回復程度，製作後には咀嚼や発音に対する義歯の適応可能な期間や清掃法，取り扱い方さらに定期検査の必要性などについて図や模型を用いて，患者に十分説明し理解させる．

また，口腔の解剖学的状態の良否による差，全部床義歯か部分床義歯かによる差などがあることを納得させると同時に，あくまで人工物であり，食物も制限されることも併せて説明しておく．

2）補綴処置後の患者指導

（1）装着当日の指導

新しい義歯の使用法について習うのは，自転車に乗る練習をするようなものである．個人差があり，素早く慣れてしまう患者もいれば，なかなか慣れずに忍耐と練習が必要な患者もいる．装着当初は，口腔内が義歯でいっぱいの感じになるが，しばらくすると慣れてくるので，心配いらない

> ＜清掃時＞
> ①歯磨剤の使用の禁止．
> ②破壊(損)しないように注意深く取り扱う．
> ③洗面器に水をためた状態で行う．
> ④熱湯をかけない．
>
> ＜就寝(就眠)時＞
> ①原則として取りはずす：粘膜の安静を図る(老人になると唾液の量は60歳で1/2に減少する)．
> ②保管は水中に浸した状態で行い，乾燥させない(変形，プラーク付着の防止)．またときには義歯清掃剤を使用させる．カンジダ菌などの増殖を抑える．
> ③顎関節症患者のような場合には，例外的に夜も使用させることがある．

図8-1 可撤性補綴装置患者への指導の要点

ことを説明し，自信を持つよう患者を温かく励ましてあげる．噛むのに慣れるのは，他の発音などがうまくできるようになるよりも時間がかかる．

　義歯を装着した当日は，柔らかい食べ物から慣らしていくように指導する．翌日来院してもらい，昨日の義歯の具合がどうであったかを聴取する．義歯の当たりがあって，痛いところはその原因を除去すれば必ず良くなるので，心配しないように前もって説明しておくと，患者は安心して治療を受けることができる．もし痛いところがあっても，決して自分勝手に削ったりしないように注意しておく．そして，市販されている義歯安定材は勝手に使用しないように説明しておく．歯科医師に遠慮して本当のことをストレートに表現しない患者もいるので，歯科衛生士がよく話を聞くことも大切である．

（2）義歯の清掃について（図8-1）

　義歯の清掃については，毎食後，軟らかめの義歯ブラシを使って流水中で清掃するように勧め（図8-2），夜間は水の中に漬けるか，義歯洗浄剤に浸漬して寝るよう指導する（図8-3）．近年では，超音波を使用した個人用の義歯洗浄器も販売されている．

　なお，歯磨剤はレジンの摩耗を引き起こすので使用してはいけないこ

義歯の洗浄
義歯用ブラシによる機械的洗浄と義歯洗浄剤による化学的洗浄の併用が効果的である．

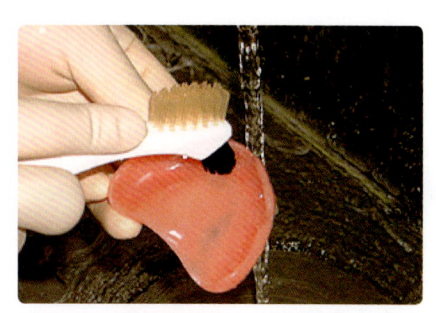

図8-2 義歯の洗浄

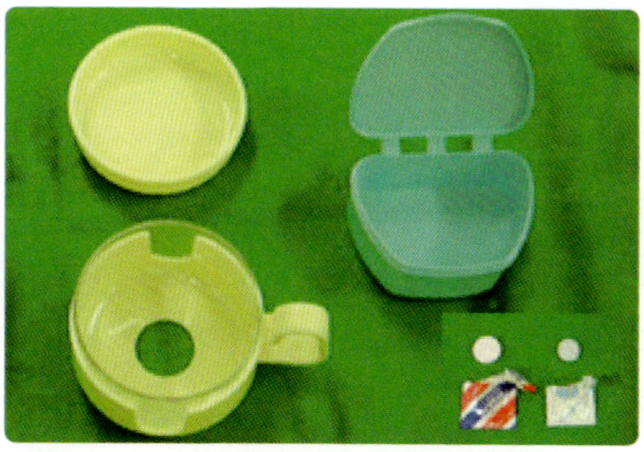

図8-3 義歯用容器と義歯洗浄剤

図8-4　根面板

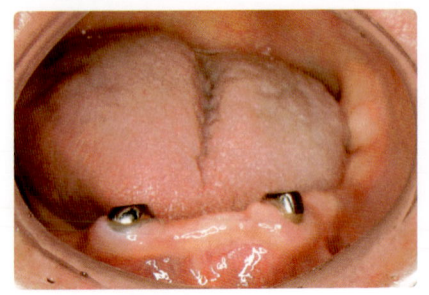

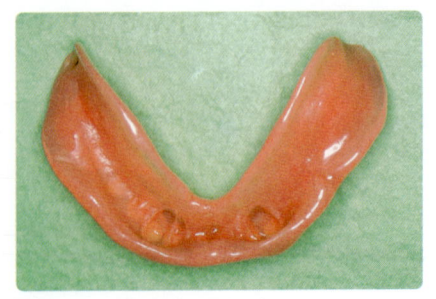

図8-5　オーバーデンチャー

と，熱湯消毒はレジンの変形につながるので行ってはいけないことを説明する．また，夜間就眠中は原則としてはずしておき，顎粘膜を生理的状態に回復させるようにする．無歯顎患者では少ないが，顎関節症患者においては，夜間就眠中義歯を装着していたほうがよい場合もあるので，歯科医師の指示に従うようにする．

数本の歯根が残存し，その上に全部床義歯が製作されるようなオーバーデンチャーの場合には(図8-4，5)，義歯粘膜面の清掃に加えて，柔らかめの小さな歯ブラシを用いて，残存歯根部の清掃と同部歯肉のマッサージを勧める．

(3) 義歯装着後の経過について

義歯装着の翌日には，初期に発生すると予想される問題の多くが発現する．1週間〜1か月後までに，義歯と粘膜のなじみなどによって生ずる変化の問題，6か月を経過すると義歯や粘膜の長期的変化に対応した問題が発生しやすくなる．したがって，義歯装着後，翌日，1週間後，1月後，それ以降は3か月〜半年ごとの定期的な来院が望ましい．

調整終了後，特別問題がなくてもおおむね6か月ごとの定期的な調整の必要性を説明する．すなわち，経時的に顎堤が吸収することで義歯床粘膜面と粘膜との適合性が低下すること，人工歯の摩耗によって咬合接触関係が変化することによるものである．適合の悪くなった義歯をそのまま長く使用すれば，支持組織は破壊され，フラビーガムや義歯性線維症を発生させ，義歯装着にとって有害な状態になってしまうことを説明する．

8-3　部分床義歯

1) 補綴処置前の患者指導

補綴処置前の患者指導としては，はじめて義歯を装着する患者においては，治療計画の段階で部分床義歯を装着する理由を理解してもらうことから始まる．また現状の欠損形態がさらに拡大しないように補綴装置の必要性とその機能，さらには限界まで説明する必要がある．

(1) 部分床義歯の必要性

現存するあるいはこれから生じる欠損を放置したときにどのような変化

フラビーガム，義歯性線維症
⇒ p.43参照

や障害が口腔内に現れるかを説明する．審美的変化，咀嚼障害，発音障害，隣接歯あるいは対合歯の位置移動，顔貌の変化まで理解してもらう．

（2）可撤性部分床義歯の優先性

固定性ブリッジの限界と部分床義歯の利点・欠点を説明し，義歯を選択する優先性について理解してもらう．

（3）口腔衛生指導

部分床義歯を装着することは口腔内の環境をさらに複雑にするため，義歯の装着前と装着後では今まで以上に清掃に時間と配慮を費やすことを指導し，義歯装着がかえってさらなる破壊を生じないように見通しを立てる必要がある．

2）補綴処置後の患者指導

術後の衛生指導は，装着した義歯を正しく，長く使用してもらうために重要である．その目的をよく理解してもらい，これ以上残存歯を失わないように努力するよう促さなければならない．

（1）義歯の使用法について

1～2歯であれば咀嚼よりは，審美性，発音ならびに欠損空隙の維持が大きな目的となるが，欠損が大きくなれば当然，咀嚼は大きな目的になる．目的にあった使用法を理解してもらわなければ，義歯は口腔内において機能を果たすことはできない．

（2）義歯の取り扱い

- 着脱は両手で，支台歯の歯軸方向へ丁寧に着脱する．
- 舌ではずしたり，噛んで装着したりしない．
- 夜間は歯ぎしりなどがなければはずしたほうがよいが，残存歯が少なく一部の歯に負担がかかるようであれば装着したまま就寝する．

（3）残存歯および義歯の清掃

- 残存歯は義歯をつけて食事をすると汚れやすいので，入念にブラッシングをすべきである．とくに欠損側隣接面はプラークが残りやすく，通常のブラッシングだけでは不十分である（図8-6，7）．

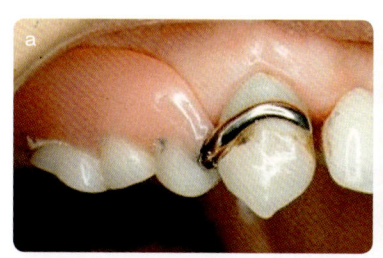

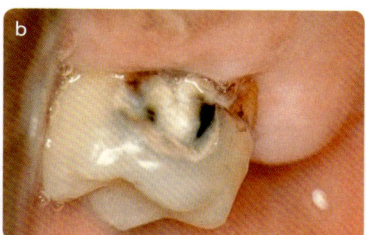

図8-6　支台歯の義歯に相対する歯面にう蝕が認められる．

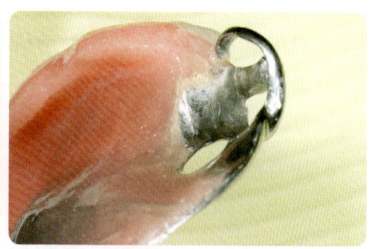

図8-7　来院時，清掃してきたにもかかわらず，隣接面板の内面にプラークが多量にある．

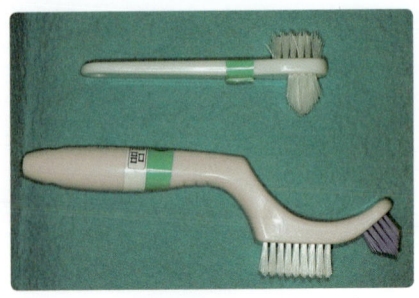

図8-8 義歯用のブラシはハンドルが持ちやすく,清掃しやすい.

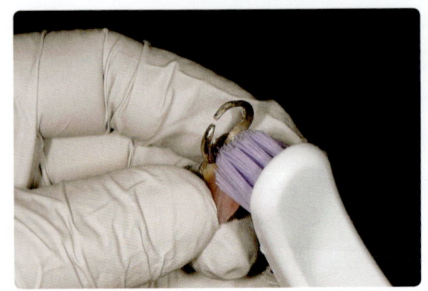

図8-9 義歯用のブラシはしっかりしているので,使いやすいが,毛先が粗く細部まで毛先が到達しにくい.

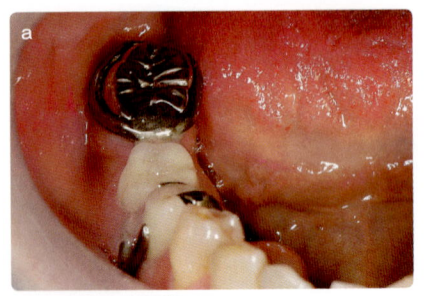

図8-10a ７６欠損

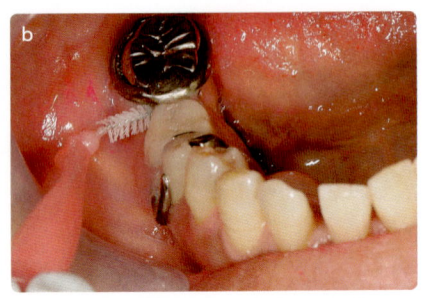

図8-10b 歯間ブラシは義歯を装着したまま空隙の大きさよりもブラシ径の大きなものを使用すると効果的である.

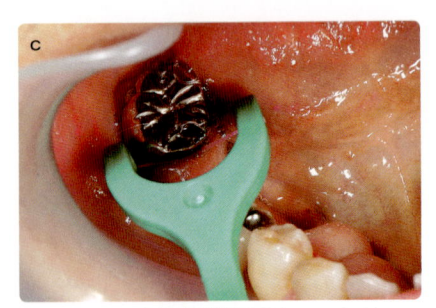

図8-10c 欠損側隣接面はデンタルフロスによって,そぎ取るように磨く.

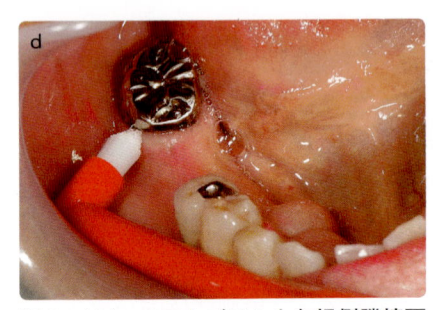

図8-10d タフトブラシも欠損側隣接面を磨くのには有効である.

- 義歯は専用のブラシか手洗い用のブラシが持ちやすく使いやすい.義歯の清掃が不十分であるとせっかくブラッシングした残存歯がまたプラークに接することになる(図8-8～10).
- 超音波洗浄器を購入して使用してもらうのもよい.診療室では液体の義歯洗浄剤(デンチャークリーナー)との併用が効果的である.歯石まで溶けるので清潔に義歯を使用できる.自宅でも市販の義歯洗浄剤との併用が効果的である.その際,義歯洗浄剤は高齢患者の誤飲,誤嚥に注意する(図8-11～13).

chapter 8　患者指導

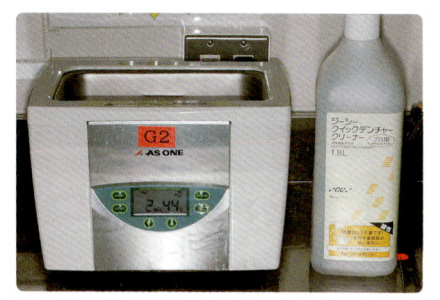

図8-11　超音波洗浄器と医院用化学的清掃剤

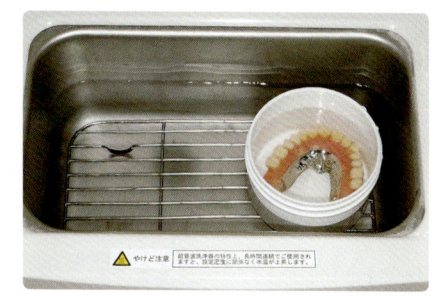

図8-12　義歯洗浄剤と超音波洗浄器を併用した義歯清掃

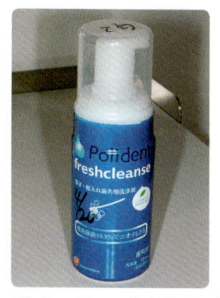

図8-13　ブラシによる機械的清掃との併用に用いる義歯洗浄剤

8-4　クラウン・ブリッジ

1）補綴処置前の患者指導

　補綴処置前にすべきこととして，清掃指導に対する動機づけはきわめて重要である．歯科衛生士と歯科医師は，クラウンやブリッジの最終補綴処置を行う前に，患者自身が歯面にプラークの付着がない状態を維持できるように患者を教育・訓練する必要がある．口腔衛生指導の際には，それぞれの患者にとって理解しやすい言葉を使って，時には手鏡，図，写真，顎模型，スライド，ビデオなどを用い，できるだけ具体的に説明することが大切である．動機づけのためには，歯学の専門知識のほかに，人間的な要素も考慮しなければならない．患者を病気に苦しんでいるひとりの人間として対応する感性が重要であり，患者の訴えを注意深く聞くことで，どうして現在の状態になってしまったのかを理解し，手助けしてあげることが大切である．できるだけ早い時期に患者と良好な人間関係を築くことは，患者指導が行える環境を整えるために重要である．人の性格は十人十色で，ほめることでブラッシングの努力を続けてくれる患者，機会あるごとに口腔清掃の必要性をいわなければブラッシングをさぼってしまう患者，このままでは歯がなくなってしまうという危機感を与えなければブラッシングをしない患者など，動機づけのアプローチも異なるだろう．しかし，清掃指導に対する動機づけを成功させる要点は，歯科衛生士としての自覚を持って，真摯な態度で指導を行うことにつきる．

　口腔清掃状態は補綴装置の種類に制約を与える．たとえば，う蝕活動性の高い患者に対する一部被覆冠の使用は二次う蝕に罹患するリスクが高いため，その適応は十分に注意する．また，歯周病を有する患者に対しては，補綴処置前に歯周病に対する治療が終了していることが望ましい．そして，中～重度の歯周病の場合にはプロビジョナルレストレーションを装着して歯周治療および治療後の経過観察を行うが，この間の口腔清掃指導の結果によっては治療計画を変更する場合もある．このような意味で口腔衛生指導を担当する歯科衛生士の役割は非常に大きく，行く末は補綴処置

プロビジョナルレストレーション
⇒ p.109参照

155

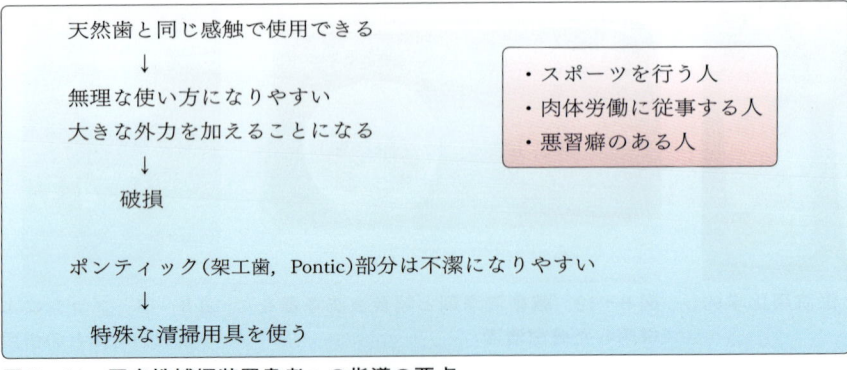

```
天然歯と同じ感触で使用できる
        ↓
無理な使い方になりやすい          ・スポーツを行う人
大きな外力を加えることになる       ・肉体労働に従事する人
        ↓                        ・悪習癖のある人
      破損

ポンティック(架工歯,Pontic)部分は不潔になりやすい
        ↓
    特殊な清掃用具を使う
```

図8‑14 固定性補綴装置患者への指導の要点

後のクラウン・ブリッジの寿命に影響を与える．治療に対する患者の理解と協力があれば，最終的に装着したクラウン・ブリッジの寿命は長くなる．

2）補綴処置後の患者指導

　口腔内にクラウン・ブリッジを装着した時点が治療のゴールではない．クラウン・ブリッジを長期にわたり機能させることができてはじめて，治療は成功したと評価される．歯科スタッフは装着したクラウン・ブリッジを1日でも長く使用できるように定期的なリコールで術後管理を行う必要がある．

　プラークコントロールは患者のホームケアが中心になる．そこで，リコール時には歯垢染め出し液でプラーク付着部位を示し，磨き残しがある部位を重点的に指導する．一般的な傾向として隣接面接触点付近，歯頸部辺縁，ブリッジのポンティック基底面，支台歯のポンティック側歯頸部にプラークの付着が認められる．とくにクラウン・ブリッジのマージン付近は，二次う蝕の好発部位なのでプラークコントロールを徹底して行う必要がある．マージンを歯肉縁下に設定している場合は，この部位の慢性的なプラークの付着は歯周炎を誘発する原因になるため，歯肉溝内の清掃ができるブラッシング方法を指導する．手用歯ブラシ以外の清掃用具として以下のものがある（図8‑14）．

（1）デンタルフロス

　デンタルフロスを用いた歯の清掃を「フロッシング」という．デンタルフロスは形態，太さ，材質の異なるさまざまな種類があるので，清掃する部位に応じて使い分ける．ろう付けのフロス（ワックスドタイプ）とろうが塗っていないフロス（アンワックスドタイプ）がある（図8‑15）．ろうが塗っていないフロスのほうがプラークの除去効果が高い．フロッシングの際には，細菌の伝播を防ぐために1歯間ごとにデンタルフロスのきれいな箇所を使って清掃する．エクスパンドタイプは，唾液や摩擦によってデンタルフロスの繊維が膨らむようになっている．広範囲にプラークを除去でき，

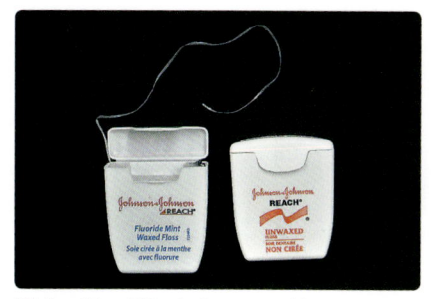

図8-15 デンタルフロス（左：ワックスドタイプ，右：アンワックスドタイプ）

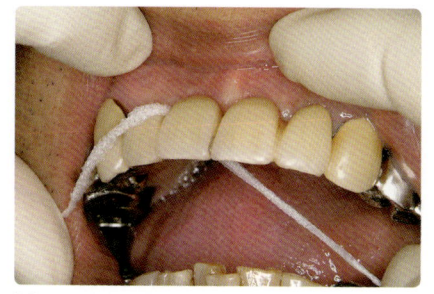

図8-16 エクスパンドタイプのデンタルフロスの使用例

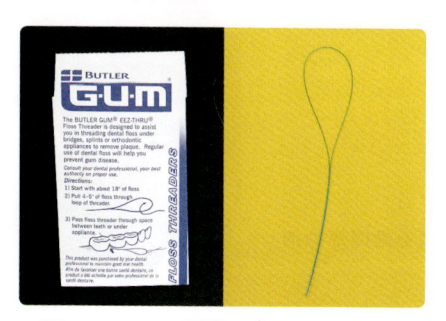

図8-17 フロススレッダー

ポンティック基底面の清掃に有用である（図8-16）．歯の上からデンタルフロスを通すことができない場合，たとえば矯正のワイヤーを装着している患者もしくはブリッジのポンティック基底面の清掃には，フロススレッダー（図8-17）を使用する．スレッダーの輪にフロスを入れ，スレッダーを隙間に挿入することで清掃が可能になる．

(2) 歯間ブラシ

　歯間ブラシは文字どおり歯間の清掃を目的とする用具で，植毛部分を歯間に入れて動かせばプラークを除去できる仕組みになっている．歯間の清掃のほかに，ポンティック基底面周囲，最後方臼歯の遠心面の清掃に使用することができる．歯間ブラシのサイズが間隙に対して細い場合は，ブラシが歯面に付着している汚れをとらえることができず，清掃効果が悪い．歯間ブラシは，間隙の広さ，すなわち下部鼓形空隙の広さ，ポンティック基底面と顎堤粘膜との間隙に合わせて，その状態に合ったサイズを選択して，使用することが肝心である（図8-18, 19）．歯間ブラシの誤った使用は，歯肉を傷つける原因やブラシをすぐ駄目にしてしまう原因になるので，口腔衛生指導は歯間ブラシ使用の奨励のみに終わらず，その使用方法も正しく教える必要がある．

(3) ワンタフトブラシ

　普通の歯ブラシでは磨ききれない孤立歯や叢生部分を効果的に磨くためのブラシである．ワンタフトブラシは，束ねた毛先の先端を円錐状にカットしている形態になっているので，ブラシ先端部分を凹みの部分に深く挿入することが可能で奥までしっかりと磨くことができる（図8-20）．

ポンティック基底面
⇒ p.95参照

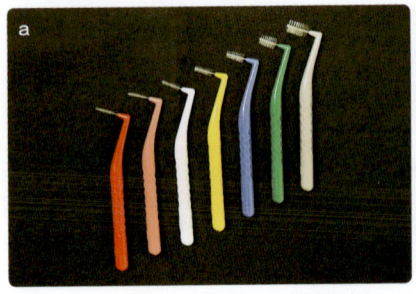

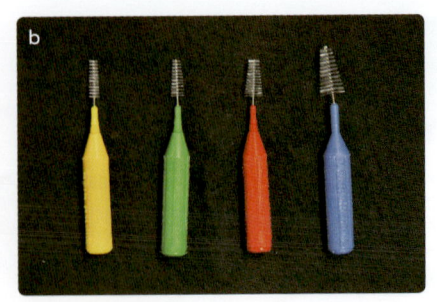

図8-18 いろいろな太さの歯間ブラシの一例

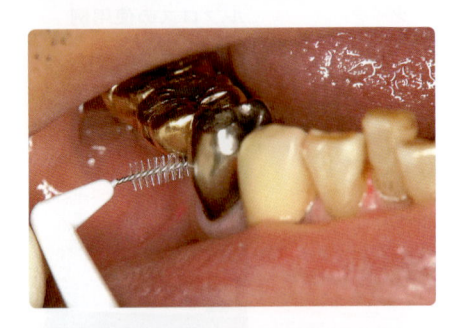

図8-19 歯間ブラシによる歯間部の清掃例

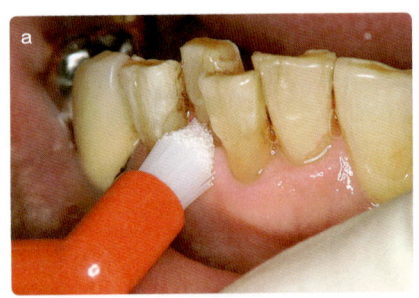

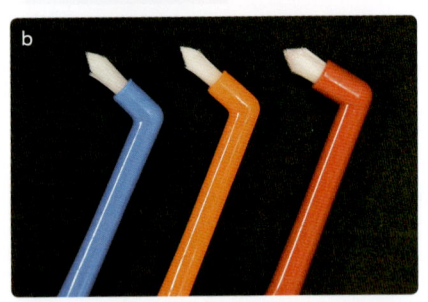

図8-20 ワンタフトブラシの使用例とヘッド部分の一例

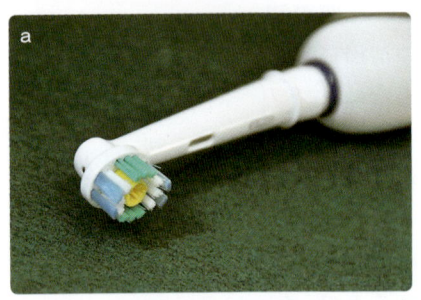

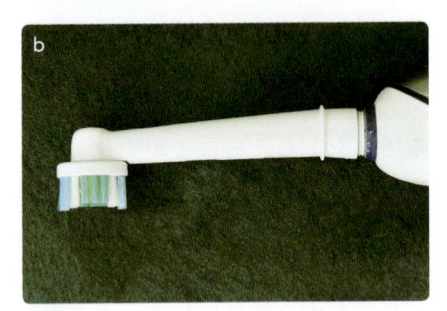

図8-21 回転式電動歯ブラシのヘッド部分の一例

(4)電動歯ブラシ

　電気を動力として自動的にヘッドが動く歯ブラシの総称を電動歯ブラシという．主に3つの形式に分類され，ヘッドが振動または回転する「（従来型の）電動歯ブラシ」（図8-21），高速で振動する「音波歯ブラシ」，ブラシのヘッドから超音波の振動が発生する「超音波歯ブラシ」がある．電動歯ブ

ラシは，高齢者などの手用歯ブラシを上手に使いこなせない患者に対してとくに有用な口腔清掃器具である．最後方臼歯の遠心面は，通常の手用歯ブラシではブラシの毛先が届きにくく，きれいにプラークを除去することが難しいが，回転式のヘッドが円形になっている電動歯ブラシを使用すると効果的に清掃ができる．

リコールの仕事の中心は患者のホームケアのチェックになることを述べたが，強いモチベーションがあり，技術的に口腔清掃の問題がない患者であっても，患者自身では清掃できない部分が必ずあると思われる．歯科衛生士はそのような部分を定期的なプロフェショナルケア(professional mechanical tooth cleaning: PMTC)で補う必要がある．リコールは6か月あるいは1年の間隔で行うのが一般的な慣例と思われるが，リコール間隔はそれぞれの患者の口腔内状態によって判断されるもので，必要に応じて行うべきである．しかし，極端に短い周期でリコールを行う必要がある患者，すなわち清掃不良の口腔内を改善できない患者は，動機づけができていないことを示している．リコールの際に動機づけの強化を達成できなければ，その患者はやがてリコールにも応じなくなることが予想される．

PMTCの手順
①プラークの染め出し，②研磨剤の注入，③歯面清掃，④口腔内洗浄，⑤フッ化物の塗布．

8-5 インプラント

1）補綴処置前の患者指導

歯科インプラント治療を希望してきた患者に対しては，一般的説明をすべての患者に同じようにする．そのために説明用の本あるいはパンフレットを使うことがよい．

以下に内容の一例を示す．

① ブリッジ，義歯での利点・欠点に対してインプラント治療の利点・欠点：ブリッジは両隣接歯を切削（抜髄を行うこともある）する必要があり，両隣接歯がない場合，ブリッジはできない．義歯は装着感が悪く機能回復に劣る．
② インプラント治療の基本的流れと治療期間：一次手術があって免荷期間をおいて二次手術を行い上部構造物を製作していくという流れと全体の治療期間．
③ どんな患者に対してもできるか：全身疾患の問題と残存歯への治療の必要性など．
④ 患者の注意事項：禁煙と一次手術後3週間は負荷をかけないという注意事項など．
⑤ 手術を受けるにあたっては十分時間をつくって受けるように．
⑥ 費用の問題

これらを説明した後，患者からの質問を受け，さらに説明を加える．この段階で，患者が持っている歯科インプラント治療に対する知識を，正しいものにして誤解がないように治療を進めていかなくてはならない．

免荷期間
インプラント体を埋入する一次手術後に荷重を加えず放置し，骨接合を獲得せる期間．

2）上部構造物装着後の患者指導

　ここでは，メインテナンスの重要性を強調する．インプラント治療の場合，適度の咬合圧下にある場合は，口腔内清掃ができ全身的に問題になるような疾患（糖尿病，骨粗鬆症，循環器疾患，免疫疾患，膠原病など）に罹患しなければ，ほぼ永久的に機能できるものであることを説明し，口腔内清掃のチェック，咬合状態のチェックをメインテナンスでは定期的に行っていく．また，喫煙はインプラント義歯を長期間安定させるうえでは大きな問題となること，全身疾患の管理も重要であることを十分説明する．

　咬合あるいは咀嚼においての注意事項は，インプラント義歯自身は歯根膜がないため，知覚が天然歯より低下していることを理解させ，噛む物の硬さ，食事の内容などに注意を払い，ブラキシズム（歯ぎしり），クレンチング（くいしばり）がある場合にはナイトガードの装着を指導する．

参考文献

1）豊田静夫，羽賀通夫，甘利光治，松浦智二（編）．歯科衛生士教育マニュアル歯科補綴学．東京：クインテッセンス出版，2005：126-131．
2）石橋寛二，川添堯彬，川和忠治，福島俊士，三浦宏之，矢谷博文（編著）．第4版クラウンブリッジ補綴学．東京：医歯薬出版，2009：280-286．
3）永原國央（編）．卒後研修医・若い歯科医師のために　歯科インプラント治療ガイドブック．東京：クインテッセンス出版，2008：26-36．

復習しよう！

1　義歯の清掃法について正しい組合せはどれか．2つ選べ．
- a　機械的清掃 ―― 義歯ブラシ
- b　化学的清掃 ―― 義歯洗浄剤
- c　消毒 ―― 煮沸
- d　沈着色素除去 ―― 歯磨剤

2　部分床義歯患者の支台歯の清掃時に用いる器具はどれか．
- a　歯間ブラシ
- b　デンタルフロス
- c　歯ブラシ
- d　タフトブラシ

3　口腔清掃指導の動機づけで適切なのはどれか．
- a　やる気のない患者には大声で叱りつける．
- b　重要な内容の説明には専門用語を用いる．
- c　指導用模型，写真，ビデオなどを使用する．
- d　清掃状態が悪い場合は具体的な説明をしない．

4　歯科インプラント治療がブリッジより優れていることは何か．
- a　費用が安い．
- b　治療期間が短い．
- c　隣接歯の切削が不要．
- d　全身疾患の影響を受けない．

＜解答＞
1：a, b
2：a, b, c, d
3：c
4：c

chapter 9 補綴関連検査

学習目標
- □ フェイスボウトランスファーについて説明できる．
- □ ゴシックアーチとチェックバイトについて説明できる．
- □ 咬合検査機器について説明できる．

9-1 フェイスボウトランスファー

顔弓計測とは顔弓(フェイスボウ)という特殊な装置を用い，頭蓋骨に対する上顎の位置関係を記録することである(図9-1，2)．このため顔弓は，後方基準点として平均的顆頭点あるいは蝶番点を記録する顆頭指示桿と，前方基準点として眼窩下縁あるいは鼻翼下縁を記録するレファレンスポインター，上顎歯列や顎堤の位置を記録するバイトフォークから構成される．なお，後方基準点として平均的顆頭点を用いる場合には外耳道を間接的に用いることがある(イヤーロッドタイプ)．

9-2 ゴシックアーチ描記装置とチェックバイト

咬合採得で，垂直的顎間関係を決定し，水平的顎間関係を記録したが，ここで水平的顎間関係を確認する場合がある．そのために利用される一般的な方法がゴシックアーチ描記法である．このゴシックアーチ描記法により全部床義歯の人工歯に与える咬合位が決定できる．さらに，偏心位でのチェックバイトを採得することで，患者固有の顎運動を咬合器に再現できる．

1）ゴシックアーチ描記法

咬合器上でゴシックアーチ描記装置(ゴシックアーチトレーサー)(図9-3)の設定を行う．一般的には，上顎の基礎床に描記針を，下顎咬合床に

平均的顆頭点
耳珠上縁と外眼角を結ぶ線上で，外耳道の前方13mmのところに平均値的に顆頭点があり，これを平均的顆頭点という．

蝶番点
ヒンジアキシスロケーターを用いて実測された運動論的な回転軸(蝶番軸)の左右皮膚上の点をいう．

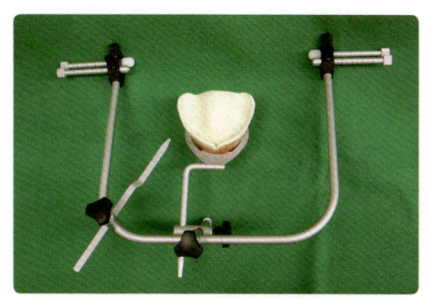

図9-1 フェイスボウ

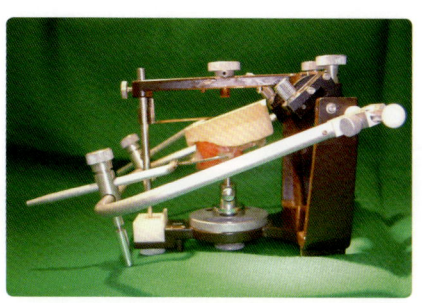

図9-2 咬合器上での再現

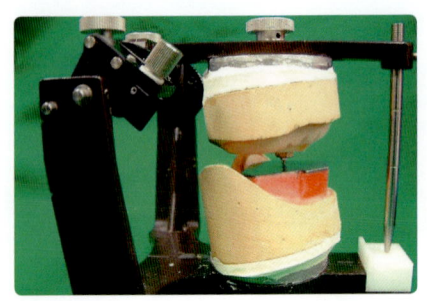

図9-3　ゴシックアーチ描記装置

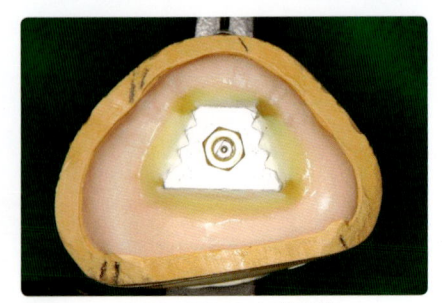

図9-4　上顎に設置した描記針

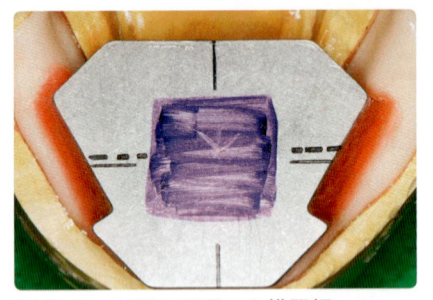

図9-5　下顎に設置した描記板

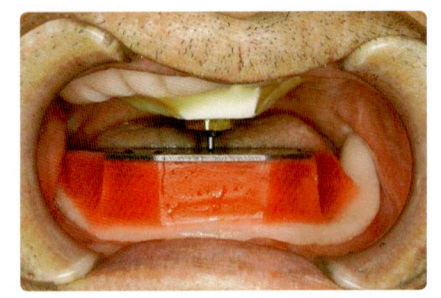

図9-6　口腔内のゴシックアーチ描記

描記板を設置する(図9-4, 5)．上下記録装置を口腔内に挿入し，下顎をまず下顎最後退位に誘導し，そこから下顎を左側いっぱいに動かさせ(左側側方限界運動)，開口させてふたたび後方に誘導する．ついで右側に動かさせ(右側側方限界運動)，開口させてもう一度後方に誘導することで後方限界運動路が記録される(図9-6)．この矢印状の記録図をゴシックアーチと呼ぶ．なお，通常，最後に前方運動とタッピングポイントも併せて記録する．ゴシックアーチ描記により得られた矢印の頂点をアペックスと呼ぶ．

2) 咬合記録（チェックバイト）と下顎模型の再付着

描記板に記録された描記図をもとに，アペックスまたはタッピングポイントでの上下顎間関係の記録(チェックバイト)を採得する．チェックバイト材料としては，即硬性石膏やシリコーン印象材が用いられる．すなわちチェックバイト材料を，図9-4で示す上下記録装置板間に注入して顎位を記録する．この記録を用いて，咬合器装着時の下顎位とゴシックアーチ描記によって決定した下顎位の一致を確認し，異なった場合には下顎模型を再装着する．

3) 偏心位での上下顎間記録

半調節性咬合器を用いて顆路角を調節する際，偏心位でのチェックバイ

ゴシックアーチ
下顎最後退位に相当する位置がアペックスであり，正常な顎機能を有する患者では，アペックスの前方0.5～1.0mmの位置に安定したタッピングポイントが記録される．義歯を製作する下顎位としては，アペックスを使用する場合とタッピングポイントを利用する場合がある．

チェックバイト
上下顎記録装置をチェックバイトを介して併せることで，チェックバイト採得時の上下顎の顎間関係を再現できる．

顆路角の調節
半調節性咬合器においては，上下顎模型に偏心位でのチェックバイトを介在させて顆路角の調節を行う．

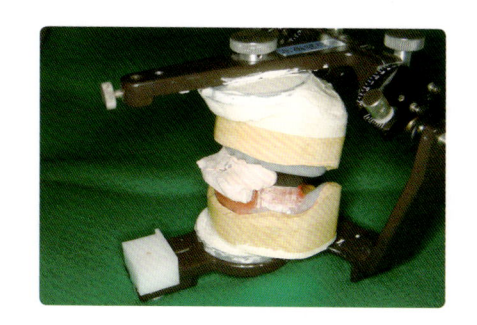

図9-7　前方チェックバイト

トを採得する（図9-7）．

　ゴシックアーチの左右側限界運動路上で，アペックスから約5mm離れた点で上下顎を固定し，この状態での顎関係を記録する．左側限界運動路においては，左側が作業側，右側が平衡側となる．このとき右側下顎頭は前下内方に運動しており，左側下顎頭はほとんど運動していないので，このときの顎間関係の記録を前述同様にチェックバイト材料を用いて記録し，平衡側である咬合器の右側顆路の調節に利用する．また，右側限界運動路でも同様の記録を採得して，咬合器の左側顆路の調節に利用する．これによって，患者の顎運動が半調節性咬合器上に再現され，この咬合器上で製作された補綴物の咬合面は，患者の顎運動にいっそう調和したものとなる．

＜必要器材＞
　ゴシックアーチトレーサー，トレーシングインク，調節性咬合器，即硬性石膏やシリコーン印象材

9-3　パントグラフ

　詳細な下顎運動を再現する必要がある場合には，全調節性咬合器が用いられる．半調節性咬合器では，前述のゴシックアーチ描記装置とチェックバイトを用いることで，下顎最後退位と前方位，左右の側方位など数点の下顎位を記録することで顆路の調整を行った．すなわち，記録された下顎位間の移動は直線であると仮定して調節していることになる．一方，全調節性咬合器では，再現精度を高めるため，一連の下顎運動を連続的に記録する必要がある．これに用いられるのがパントグラフであり，描記板を持ち上顎に固定する上弓と，描記針を持ち下顎に固定される下弓から構成され，6部位での下顎位の運動記録を連続的に行う．一方，チューイン法も下顎運動記録法の一つであり，レジンや石膏からなる記録媒体と，これを切削する描記針を有する一対の装置である．一般の診療で用いられることはまれなので，両方法とともに全調節性咬合器の調整に用いられる方法であることを認識しておくことに留めておく．

作業側と平衡側
下顎を側方運動させたとき，下顎が動いた側を作業側，反対側を平衡側（非作業側）という．

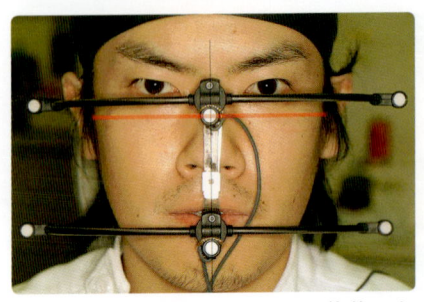

図9-8　下顎運動再現装置を装着した正面観の一例

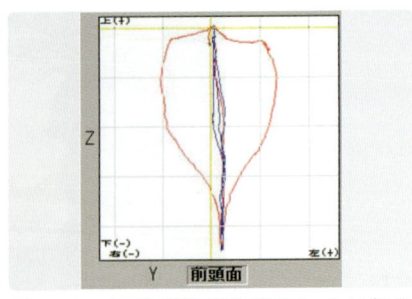

図9-9　下顎運動再現装置により得られた下顎限界運動路と開閉運動路の一例（前頭面）

9-4　下顎運動再現装置

下顎の運動は，両側の関節により制限・誘導され，関節自身も微妙な運動の許容量を持ち，運動中枢によって支配され，その運動の制御は複雑である．

このような下顎の運動を描記・記録するために古くより多数の装置が考案されている．たとえば，下顎切歯点の鉛筆による描記法，光点軌跡描記法，映画撮影法，ストロボ写真法などがあるが，近年電気的な計測法として，フォトトランジスター法，セルシンモーター法，差動変圧法，光電法，テレメトリー法などが考案されている．しかしもっとも望ましい下顎運動記録装置は，測定に際して咀嚼系にできるだけ負荷をかけない状態で，より生理的にかつ3次元的に運動を記録できることである．

下顎運動再現装置は，一般に上顎（頭蓋）と下顎にセンサーを取り付け，カメラ部にて下顎の動きを記録し，下顎の3次元的運動路として表現する（図9-8，9）．

9-5　マイオモニター

Jankelsonは，筋の随意的な収縮や咬合の不均衡などに基づく異常な筋活動を排除しなければ，正しい下顎位の記録は不可能であるとし，不随意的に咀嚼筋群の一過性同時収縮を誘発する電気刺激法に着目した．マイオモニターは，この考え方を臨床に応用するためにJankelsonが開発した一種の電機刺激装置であり，これを①下顎位の記録，②無歯顎の印象，③天然歯・歯冠修復物および矯正治療後の咬合調整などに使用し，きわめて特徴のある効果を上げることができた．さらに顎関節症患者や外科処置後の筋のスパスムの理学的治療器具としての効果も認められた（図9-10）．

無歯顎患者の印象採得にこれを利用すると，第Ⅴ（三叉神経）・Ⅶ（顔面神経）神経支配下の筋の同時収縮によって筋（圧）形成がなされ，同時に患者の顎口腔機能に適応したデンチャースペースを印記できる．さらに，刺激時の下顎位変動の閉口相を利用して，咬合採得（マイオセントリックの決定）

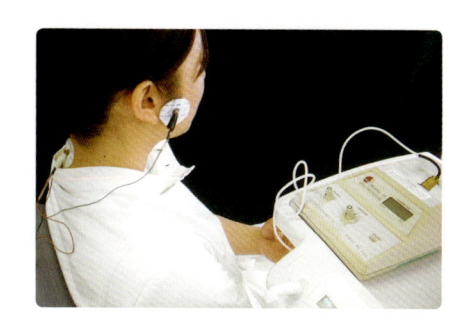

図9-10 マイオモニター

を行うことができる．理学療法の手段としてマイオモニターを用いる場合に，おもに通電による筋や顎関節周囲の軟組織のメタボリズムの昂進を目的としている点は，一般の物理療法におけるのと同様である．

＜マイオモニターの原理＞

マイオモニターは，持続時間約0.5ミリセカンド，電圧11～22ボルトの矩形波パルスを1.5秒に1回の頻度で発射する装置である．患者の両側の下顎切痕上部に相当する皮膚上に陰極を貼り，頸部背面正中部に陽極を置いて刺激パルスを加えると，陰極の直下を通る顔面神経とやや深部の三叉神経幹が同時に刺激されて，両神経の支配下の筋が，左右同時に収縮する．このとき，刺激の強さを調節すると下顎に付着する筋が適度に収縮して他動的に一過性の下顎位の変動が起こる．

9-6 咬合音

咬合不調は，歯・顎関節および神経筋機構などの顎口腔系の機能障害によって発生する．したがって，まず顎口腔系の中心となる上下顎歯の咬合接触状態を正しく保つことが重要である．

上下顎歯の咬合接触状態を知る方法としては，臨床においては従来より直接肉眼にて観察する方法や咬合紙・ワックスなどによる判定，さらに咬合器上において下顎運動を再現して咬合分析することも行われている．しかし，これらの方法では静的な状態しか把握できなかったり，模型における誤差などが発生する．しかも時間的な要素に欠けるという欠点がある．そこで咬合を電子工学的に分析する方法として，咬合音の分析システムがある．

咬合音の診断法としては，ステレオステソスコープを用いて直接聴診することにより，早期接触の有無やそのおよその位置を判別してきた．しかし，咬合音を骨伝導音としてマイクロホンで電気信号に変換し，データーレコーダーに記録するとともに，画面上に表示し客観的に診断を行うことができる装置を用いることは，非常に有益であるといえる．

1）咬合音の発生

上下顎の歯が接触するとき，滑走による摩擦や咬頭嵌合位に到達した衝撃によって歯が振動し，その結果音が生じる．

歯の衝撃によって生じる音はすぐにおさまるが，対合歯と滑走すると咬合音の持続時間は延長する．また，2つ以上の衝撃音あるは滑走音などが発生することがある．

2）聴診による診断

咬合状態が安定しているならば，咬合音はクリアーサウンド（澄んだ音）で，持続時間は短い．また咬合状態が不安定であれば，咬合音はマッフルサウンド（こもった音）で，持続時間は延長する．咬合音は筋活動と関係が深く，聴診法においては咬合状態の異常かあるいは筋活動に関係する異常かを判別する必要がある．

3）ステレオステソスコープ

ステレオステソスコープを使用した聴診は，もっとも確実な情報を与えてくれる．すなわち，左右それぞれのチェストピースから聞こえてくる音のバランスを比較して，早期接触の存在する側を明らかにできる．

ステレオステソスコープを使用して咬合音の直接聴診を行うとき，測定部位としては眼窩下部が一般的である．これは，軟組織が比較的薄くチェストピースがあてやすいこと，咬合運動による筋の動きの影響を受けにくいことなどによる．

ステレオステソスコープを使用した聴診においては，初心者でも歯の早期接触の判定および衝撃音と滑走音の区別が容易で，わずかな訓練により確実な診断ができるようになる．また聴診は，充填物や歯冠補綴物，有床義歯などの調整や予後の判定，さらにチェストピースを顎関節部にあてて聴診することにより，顎関節音の診断などにも利用できる．

4）咬合音の機器による測定

聴診による咬合音の診査は，ステレオステソスコープを使用することで，日常の臨床に手軽に利用できる．しかし，歯科医師個人の感覚に頼るため，客観的な判断が下しにくい．したがって，専用の機器を用い，目に見える方法で一定の基準のもとに記録・分析・表示することが行われる．

咬合音採取のためのピックアップ（マイク）の設定部位は，前頭部，眼窩下部，頰部，顎関節部，外耳道部などがあるが，この中でも眼窩下部は，咬合音の強度や時間の差の測定がしやすい．

9-7　筋電図

筋電図は，神経・筋疾患の診断，予後などの補助手段としてしばしば用

いられている．

　臨床筋電図の目的は，筋収縮のときに発生する活動電位を知ることを通して運動単位の構造や機能およびその異常を見いだすことである．筋電図により，病気の部位（筋肉か神経か）また病気の経過を知ることも可能である．そのために，筋収縮による活動電位をどのように導出し記録するかが大切となる．

　臨床筋電図で記録する電位は，原則として細胞外のものであり，筋線維の近くに電極を置いて電位を導出している．電位の導出には種々の異なった電極が用いられるが，各電極の特性を知り目的に応じた使用法が望まれる．運動電位，活動単位の観察には針電極を，筋収縮に伴う電気量の変化，運動パターンの分析などには表面電極を用いるとよい．

復習しよう！

1　下顎の運動を水平面上に表示するのはどれか（'10）．
a　パントグラフ
b　チェックバイト
c　ゴシックアーチ
d　ポッセルトの図形

2　チェックバイト法に用いるのはどれか（'10）．
a　石　膏
b　インレーワックス
c　アルジネート印象材
d　ユーティリティーワックス

3　フェイスボウの使用目的はどれか（'11）．
a　仮想咬合平面の決定
b　ゴシックアーチの描記
c　垂直的顎間関係の記録
d　頭蓋に対する上顎骨位置の記録

＜解答＞
1：c
2：a
3：d

索　引

ア

RPI‐バークラスプ	70
アイヒナーの分類	67
アクリリックレジン	16, 41, 59
アタッチメント	72
アバットメント	123, 126
──スクリュー	126
アペックス	162
アルジネート印象材	45, 76
アンダーカット	78, 97
アンレー	93
圧排糸	101
圧負担	65
安静空隙	29, 54
鞍状型ポンティック	96

イ

1回法（インプラント）	125
1歯対1歯咬合	25
1歯対2歯咬合	25
インジェクションタイプ（印象材）	49
インフォームドコンセント	128
インプラント	18, 120
──手術のリスクファクター	126
──周囲炎	137
──体	125, 126
──の患者指導	159
移行義歯	145
異物感	14
維持	14, 71
──装置	71
一次手術	129
一塊鋳造法	116
一般的検査	42
一部被覆冠	18, 93
印象採得	44, 76, 101, 133
印象用トレー	102

ウ

ウィルソンの湾曲	23
ウォーターバス	103
右側最側方位	35

エ

FGコントラ	99
FGP法	36
HIP平面	30
MMA系レジンセメント	117
エアータービン	99
エーカースクラスプ	70
エックス線検査	75, 127, 138
円柱型（インプラント）	123
嚥下位	29
嚥下運動	54
嚥下補助床	148

オ

O-ringアタッチメント	73
O-タイプパラタルストラップ	69
オーバーデンチャー	145, 152
オープントレー法	133
オールセラミッククラウン	92
オッセオインテグレーション	124
オトガイ舌筋付着部	44
オブチュレーター	146
オベイト型ポンティック	95
オルタードキャスト印象法	75, 81
嘔吐反射	46

カ

ガイドプレーン	80
カッパーバンド個歯トレー	107
カバースクリュー	123
カルボキシレートセメント	117
カンペル平面	30, 53
下顎安静位	29, 35, 53
下顎位	28
下顎運動	28
──再現装置	164
下顎限界運動路	34
下唇小帯	44
下唇線	55
加圧印象	48
加熱重合レジン	87
可撤性ブリッジ	19, 94
可撤性補綴装置	13
仮床義歯の試適	85
仮想咬合平面	53
仮着	112, 117
──用セメント	112
画像検査	127
架工義歯	13
過蓋咬合	26
顆頭安定位	29
顆頭位	29
顆路角の調節	162
改床法	64, 89
概形印象	44, 46, 76
開咬	26
開閉口運動	31
角化歯肉	133
──形成術	142
顎間関係の決定	53
顎関節症	13
顎・顔面補綴	146
顎義歯	146
顎堤	28
完全自浄型ポンティック	95
患者指導	149
眼耳平面	30
寒天・アルジネート連合印象法	104
寒天印象用トレー	103
寒天単一印象	103
感覚障害	12
関節雑音	13
環状鉤	72
顔弓	57, 161
顔面計測法	54

キ

CAD/CAM	112
ギージー	26

INDEX

既製冠	109	ケネディバー	70	──紙	115
既製トレー	44, 75, 102	継続歯	18, 94, 100	──床	51, 82
既製ポスト	97	研究用模型	44	──床を用いた咬合採得	108
基準平面	30	研磨	61, 87	──治療	43
基礎床	51			──調整	60, 88, 115, 138
義歯修理	63, 89	**コ**		──堤	51
義歯床	41, 68	4/5クラウン	93	──平面	31
──の適合	62	コア	97	──力	38
義歯性線維症	43	コーヌステレスコープ	71	咬頭嵌合位	29, 35
義歯洗浄剤	154	コーヌスデンチャー	74	後堤法	40
義歯の清掃	151	コーピングスクリュー	133	硬質レジン歯	41, 69
義歯用ブラシ	154	ゴシックアーチ	35	骨延長術	142
機能印象	48	──描記法	57, 161	骨接合	125
機能的人工歯	69	コネックスアタッチメント	73	骨組織誘導再生療法	142
拮抗	71	コンタクトゲージ	114	骨造成術	129, 141
旧義歯の検査	42, 75	コンビネーションクラスプ	72	骨内インプラントシステム	122
臼後隆起部	44	コンプリートデンチャー	13	骨膜下インプラントシステム	122
橋義歯	13	コンポジットレジン系レジンセメント		根管形成バー	98
頬筋部	44		117	根面板	152
頬小帯	44	固定性ブリッジ	18, 94		
頬側遠心隅角部	44	固定性補綴装置	13	**サ**	
局所的検査	42	個歯トレー法	106	サーカムファレンシャルクラスプ	72
局所麻酔	99	個人トレー	47, 102	サイドシフト	33
局部床義歯	13	口蓋小窩	44	サイナスリフト	142
金属歯	42, 69	口蓋皺襞	44	サベイヤー	77, 100
金属床義歯	41, 68	口蓋閉鎖床	148	サベイング	75, 77
金属ポスト	97	口蓋縫線	44	左側最側方位	35
筋(圧)形成	48, 81	口蓋隆線	44	作業側	27, 163
筋電図	166	口角線	55	作業模型	48, 50, 81
筋肉位	29	口腔外検査	42	再構成	89
		口腔前庭拡張術	142	最前方位	35
ク		口腔内検査	42, 75	最大開口位	35
クラウン	17, 91	交叉咬合	25	酸化亜鉛ユージノールセメント	117
──技工	112	光学印象法	103	暫間義歯	144
──の患者指導	155	合成ラバー系印象材	104	暫間補綴装置	109
グラスアイオノマーセメント	117	合着	117		
クラスプ	71	──用セメント	117	**シ**	
クリステンセン現象	36	咬合	23	CIST	139
グループファンクション	27	──位	29	CT検査	128
クレンチング	160	──音	165	GBR	140, 142
クローズドトレー法	133	──干渉	12	シェードガイド	56, 108
屈曲クラスプ	72	──器	51, 84	シェードテイキング	108
		──記録	162	ジャケット冠	17, 92
ケ		──高径	53	シャンファー	100
ケネディの分類	67	──採得	51, 82, 107	ショルダー	100

169

索引

シランカップリング処理	118	上顎洞底挙上術	142	全身的検査	42, 126
シリコーンラバー印象材		上唇小帯	44	全調節性咬合器	51
	49, 105, 108	上唇線	55	全部床義歯	13, 40, 145
シリンダー型（インプラント）	123	上部構造物	135	――の患者指導	150
ジルコニア	112	小連結子	69	全部鋳造冠	17, 91
シングルスタンドタイプ	135	常温重合レジン	87, 110	全部被覆冠	17, 91
ジンパッカー	101	食片の圧入	12	前後的咬合湾曲	23
止血剤	101	人工歯	41, 68	前装鋳造冠	17
支持	15, 71	――脱離	63	前頭面	31
――装置	71	――の選択	56	前方運動	31
支台歯	18	――排列	57, 85	前方顆路傾斜	34
――形成	99	靱帯位	29	前方弓状部	44
支台装置	18	審美障害	12	栓塞子	146
支台築造	96			船底型ポンティック	95
矢状クリステンセン現象	36	**ス**		選択削合	61
矢状面	31	スウェーディッシュバナナ	34		
自家骨移植	142	ステレオステソスコープ	165	**ソ**	
自動削合	61	ストレージバス	103	咀嚼	37
歯間ブラシ	137, 154, 157	スナップ印象	44	――サイクル	37
歯間離開度の検査	114	スピーチエイド	148	――障害	11
歯冠改造	80	スピーの湾曲	23	――能率	14, 38
歯冠外アタッチメント	72	スプリットキャスト	50, 59	――力	38
歯冠内アタッチメント	72	スペーサーの付与	79	総義歯	13
歯頚部辺縁形態	100	すれ違い咬合	67	即時義歯	144
歯根アタッチメント	73	水平的顎間関係	54	即時埋入	132
歯根膜感覚	145	水平面	31	即時免荷	133
歯根膜負担義歯	67	垂直的顎間関係	53	側方運動	31
歯周ポケットの形成	12			側方顆路角	33
歯髄診断装置	99	**セ**		側方顆路傾斜	34
歯槽頂線	44	セメントライン	115	側方クリステンセン現象	36
歯槽突起	127	セラミッククラウン	113	側方歯牙湾曲	23
歯内骨内インプラントシステム	122	セントリックストップ	61	側方的咬合湾曲	23
歯肉圧排	101	正中線	55	測色機器	108
歯肉形成	86	生物学的幅径	137		
歯肉の損傷	12	成形材料	97	**タ**	
歯肉の退縮	12	精密印象	48, 80	タッピング運動	63
歯列	23	精密性アタッチメント	72	タッピングポイント	162
――弓	23	切歯乳頭	44	タフトブラシ	138, 154, 157
試適	61, 88, 114	切端咬合	26	ダブルミックス印象法	106
色調選択	108	舌下腺部	44	大連結子	69
充実型（栓塞子）	146	舌小帯	44	待時埋入	132
重合	87	舌側床後縁部	44		
――収縮	60	接触点の喪失	12	**チ**	
終末蝶番位	30	接着性レジンセメント	118	チタン（合金）	124
習慣性開閉口位	35	全運動軸	33	チェックバイト法	36, 57, 161

INDEX

チューイン法	36, 163
治療用義歯	43, 145
中間欠損義歯	67
中心位	29
中心咬合位	29, 51
鋳造	72
——クラスプ	72
——収縮	114
——用金属	97
超音波洗浄器	155
蝶番運動	29
蝶番点	161

テ

TMD	11
ティッシュコンディショニング	43
テレスコープ	71
デンタルフロス	154, 156
テンチのコア	60
テンパリングバス	103
テンポラリーレストレーション	109
適合試験材	62, 88, 115
天蓋開放型(栓塞子)	146
電動歯ブラシ	158
電気メス	102

ト

トランスファー印象法	133
ドルダーバーアタッチメント	74
トレークリーナー	47
トレーモールド	47
トレーレジン	79
投薬	131
陶材焼付鋳造冠	92
陶歯	41, 68
遁路	49

ナ

ナイトガード	138, 160
ナイフエッジ	100

ニ

2回法(インプラント)	126
二次手術	133
二重同時印象法	106

ネ

ネジ型(インプラント)	123
粘膜歯根膜混合負担義歯	67
粘膜調整	43
粘膜負担義歯	67
粘膜負担様式	13

ハ

パーシャルデンチャー	13
パーフォレーション	141
バイオマテリアル	124
バイトゲージ	54
ハイドロコロイド系印象材	103
ハイブリッド型コンポジットレジン	92
パウンドライン	58
パターンレジン	85
パノラマエックス線検査	127
パフによる仕上げ	88
ハミュラーノッチ	44
パラタルストラップ	70
パラタルバー	70
パラタルプレート	69
パラタルランプ	147
パラタルリフト	148
パラトグラム	59
パラフィンワックス	107
パントグラフ法	36, 163
把持	71
歯の傾斜	12
歯の挺出	12
廃用性萎縮	15, 38
発音	38
——試験	59
——障害	12, 13, 38
反対咬合	26
半固定性ブリッジ	19, 94
半精密性アタッチメント	72
半調節性咬合器	51

ヒ

PMTC	159
ピーソーリーマー	98
ヒーリングアバットメント	133
ビスフォスフォネート製剤	126
ピックアップ印象法	133
ピン型(インプラント)	123
ヒンジムーブメント	29
ピンレッジ	93
非作業側	27
鼻咽腔閉鎖不全	148
鼻聴道線	30
鼻翼下点(線)	30
鼻翼幅線	55, 57

フ

ファイバーコア	99
ファイバーポスト	97
フィッシャーアングル	33
フィニッシュライン	96, 100
フィンガーレスト	48
フェイスボウトランスファー	83, 161
フォーハンドテクニック	21, 99
プラークコントロール	137, 156
プラーク染色剤	138
ブラキシズム	138, 160
フラスコ埋没	60
プラスチックスケーラー	139
プラスチックプローブ	138
プラットフォーム	133
フラップレスサージェリー	142
フラビーガム	43
フランクフルト平面	30
ブリッジ	18, 94
——の患者指導	155
フルデンチャー	13
フルバランスドオクルージョン	26
ブレード型(インプラント)	123
プロキシマルハーフクラウン	93
フロス	156
——スレッダー	157
プロービングデプス	139
ブロックアウト	47, 79, 85
プロビジョナルレストレーション	109
プロフェッショナルケア	159
部分床義歯	15, 66
——の患者指導	152

171

索　引

筆積み法	110, 112		
分光光度計	109		

ヘ

ヘックス	133		
ベネットアングル	33		
ベネット運動	33		
ベベルショルダー	100		
平均値咬合器	51		
平均的顆頭点	161		
平行測定器	100		
平衡側	163		
偏側型ポンティック	95		

ホ

ボイリングバス	103
ホースシュータイプ	69
ボーンアンカーブリッジ	136
ボクシング	50
ポスト	94
──クラウン	17, 94
ポッセルトの図形	34
ポリエーテルラバー印象材	104
ポリカーボネートクラウン	109
ポリサルファイドラバー印象材	104
ポリスルホン酸樹脂	59
ホワイトシリコーン	62
ポンティック	18
──の基底面形態	95
補綴関連検査	161
補綴装置の分類	13
豊隆下部型クラスプ	72
豊隆上部型クラスプ	72
掘り出し	87

マ

マージン形態	96, 100
マイオセントリック	29
マイオモニター	164
マグネットアタッチメント	73
埋没	86

ミ

ミューチャリープロテクティッドオクルージョン	27

ム

無圧印象	48
無歯顎補綴	40
無声音	38

メ

メインテナンス（インプラント）	137
メタルコア	98
メタルフレーム	68, 82
メンブレン	140
免荷期間	132

モ

モールドガイド	56
モデリングコンパウンド	45
モノプレーンオクルージョン	58
モンソンの8インチ球面	25
模型検査	75
模型のトリミング	47
模型用石膏	47

ヤ

薬物療法	140

ユ

有床型ポンティック	96
有床義歯	14
有声音	38
遊離端義歯	67

ヨ

3/4クラウン	93
翼状上顎切痕	44

ラ

ラビアルバー	70
ラミネートベニア	94

リ

リカンタリング	80
リコール	159
リコンストラクション	89
リップサポート	52
リベース	64, 89
リムロックトレー	76
リライン	64, 89
リリーフ	47, 85
リンガライズドオクルージョン	58
リンガルバー	70
リンガルプレート	70
リングクラスプ	70
リン酸亜鉛セメント	117
裏装法	64, 89
離底型ポンティック	95
両側性平衡咬合	58
隣接面板	70

ル

累積防御的メインテナンス療法	139

レ

レギュラータイプ（印象材）	49
レジン歯	41, 69
レジンジャケット冠	17, 92
レジン重合	60
レジン床義歯	41, 68
レジン前装鋳造冠	92
レスト	71
──シート	80
レトロモラーパッド	44
レンツロ	106
連結冠	116
連結子	69
連結部	18
連合印象法	105

ロ

ロールワッテ	62
ろう義歯	58
ろう付法	116

ワ

ワイヤークラスプ	72
ワックスアップ	72, 85, 111, 113
ワックスパターン	113
ワックスを用いた咬合採得	107
ワルクホッフ小球	54
ワンタフトブラシ	157
ワンピースキャスト法	116

編者略歴

佐藤　亨(Toru Sato)
1979年　東京歯科大学卒業
2001年　東京歯科大学教授(クラウンブリッジ補綴学講座)

越智守生(Morio Ochi)
1984年　東日本学園大学(現・北海道医療大学)歯学部卒業
2002年　北海道医療大学歯学部教授(クラウンブリッジ・インプラント補綴学分野)

河相安彦(Yasuhiko Kawai)
1984年　日本大学松戸歯学部卒業
2010年　日本大学松戸歯学部教授(有床義歯補綴学講座)

越野　寿(Hisashi Koshino)
1985年　東日本学園大学(現・北海道医療大学)歯学部卒業
2010年　北海道医療大学歯学部教授(咬合再建補綴学分野)

永原國央(Kuniteru Nagahara)
1980年　岐阜歯科大学(現・朝日大学)卒業
1999年　朝日大学歯学部教授(口腔病態医療学講座 インプラント学分野)

クインテッセンス出版の書籍・雑誌は，歯学書専用通販サイト『歯学書.COM』にてご購入いただけます．

PCからのアクセスは…
歯学書　検索

携帯電話からのアクセスは…
QRコードからモバイルサイトへ

QUINTESSENCE PUBLISHING 日本

新・歯科衛生士教育マニュアル
歯科補綴学

2012年2月10日　第1版第1刷発行
2020年1月30日　第1版第3刷発行

編　者	佐藤　亨/越智守生/河相安彦/ 越野　寿/永原國央
発行人	北峯康充
発行所	クインテッセンス出版株式会社 東京都文京区本郷3丁目2番6号　〒113-0033 クイントハウスビル　電話(03)5842-2270(代表) 　　　　　　　　　　　(03)5842-2272(営業部) 　　　　　　　　　　　(03)5842-2279(編集部) web page address　https://www.quint-j.co.jp/
印刷・製本	サン美術印刷株式会社

©2012　クインテッセンス出版株式会社　　　　禁無断転載・複写
Printed in Japan　　　　　　　　　　　　　　落丁本・乱丁本はお取り替えします
ISBN978-4-7812-0245-7　C3047　　　　　　　定価は表紙に表示してあります